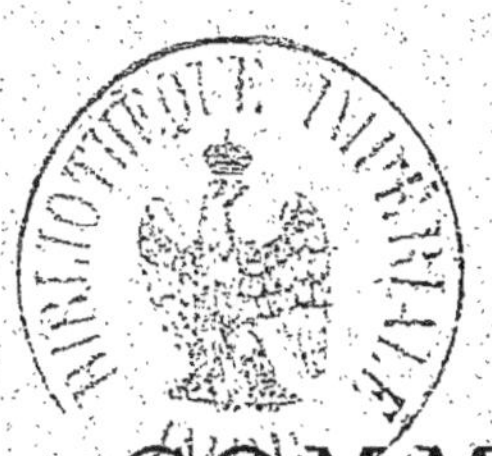

COMMENTAIRES

MÉDICO-ADMINISTRATIFS

SUR LE

SERVICE DES ALIÉNÉS.

COMMENTAIRES

médico-administratifs

SUR LE

SERVICE DES ALIÉNÉS

PAR

L.-F.-E. RENAUDIN

Docteur ès sciences et en médecine,
chevalier de l'ordre impérial de la Légion d'honneur,
membre correspondant de la Société médico-psychologique de Paris,
des Sociétés de médecine
de la Moselle, de Nancy, de Strasbourg et de l'Yonne,
de la Société phrénopathique d'Aversa,
de l'Académie impériale de Metz,
de la Société des sciences historiques et naturelles de l'Yonne,
directeur-médecin de première classe.

(Asile public d'aliénés de Dijon.)

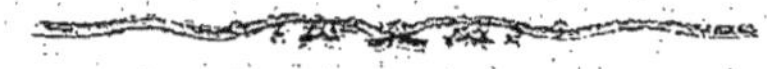

PARIS

J. B. BAILLIÈRE ET FILS

LIBRAIRES DE L'ACADÉMIE IMPÉRIALE DE MÉDECINE

Rue Hautefeuille, 19.

Londres	**New-York**
Hipp. Baillière, 219, Regent street.	Baillière brothers, 440, Broadway.

MADRID, C. BAILLY-BAILLIÈRE, PLAZA DEL PRINCIPE ALFONSO, 16.

1863.

La loi du 30 juin 1838, accueillie d'abord comme
un progrès considérable, a été depuis lors l'objet d'attaques d'autant plus vives, qu'on a perdu de vue le point
de départ, ou qu'on ne s'est pas rendu un compte assez
exact des mesures par lesquelles l'autorité publique en
a successivement développé l'intelligente application. Je
ne serais pas entré dans cette discussion si elle s'était
uniquement agitée dans le domaine de la théorie; mais
du moment que l'erreur a une portée pratique, et qu'an-
tagoniste du progrès, elle vise à la suppression de l'institution qui fait le plus d'honneur à l'administration
française, il y a lieu non d'engager une discussion stérile, mais d'exposer l'esprit de la législation, d'analyser
ses prescriptions, de définir son but et de coordonner
ses moyens d'action. C'est cette pensée qui a inspiré la

rédaction de ce travail, que j'ai dû resserrer autant que possible en raison des conditions spéciales de sa publication. Mais, comme ce sont surtout des considérations financières qui ont servi de base aux critiques, nous nous sommes principalement attaché à étudier la question de l'assistance sous le rapport économique; et si nous ne sommes pas arrivé à la solution complète du problème, nous avons au moins posé les bases d'une utile discussion.

Dijon, le 1er juin 1863.

COMMENTAIRES

MÉDICO-ADMINISTRATIFS

SUR LE

SERVICE DES ALIÉNÉS.

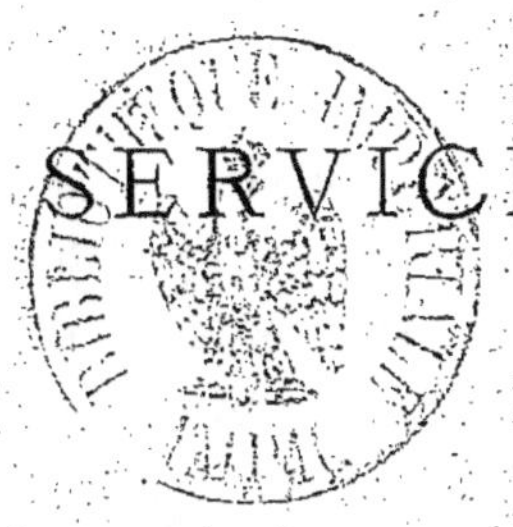

> Il faut aimer les aliénés pour être
> digne et capable de les servir.
>
> ESQUIROL.

CHAPITRE PREMIER.

CONSIDÉRATIONS GÉNÉRALES.

---

1. Spécialité des études administratives. —
Si l'étude de l'aliénation mentale est devenue une spécialité qui
se détache à bon droit dans le cadre des recherches nosologiques,
cette spécialité se dessine d'une manière plus précise encore
quand on envisage dans son ensemble le traitement collectif des
aliénés réunis dans un asile et qu'on arrive à saisir les nombreux
rapports existant entre les prescriptions médicales et les moyens
d'en assurer l'exécution. Pinel, Fodéré, Esquirol, Ferrus, ont été
tous d'accord pour saisir et signaler cette intime corrélation; et
lors même que l'opinion de ces maîtres n'aurait pas été aussi formelle à cet égard, l'expérience est là pour démontrer qu'on ne
rencontre que désordre là où l'organisation ne répond pas à cette

1

indication essentielle. Placer le médecin sous l'autorité d'un pouvoir administratif distinct, c'est subordonner celui qui sait plus à celui qui sait moins, c'est déconsidérer la science, c'est paralyser son action. Donner au médecin l'influence morale sans lui accorder l'autorité qui en est la sanction, c'est faire un non-sens, c'est déplacer les responsabilités, je dirai plus, c'est les détruire. Enfin, rendre les deux autorités parallèles, c'est préparer de nombreux tiraillements qui nuisent autant au traitement des malades qu'à la prospérité des institutiions. L'unité de pensée et d'action peut seule assurer un serrvice régulier. Elle seule a pu ramener l'ordre et le maintenir là où le système opposé avait produit l'anarchie, et celle-ci n'a pas tardé à surgir là où s'était établie une organisation nécessairement incertaine dans sa marche, dès que manquent des garanties indispensables de capacité.

2. Nécessité de ces études. — Le médecin est donc l'administrateur-né d'un asile d'aliénés ; lui seul peut et doit coordonner tous les éléments d'une organisation qui est le principal moyen de traitement ; lui seul est capable de diriger un personnel qui est son œil et son bras ; c'est à lui seul que la thérapeutique et l'hygiène ont enseigné les besoins généraux du service et les besoins individuels des malades En faisant de la médecine, il fait donc nécessairement de l'administration ; il dirige le mouvement dans son ensemble et dans ses détails ; il est donc l'âme et par conséquent le vrai directeur d'une institution essentiellement médicale. Il n'est même véritablement médecin qu'à cette condition : nous n'admettons aucune exception à cet égard. L'étendue d'un asile, le chiffre de sa population, la multiplicité des intérêts qui s'y rattachent, ne sauraient motiver une dérogation à ce principe fondamental; et si aujourd'hui encore il existe quelques exceptions nécessaires, tout porte à croire qu'elles disparaîtront devant les progrès qui se réalisent chaque jour.

Mais il ne faut pas se le dissimuler : compléter les attributions du médecin en mettant dans ses mains tous les moyens d'action, c'est étendre le cercle de ses obligations, de ses devoirs; c'est lui imposer une grave responsabilité que peut seule sauve-garder la connaissance exacte des lois et règlements qui régissent toute gestion publique. Si dans toute direction on doit tenir un compte sérieux de l'esprit intelligent qui l'anime, il ne faut pas oublier non plus que ses manifestations sont assujetties à cer-taines formes protectrices qu'on ne saurait éluder impunément. Quelque latitude qu'on doive accorder au médecin chargé d'une mission aussi pénible, ses actes sont tous soumis à un contrôle sérieux, et c'est en se mettant en règle avec la légalité qu'il peut marcher d'un pas sûr dans les nombreuses sinuosités du laby-rinthe administratif. Ces notions ne sont pas moins indispensables pour donner à ce contrôle son véritable caractère et en déter-miner le programme, que pour mettre d'accord l'action et la surveillance. Ce travail a pour objet de bien préciser la nature et le but d'une tâche qui n'est pas sans difficultés, de mettre un terme à de regrettables malentendus, d'expliquer les causes qui les ont fait naître ou les ont entretenus, d'indiquer les bases sur lesquelles doit reposer la bonne organisation du service, et de vulgariser des principes en général trop peu connus. Les questions traitées dans ce mémoire intéressent, il est vrai, tout asile d'aliénés; mais c'est surtout dans l'intérêt de l'asile de Dijon que je livre à la publicité cette étude qui puise ses données fondamentales dans la loi du 30 juin 1838, l'ordonnance du 18 décembre 1839, les règlements relatifs à la comptabilité et à la gestion financière, l'instruction du 20 novembre 1836, celles du 20 juin 1859 et du 20 mars 1857, dont diverses causes ont pen-dant longtemps retardé l'application complète dans cet établis-sement.

3. Motifs de la loi du 30 juin 1838. — Par suite des principales manifestations de la maladie dont il est atteint, l'aliéné se sépare violemment du milieu qui l'entoure : il y de-vient nécessairement un corps étranger; il y est presque toujours une cause de danger, et sa sécurité y est très-souvent mise en péril. Les impulsions irrésistibles qui l'animent, l'incohérence

des pensées et des actes, l'inaptitude au travail, la lésion des
sentiments affectifs, ont rompu tout lien avec la famille et la société. Aussi tous les aliénistes sont-ils d'accord pour constater
qu'à de rares exceptions près, les aliénés ne peuvent être traités
efficacement qu'autant qu'on les soustrait à l'influence de leur
milieu habituel. Pour le plus grand nombre, et pour les indigents surtout, l'asile public est le refuge naturel où ils peuvent
trouver les soins réclamés par leur situation. Considérés d'abord
au point de vue du danger qu'ils faisaient courir à la sécurité
publique, ils étaient renfermés le plus souvent dans des prisons,
dans des dépôts de mendicité, dans des quartiers d'hospices;
et quand d'anciennes traditions avaient par hasard constitué les
éléments d'un asile spécial, l'incurie des administrations locales
en abandonnait la direction à des entreprises presque toujours
au-dessous de leur mission.

Avant même que Fodéré et Esquirol eussent signalé dans
leurs ouvrages les nombreux abus résultant d'une situation aussi
déplorable, le gouvernement impérial s'était ému dès 1808 à la
vue de tant de misères, et avait ordonné une enquête que les
événements politiques rendirent stérile. Ce fut d'abord en vain
qu'Esquirol fit entendre d'énergiques réclamations; et si ses enseignements n'aboutirent d'abord qu'à stimuler quelques efforts
isolés, ils contribuèrent à préparer la voie et à vulgariser des
idées qui devaient plus tard aboutir à une application pratique.
Chargé en 1836 d'une nouvelle enquête sur la situation des
aliénés, Ferrus parvint à démontrer, non sans peine, que les
progrès de la civilisation ne permettaient plus de confondre les
aliénés pauvres avec les criminels et les vagabonds, qu'il était
non moins inhumain de prolonger leur séjour dans des quartiers
d'hospices où ils n'avaient que les restes des autres malades ;
qu'enfin la morale réclamait qu'on ne les livrât plus à des entreprises où ils n'étaient que des instruments de spéculation et
de fortune. Témoin nous-même de nombreux abus qui existaient
à cette époque, nous pourrions en tracer ici le triste tableau ;
mais ce serait dépasser les bornes assignées à ce travail, et il

nous suffit d'évoquer ce souvenir pour prouver aux détracteurs de la législation actuelle, qu'en l'adoptant les pouvoirs législatifs de cette époque, loin de s'être laissé entraîner par un engouement philanthropique, n'ont fait que céder à la plus impérieuse des nécessités.

4. **Principe fondamental.** — Le droit à l'assistance dans des institutions spéciales était donc proclamé depuis longtemps, quand l'art. 1er de la loi du 30 juin 1838 est venu le consacrer légalement en prescrivant que « chaque département est tenu d'avoir un établissement public spécialement destiné à recevoir et à soigner les aliénés, ou de traiter, à cet effet, avec un établissement public ou privé soit de ce département, soit d'un autre département. Quoique l'asile de Dijon n'ait été ouvert qu'en 1843, le département de la Côte-d'Or peut se rappeler avec orgueil que bien avant la discussion de la loi, son Conseil général en avait résolu l'application anticipée et jeté les fondations de l'institution dont l'administration nous est confiée en ce moment.

En réservant au gouvernement le droit de valider les traités conclus, la loi a voulu non pas proscrire les asiles privés, qui étaient alors une ressource précieuse ; mais elle investissait l'autorité publique d'un pouvoir qui assurait la surveillance et le contrôle de ces établissements, quel qu'en fût le caractère, permettait de n'admettre que ceux qui étaient régulièrement constitués, et avait surtout pour résultat de protéger les malades contre un esprit de spéculation mercantile auquel les communautés religieuses ne savaient pas alors résister. Mais si les entreprises particulières ont rendu et rendent encore des services réels, nous n'en devons pas moins constater que les asiles publics présentent seuls toutes les garanties légales qu'on peut désirer. Les progrès qui s'y sont réalisés depuis vingt ans, ont peu à peu dissipé les préjugés qui existaient autrefois contre les établissements publics, et à Dijon, notamment, nous constatons, comme nous avons pu le faire dans d'autres asiles, que les familles comprennent mieux chaque jour la supériorité de l'asile public, dont le pensionnat s'accroîtra en raison des améliorations qu'on introduira dans son organisation. Le moment est donc venu d'examiner avec détails les conditions d'existence de cette institution, et de développer les principes généraux qui régissent le service, afin de fixer bien des incertitudes et de préparer de nouveaux progrès pour l'avenir.

5. Direction de l'autorité publique. — En créant l'institution, la loi ne pouvait pas en livrer la marche à l'influence exclusive des capricieuses fluctuations de l'esprit local : aussi voyons-nous dans l'art. 2 que les établissements publics consacrés aux aliénés sont placés sous la direction de l'autorité publique. Cette prescription formelle conférait dès lors au gouvernement le droit de régler le mode d'administration et le régime intérieur de ces établissements, non-seulement par des dispositions générales et organiques, mais encore par l'approbation ministérielle donnée, en vertu de l'art. 7, aux règlements intérieurs destinés à coordonner toutes les parties du service. C'est même en exécution de cet article que l'instruction du 20 mars 1857 a déterminé le cadre de ces règlements et en a précisé les principales conditions fondamentales.

Le décret du 25 mars 1852, relatif à la décentralisation, n'a porté aucune atteinte à ces principes tutélaires. Il a créé toutes facilités pour la prompte expédition des affaires, mais il a pris les précautions les plus sages pour protéger le service contre les difficultés qu'on lui a opposées dans bien des localités.

6. Caractère spécial de l'asile d'aliénés. — L'asile d'aliénés étant une institution de création moderne, cette institution étant régie par une législation spéciale, on s'est demandé quel devait être son caractère ? Des discussions très-animées ont été soulevées à cet égard, et, chose triste à dire, elles se sont surtout passionnées contre les intérêts d'un service qui aurait dû, au contraire, attirer toutes les sympathies. La question de propriété de l'immeuble a donné lieu à des débats traduisant une opposition systématique aux améliorations les plus urgentes. Dans tel département on voyait revendiquer ce droit de propriété pour repousser les nouveaux principes d'organisation administrative. Dans tel autre, c'était un argument pour absorber au profit de la Caisse départementale des bonis prélevés sur les besoins des malades auxquels une inintelligente économie disputait les choses les plus essentielles à la vie. Pour avoir éludé la spéculation privée, on était menacé de tomber dans la spéculation départementale, dont les prétentions auraient été certainement plus nuisibles aux intérêts des malades.

Peu à peu la lumière s'est faite, et l'on a fini par comprendre que cette question de propriété n'a aucun rapport avec celle du principe d'organisation de l'institution, et que, quelle que soit l'origine d'un asile, on ne saurait y éluder l'exécution des lois et règlements. En créant un asile, on ne construit pas seulement un immeuble, on fonde surtout une institution hospitalière dont le caractère est déterminé par la législation moderne aussi bien que par la législation ancienne. Qu'il doive son existence à un département ou à une commune ; que sa création soit antérieure à la loi du 23 messidor an II, et qu'il doive sa reconstitution à celle du 16 vendémiaire an V, l'asile possède toute la virtualité d'une fondation hospitalière parfaitement distincte de toute autre unité morale. Le caractère spécial du service est d'être essentiellement hospitalier, comme l'indique la nature des ressources créées par la loi, qui donne à l'asile le caractère d'un établissement d'utilité publique. C'est par une application rigoureuse de cette loi que l'art. 16 de l'ordonnance du 18 décembre 1839 a nettement défini la constitution de l'asile en portant que les lois et règlements relatifs à l'administration générale des hospices et établissements de bienfaisance, notamment en ce qui concerne l'ordre de leurs services financiers, la surveillance de la gestion du receveur, les formes de la comptabilité, sont applicables aux établissements publics d'aliénés en tout ce qui n'est pas contraire aux dispositions de cette ordonnance.

Du moment donc qu'il est fondé et que le service y est établi, l'asile devient une unité morale ayant une existence propre, sa gestion financière distincte, ses ressources spéciales, en même temps qu'il est soumis à l'action directe de l'autorité publique. C'est en ce dernier point seulement qu'il diffère des institutions hospitalières ordinaires, sur lesquelles l'autorité gouvernementale n'exerce qu'un droit de contrôle tutélaire.

Tous les actes de la vie civile peuvent donc être accomplis au profit des asiles à l'instar de ce qui se pratique pour les hospices : c'est au même titre que les asiles possèdent et qu'ils peuvent donner à leurs excédants de recettes une destination toute au profit des progrès de l'institution. Cela est si vrai, que les propriétés des asiles supportent l'impôt de mainmorte, qui ne grève pas les propriétés départementales.

Le rôle que jouent les hôpitaux ordinaires dans l'assistance publique démontre suffisamment combien cette donnée est féconde en heureux résultats pour l'avenir. C'est la fondation seule qui pourra atténuer tôt ou tard la dette légale contractée envers les aliénés et exonérer le budget départemental d'une partie de ses charges.

7. Origines de l'unité hospitalière. — Après avoir énoncé des principes féconds en précieux résultats, nous croyons faire une chose utile en indiquant les données légales sur lesquelles ils s'appuient.

Le principe de l'unité hospitalière est le plus ancien dans notre droit public ; il est antérieur à la constitution des communes, et dans des temps où les lois étaient incertaines ou imparfaites sur tant de points, non-seulement il était la base du droit, mais encore il constituait un article de foi. En 549, le Concile d'Orléans, à l'occasion de la fondation d'un hospice à Lyon, le consacre formellement en disant : « que les revenus de cette » fondation ne soient jamais diminués pour quelque cause que » ce soit, et que celui qui lui enlèverait une partie de ses biens » soit frappé d'anathème comme meurtrier des pauvres. » Les Conciles de Vienne et de Trente consacrent et fortifient la spécialité hospitalière en transportant aux laïques l'administration des hospices pour faire cesser la confusion qui tendait à s'établir entre leurs biens et ceux de l'Eglise.

Charlemagne confirme ces principes en plaçant les hospices sous la tutelle du gouvernement, en se réservant la nomination de leurs administrateurs, et en subordonnant à l'autorisation du Prince les acquisitions, les échanges et les aliénations. Ces dernières même sont presque interdites. La fondation d'un hospice entraîne dès lors sa dotation immobilière; et ce principe fécond entre tellement dans le droit public, qu'il reste hors de l'atteinte des luttes si fréquentes et si acharnées dans ces temps de barbarie. Tous les gouvernements, quels qu'ils fussent depuis lors, n'ont cessé de maintenir et de fortifier ce principe constitutionnel de l'unité hospitalière, qui n'est pas même mis en question quand l'Etat et l'Eglise se disputent la tutelle de ces institutions, dont la fondation, depuis saint Louis, doit être autorisée par des lettres patentes émanées du souverain. Les édits de 1651, 1666 et 1749 ont fixé sur ce point la jurisprudence, que l'avis du Conseil d'Etat du 17 janvier 1806 a déclarée toujours en vigueur malgré la révolution profonde qui s'était opérée dans la législation générale. Il est surtout à remarquer que, pendant cette longue période, l'unité hospitalière n'a eu à se défendre que contre les empiétements des corporations religieuses qui tendaient à transformer la desserte en possession, dès que la vigilance de l'Etat venait à sommeiller. Mais, malgré l'imperfection du rouage administratif de ces temps reculés, malgré les malentendus résultant des entreprises à forfait, malgré la confusion qui s'établissait quelquefois entre l'institution hospitalière et la corporation religieuse, nous constatons alors un fait remarquable : c'est l'accroissement des biens des hospices par des libéralités particulières cimentant cette solidarité charitable qui rattache le riche heureux au pauvre qui souffre. La donation, perpétuant le souvenir du fondateur, ne pourvoyait pas seulement au soulagement des misères présentes, elle amortissait encore telle ou telle partie des misères à venir; et si l'extension progressive de ces biens de mainmorte, par leur union trop intime avec ceux des corporations religieuses, pouvait au premier abord soulever des objections qui, en réalité, ne s'adressaient qu'à l'empiétement des communautés, il n'est pas moins vrai que, considérés au point de vue de leur essence hospitalière, ils augmentaient la richesse publique en rendant inutiles ces véritables taxes des pauvres qui, sous des formes variées, encombrent aujourd'hui les budgets modernes. Ce qu'il fallait blâmer à cette époque, c'était, non pas l'existence et la constitution de ces biens, mais leur mauvaise administration, l'absence de contrôle sur leur gestion et l'oubli des règles tutélaires établies depuis longtemps pour prévenir des abus contre lesquels devait un jour se manifester une énergique réaction.

8. Causes de l'absorption de l'unité hospitalière dans l'État. — L'administration des biens de mainmorte par les mains des corporations devait, d'après les principes de 1789, paraître un privilège qu'il fallait effacer de la constitution sociale. Ce fut donc parce qu'on lui attribua le caractère clérical que la dotation des pauvres vint un jour se fondre dans le domaine de l'État. Cette interprétation ressort évidemment de l'examen des lois rendues pendant cette période critique, qui rangèrent les biens du clergé et des corporations religieuses parmi les biens nationaux, et qui exceptèrent formellement de cette dénomination les hôpitaux, maisons de charité et autres établissements de bienfaisance. En effet, au moment même où se préparent les éléments d'une centralisation excessive, on veut moins la suppression du principe de l'unité hospitalière que la concentration entre les mains de l'État de toutes les ressources de l'assistance publique, dont la nation prend à sa charge toute la dette. Tel est le sens de la loi du 19 mars 1793, qui aux fondations spéciales substituait une fondation générale, et remplaçait l'individualité locale par le principe d'une solidarité commune. Cette conception ne manquait pas de grandeur; mais les difficultés d'exécution étaient presque insurmontables. Cependant, après des hésitations qui ralentissaient la marche de la révolution sans l'arrêter, la ruine de l'unité hospitalière fut consommée au moment même où elle paraissait réservée par la nouvelle organisation. La loi du

23 messidor an 11 prononce la transformation des institutions hospitalières, dont l'Etat absorbe l'actif et le passif pour en opérer la liquidation et former un fonds commun dont il devient le dispensateur et l'administrateur.

Cette administration devait nécessairement échouer, et on ne tarda pas à s'apercevoir que le but avait été dépassé sans être atteint. Au lieu de réformer, on avait détruit ; au lieu d'accroître les ressources, on en avait diminué la valeur et l'efficacité, et les faits avaient démontré que, si on peut réglementer de loin, c'est seulement de près qu'on peut administrer. Un retour vers des idées pratiques était imminent aussitôt qu'on entrevoyait l'abîme où conduisait l'exagération théorique, et ce fut alors qu'une réaction prudente et progressive amena peu à peu la reconstitution de l'unité hospitalière.

9. Reconstitution de cette unité. — La loi du 2 brumaire an IV suspend d'abord l'exécution de la loi du 23 messidor an 11. Les administrations locales se reconstituent et reprennent la gestion des biens restants. Puis l'œuvre réparatrice fut enfin consommée par la loi du 16 vendémiaire an V, qui, abrogeant définitivement la loi du 23 messidor, rend aux hôpitaux la possession de leurs biens, et décide que leurs biens vendus seront remplacés à ces établissements en biens nationaux du même produit. Leur individualité était reconnue, leur mode d'administration était institué sous la surveillance et le contrôle de l'Etat, par la loi du 16 messidor an V, qui est pour ainsi dire la base de la législation hospitalière actuelle. Nous devons remarquer à cette occasion que, si la législation nouvelle a pour fondement les principes essentiels qui, sous l'empire de l'ancienne législation, constituaient l'unité hospitalière distincte de toute autre unité, elle a aussi ajouté à la sanction de ces principes des dispositions protectrices contre tout empiétement, contre toute absorption. Si l'être hospitalier jouit d'une existence propre, c'est à la condition de remplir les obligations de la fondation, de constituer un intérêt public, de ne se fondre dans aucune corporation, et d'être soumis au contrôle, souvent même à l'action dirigeante du gouvernement. Il est à remarquer qu'à dix siècles d'intervalle, c'est encore l'unité hospitalière qui surgit la première dans l'organisation sociale que la Constitution de l'an VIII doit reconstituer plus tard, en préparant les bases de l'existence civile des trois unités politiques, l'Etat, le département, la commune.

10. Législation actuelle. — En revenant aux traditions anciennes pour les institutions existantes alors, on a tout naturellement stipulé pour les fondations à venir; et pour qu'il n'y ait aucun doute à cet égard, le Conseil d'Etat, dans son avis du 17 janvier 1806, constate que l'édit de 1749 a conservé force de loi et doit régir toute fondation ultérieure. Ces principes généraux sont applicables à toutes les institutions hospitalières, quels que soient leur but, leur origine et le mode de leur fondation. La charité volontaire et privée ayant aujourd'hui une virtualité moins puissante, c'est le plus souvent à l'impôt qu'il faut demander les ressources de l'assistance. Mais l'essence elle-même de la fondation ne saurait en être modifiée. Que d'unités distinctes ont été créées par l'action de l'Etat et sont même soutenues par ses subventions! Les fondations faites par les départements doivent être nécessairement soumises à la règle commune, et les asiles d'aliénés ne sauraient constituer une regrettable exception. C'est ce qui a été parfaitement établi dans une circulaire ministérielle du 19 novembre 1835, d'où nous extrayons le passage suivant : « Dès que l'hospice est » définitivement fondé, il devient un établissement particulier; » il est soumis, pour son régime administratif et financier, aux » lois, ordonnances et règlements qui régissent tous les éta- » blissements de charité. Les allocations ne doivent plus alors » figurer aux budgets départementaux qu'à titre de subvention » à verser dans les caisses de ces établissements. La surveillance » administrative et l'ordonnancement des dépenses rentrant, » dans ce cas, dans le domaine d'une commission administrative » et d'un receveur responsable, à l'instar de ce qui se pratique » pour tous les hospices communaux. » Les lois du 18 juillet

1837 et 10 mai 1838 ont maintenu ce principe de distinction
essentielle entre l'unité hospitalière et l'unité politique. Enfin
la loi du 30 juin 1838 et l'ordonnance du 18 décembre 1839
en ont en outre confirmé l'application d'une manière formelle,
comme nous aurons l'occasion de le voir dans le cours de ce
travail.

CHAPITRE II.

ASILES D'ALIÉNÉS.

11. Fondation des asiles. — Lorsqu'en 1813 le
gouvernement impérial conçut la pensée d'organiser le service
des aliénés, et ordonna une enquête sur les établissements
qu'on pourrait consacrer à cette destination, ses instructions
révélèrent le projet de créer des asiles régionaux constitués sur
une large base et dans des conditions économiques propres à
assurer leur prospérité. Esquirol reprit depuis cette idée, dont
l'application aurait été féconde en heureux résultats. Mais la loi
du 30 juin 1838, abandonnant cette donnée première, s'en rap-
porta à l'initiative départementale soumise à la direction du
gouvernement. Tout en reconnaissant que ce concours d'efforts
a jusqu'alors donné satisfaction à des besoins toujours croissants,
nous sommes persuadé que l'initiative de l'Etat serait arrivée
en moins de temps à des résultats d'autant meilleurs qu'ils auraient été moins disputés. Il est peu d'asiles qui n'aient souffert de

ces discussions, et les lacunes qu'on observe encore dans beaucoup d'entre eux sont l'empreinte ineffaçable de cette hostilité systématique qui, dès le principe, se déclare dans bien des conseils généraux contre l'organisation du nouveau service.

12. Opinions diverses. — Cette pensée a préoccupé dès le principe les hommes les plus dévoués à l'œuvre naissante. Dès 1838 et avant la promulgation de la loi, le docteur Dagonet père, fondateur de l'asile d'aliénés de la Marne, en développant les indications d'une excellente organisation administrative et médicale, se prononçait en faveur des asiles régionaux fondés de toutes pièces par l'initiative gouvernementale, et il proposait à ce sujet des préceptes qui n'ont pas vieilli et qui ont été défendus par des hommes éminents. Nous devons citer surtout les arguments produits à l'appui de ce système par M. Billault, à propos de la discussion de l'art. 1er de la loi.

« Dans la pratique, dit-il, je crains que l'administration ne
» soit pas armée de l'influence nécessaire pour qu'il soit fait un
» bon usage de cette faculté d'option. Pour qu'un établissement
» d'aliénés soit bien et économiquement constitué, il faut un
» nombre assez étendu de malades. En pareille matière, les petits
» établissements coûtent cher et n'offrent pas de ressources mé-
» dicales; et cependant il est à redouter que bien des départe-
» ments, qui n'ont pas actuellement d'établissement formé, ne
» soient, par un esprit de localité et de rivalité malheureuse-
» ment trop fréquent, portés à préférer à l'association la coû-
» teuse satisfaction d'un établissement isolé et local. Vous avez
» déjà, dans un autre ordre de choses, un exemple de ce dan-
» ger. La loi qui avait autorisé chaque département à établir
» des écoles normales, leur accordait la faculté d'option entre
» l'association ou la construction que je dirai presque indivi-
» duelle. Eh bien! sans doute, plusieurs départements, com-
» prenant bien leur intérêt et celui de la création à faire, se sont
» associés; mais combien d'autres, préférant l'isolement, ont
» fait des dépenses énormes pour des écoles mal établies, peu
» nombreuses, et qu'il faudra tôt ou tard fermer pour en revenir

» à l'association ! La même difficulté se reproduira à l'occasion
» des établissements consacrés aux aliénés. Bien des départe-
» ments voudront avoir chacun le sien, ou s'ils veulent s'associer
» pour en élever un à frais communs, ils ne pourront s'entendre
» soit sur les conditions, soit sur la fixation du département où
» devra être établi le local. Chacun voudra avoir la suprématie
» et le bénéfice d'être le département central. L'on s'entendra
» difficilement. De conseil général à conseil général, les négo-
» ciations ne seront pas aisées ; l'esprit de la localité s'en mêlera,
» et le but de la loi ne sera ni suffisamment ni convenablement
» rempli. »

Cette opinion n'a pas prévalu, et si quelques-unes des prévisions de M. Billault ne se sont pas réalisées, il s'est produit à
la place d'autres faits non moins regrettables. L'engouement
pour les constructions neuves s'est peu étendu ; mais l'esprit
d'économie s'est manifesté par la conservation de mauvaises
constructions, par le refus de les améliorer, par la volonté de
ne recevoir aucun malade étranger au département, ou par la
prétention d'atténuer ses charges en en imposant de trop lourdes
à ses associés. La bonne distribution de l'assistance y a perdu,
et l'organisation du service, beaucoup plus pénible est restée dans
bien des cas fort incomplète. On a vu dans d'autres cas des conseils généraux qui avaient mis le plus louable empressement à
construire des asiles sans se rendre compte des charges de la
fondation, finir par laisser incomplète une œuvre destinée ainsi
à se traîner péniblement au milieu de lacunes sérieuses.

Ailleurs, l'industrie privée captive par un bon marché dont
on ne recherche pas assez la signification, ou bien des quartiers
d'hospice, restes d'un autre âge, n'offrent dans des services trop
à l'étroit aucune des conditions essentielles du traitement. Mais,
pour bien comprendre la réserve dans laquelle il a fallu se
maintenir alors, il faut se rendre compte des nombreux préjugés
qui combattaient toute innovation portant atteinte à certains
intérêts. C'est donc moins une critique qu'un regret que nous
exprimons. D'ailleurs, le succès est aujourd'hui certain, et la

vérité, pour progresser lentement, ne marche pas d'un pas moins sûr.

13. Conditions de la fondation. — Nous devons constater, en effet, qu'un véritable progrès s'est accompli sous ce rapport depuis quelques années. Des créations récentes attestent, dans les assemblées qui les ont votées, une intelligence des besoins de notre époque. On comprend mieux maintenant l'influence de la civilisation qui compte ses blessés et ses morts après avoir célébré ses victoires. Le mouvement du commerce et de l'industrie, le développement des arts, l'activité intellectuelle, qui font la gloire du pays, ne doivent pas nous faire oublier les déshérités tombés avant d'arriver au but. La société doit détacher quelques bribes de sa prospérité pour tendre une main secourable aux vaincus du progrès social. Parmi ces vaincus, les aliénés méritent certainement le plus qu'on sympathise avec leur malheur, car les besoins de la sécurité publique s'accordent parfaitement avec les indications humanitaires.

On a voulu poser quelques règles générales sur la valeur probable d'une fondation de ce genre, mais on a quelquefois omis de tenir un compte assez sérieux de la diversité des éléments multiples qui concourent à former cette évaluation. Si d'un côté le chiffre de la population a une certaine influence sur le chiffre de la dépense, on ne doit pas oublier que les services généraux, chapelle, cuisine, magasins, installation du personnel, etc., sont des éléments collectifs dont la valeur individuelle décroît avec l'augmentation de l'effectif. La question du système général des aménagements intérieurs doit être également résolue avant d'arrêter le chiffre de la dépense; car les difficultés qui enraient aujourd'hui la marche de beaucoup d'établissements n'ont presque toujours d'autre origine que les lacunes négligées dans la première fondation.

Les observations que nous allons présenter à ce sujet auront pour but soit de démontrer la nécessité d'une étude plus approfondie des fondations nouvelles, soit d'indiquer les moyens de perfectionner les fondations anciennes.

14. Effectif de la population d'un asile. — Les lacunes qu'on rencontre aujourd'hui dans les asiles les mieux combinés du reste, proviennent en général de ce qu'on ne s'est pas, dès le principe, rendu un compte exact du nombre des malades qui devaient y être placés. Ce n'est pas que les théories aient manqué à cet égard. On s'est demandé depuis long-temps quel doit être le nombre des malades d'un asile ; si les curables y doivent être mêlés aux incurables, ou s'il doit être consacré aux malades des deux sexes. Plusieurs auteurs ont longuement discuté ces questions sans les résoudre d'une manière pratique et satisfaisante, et nous avons surtout constaté que les divergences dans leurs aspirations théoriques étaient fondées bien plus sur des considérations toutes personnelles que sur la saine appréciation des véritables données du problème. Depuis lors les faits sont venus donner tort à presque toutes ces théories ; l'expérience est venue nous démontrer qu'on ne saurait fixer un effectif *à priori*, et que les besoins de l'assistance doivent seuls déterminer des combinaisons qui ont toutes leurs avantages quand on sait corriger les inconvénients qu'on pourrait y signaler. Peu de mots suffiront pour bien préciser les principes d'après lesquels on doit se diriger pour la solution du problème.

La loi du 30 juin 1838 n'a pas, d'ailleurs, donné de prétexte à ces discussions stériles. Le législateur a confondu dans sa sollicitude les aliénés susceptibles de guérison et ceux qui, moins utiles, il est vrai, à la réputation médicale, n'ont pas moins droit à l'assistance publique. L'asile destiné à une circonscription territoriale doit donc pouvoir contenir tous les aliénés qui en proviennent. Son effectif ne saurait donc comporter une limitation arbitraire fixée *à priori*, et la solution du problème ne saurait se rencontrer que dans la constatation régulière des besoins du pays, dans l'étude préalable de l'intensité du mal et des causes qui tendent à le propager, dans l'appréciation des fluctuations possibles, et dans la connaissance exacte non-seulement des besoins présents, mais encore de ceux qui pourront se produire dans l'avenir. La théorie des populations restreintes a subi, depuis vingt ans, trop de mécomptes pour qu'on puisse songer à s'y rattacher désormais. Le nombre des aliénés s'accroît, les besoins de l'assistance deviennent plus pressants ; et, loin de pouvoir être restreints, la plupart des asiles sont appelés à prendre une plus grande extension.

15. Avantages d'un grand établissement. — L'effectif de la population d'un asile a en outre une signification financière qui doit être prise en très-sérieuse considération, surtout à une époque où le prix de toutes les denrées tend à s'accroître, et où, en raison de la constitution médicale, les besoins individuels ne sont susceptibles d'aucune réduction. Un petit asile coûte fort cher, lors même que les malades n'y jouissent pas de tout le bien-être désirable. Ce n'est pas seulement ici une question de frais généraux qui n'a pas toujours été bien comprise, mais c'est encore une question de production qui, aujourd'hui surtout, doit peser d'un certain poids dans la balance. D'un autre côté, les frais de construction d'un grand asile sont proportionnellement moins élevés que pour un petit ; et, comme l'a très-bien dit Esquirol, « un grand établissement inspire plus » de confiance, attire un plus grand nombre de pensionnaires, » parce que l'administration y est plus fortement organisée, qu'il » est dirigé par des hommes éprouvés, que les agents secon- » daires sont mieux choisis, que la vie y est plus active, que » la classification y est mieux observée, et que les moyens de » traitement y sont plus multipliés. »

Si, dans un petit asile, la réunion des deux sexes constitue quelquefois une onéreuse complication, dans un grand asile, au contraire, elle est un élément de prospérité par le concours simultané de forces vives dont l'une ne saurait suppléer à l'absence de l'autre. Chacun apporte son contingent dans les services généraux, et l'asile se suffit d'autant mieux à lui-même qu'il a moins besoin de recourir au dehors pour imprimer une bonne impulsion à son activité intérieure.

La réunion des deux sexes dans un asile, ou plutôt la juxtaposition de deux asiles autour du centre administratif, exige qu'on prévoie des fluctuations d'effectif qui sont souvent alternatives d'un sexe à l'autre, et qui se manifestent ordinairement dans des proportions bien différentes. On ne doit donc pas plus perdre de vue la probabilité de ces variations que les recrudescences, sur la valeur desquelles on a souvent formulé de regrettables erreurs.

16. Accroissement de la population. — L'attention, dans bien des cas, s'est moins fixée sur l'usage raisonné des prescriptions de la loi que sur des abus possibles de son application irrationnelle. Presque partout nous avons vu surgir cette réaction en quelque sorte intermittente contre l'accroissement du nombre des aliénés, et il est peu de départements où l'autorité, cédant à la pression d'exigences parcimonieuses, n'ait opposé à cet accroissement des mesures inintelligentes dont l'expérience n'a pas tardé à démontrer les dangers ou l'inanité. Les idées émises par quelques économistes improvisés ont été promptement réfutées par les faits ; et nous ne nous arrêterons pas davantage à l'opinion qui, faisant de l'asile un lit de Procuste, demandait le renvoi dans les communes, moyennant indemnité, d'aliénés chroniques paraissant inoffensifs. Tous ces expédients ne sont pas un remède au mal, qui existe lors même qu'on le nie, et il est plus avantageux d'en sonder la profondeur que d'éluder les obligations légales par des sophismes d'un autre âge.

Sans admettre l'accroissement indéfini du nombre des aliénés, nous savons par la statistique le rapport des aliénés séquestrés à ceux qui ne le sont pas ; nous constatons que le mouvement social rend chaque jour plus difficile la conservation de ces malades dans leurs familles, et les faits que nous observons chaque jour nous prouvent que les admissions se recrutent surtout parmi les individus atteints depuis longtemps, conservés d'abord dans leurs familles en prévision d'une amélioration qui n'arrive pas, et devenus enfin dangereux ou incommodes, soit en raison des progrès de l'affection, soit parce qu'ils ont perdu la protection tutélaire qui les dirigeait. Les besoins de l'assistance sont donc croissants, parce qu'on la marchande au moment où il serait plus utile de l'accorder; et l'autorité arrive à faire trop souvent de la police, parce qu'elle n'a pas suffisamment envisagé le côté humanitaire de la loi. C'est donc avec raison que nous devons considérer comme incomplet l'asile dont l'installation ne se prête pas aux éventualités d'un accroissement ultérieur d'effectif dans l'une et l'autre des deux divisions, et nous évaluons à 25 p. 0[0 la part qu'on doit faire à la disponibilité.

Ces données fondamentales étant établies, nous n'avons aucune prédilection pour un effectif quelconque. Le chiffre de 400 malades nous paraît un chiffre au-dessous duquel il y a peu d'éléments de prospérité, et nous pensons qu'on peut toujours trouver dans les ressources d'une bonne organisation les moyens de faire disparaître les inconvénients que quelques auteurs attribuent à une population plus considérable.

17. Principes généraux de la construction.—
La virtualité de l'asile une fois connue, on se demande dès l'abord d'après quel plan il doit être construit. Ici encore des systèmes différents se sont trouvés en présence; tous ont été appliqués avec plus ou moins de bonheur, et tous aussi ont donné naissance à des établissements prospères jouissant d'une réputation légitime. Fodéré, Esquirol, ont formulé dans leurs ouvrages des préceptes qui n'ont pas vieilli, et M. le docteur Parchappe a consacré à cette étude un ouvrage important dans lequel il a fixé l'état de la science sous ce rapport. Ce n'est pas ici que nous pouvons nous livrer à une discussion approfondie de ces systèmes, qui n'aurait pas, d'ailleurs, une portée pratique. Nous croyons néanmoins faire une chose utile en résumant ici quelques principes généraux applicables aux constructions nouvelles aussi bien qu'aux anciens asiles qu'il faut mettre au niveau des exigences de la science moderne.

La configuration du sol, son orientation, la nature des eaux qu'il fournit, ont sur la distribution générale des constructions une influence telle, qu'on ne saurait *à priori* et en dehors de ces données formuler d'une manière absolue et dans tous ses détails le plan d'un bon établissement d'aliénés. Peu d'asiles ont été construits de toutes pièces. Parmi les plus modernes, quelques-uns sont restés inachevés, soit faute de ressources, soit parce que les besoins réels ont dépassé les prévisions primitives. Nous devons donc moins faire du nouveau que rechercher les moyens de faire disparaître ces imperfections et de combler ces lacunes. Cette manière d'envisager la question est celle qui convient d'autant mieux dans ce travail, que nous avons en vue l'asile de Dijon, dont il faut modifier la distribution en la complétant, et où le problème ne peut être résolu qu'en faisant disparaître des lacunes assez considérables.

18. Dispositions générales. — Un asile d'aliénés doit avant tout être isolé de toute autre habitation. Nous n'admettons pas qu'il soit au centre d'une ville, ou qu'il soit assujetti à une servitude quelconque. La régularité du service, la discipline intérieure et le traitement souffrent de ces conditions restrictives qui, dans le présent, limitent beaucoup trop la liberté des malades, et s'opposent pour l'avenir à une extension que peuvent rendre nécessaires les besoins de l'assistance. Nous insisterons donc pour qu'un asile soit près d'une ville, mais en dehors des limites de son [octroi, qui lui impose des sacrifices dont le prix de revient révèle l'étendue.

S'il est utile qu'on le mette en rapport avec une voie principale de communication, il importe aussi qu'il en soit séparé par des terrains non bâtis, et qu'on n'y arrive qu'en traversant une avenue desservant exclusivement l'asile. Aucun de ces avantages n'existe à l'asile de Dijon, situé sur la route, qu'avoisinent en outre les sections des agités et des gâteux.

Construit au centre d'un terrain dont la superficie doit être au moins de trente hectares, l'asile nous paraît devoir emprunter ses services généraux au système de la concentration, et la classification de ses malades à celui de la dissémination. C'est, du reste, la disposition qui se prête le mieux à toutes les exigences et à toutes les indications : homogénéité et spécialité des services, salubrité en même temps que prophylaxie contre la propagation des épidémies, assurance contre l'étendue des risques d'incendie, préservation contre les dangers d'un encombrement relatif, tels sont les avantages de la dissémination, qui procure plus d'espace à chaque section, et qui, tout en satisfaisant aux besoins du moment, laisse toute latitude pour un avenir encore incertain, mais dont il faut tenir compte : car l'assistance publique n'a pas encore dit son dernier mot en ce qui concerne les aliénés. En résumé, si des conditions de topographie locale, si des nécessités de situation amènent nécessairement des variations dans la distribution des détails, nous pouvons néanmoins exprimer les conditions générales de la construction d'un asile par la formule ci-après, extraite des préceptes posés par Esquirol.

« Centre d'une circonscription déterminée, situé en dehors et non loin d'un chef-lieu administratif ou judiciaire, assez étendu pour que tous les services y reçoivent une organisation plus large et moins dispendieuse; situé sur un terrain assez vaste, exposé au levant et un peu élevé, de manière à ce que la pente du sol le mette à l'abri de l'humidité; ayant au centre ses principaux services généraux suivant un axe séparant les deux sexes, et de chaque côté des masses isolées et isométriquement placées en nombre suffisant pour classer tous les malades d'après le caractère et la période de la maladie, disposées de manière à permettre la vue sur de vastes jardins ou sur la campagne, en évitant surtout avec soin une triste uniformité qui est un des principaux vices des asiles les mieux conçus du reste. L'asile de Dijon, construit à une époque où ces préceptes étaient connus de tous, n'a pas profité de cet enseignement : c'est la contiguïté la plus absolue, c'est la confusion dans l'ensemble et l'insuffisance dans les détails. Mais s'il est impossible de modifier le système primitif, il est facile d'y introduire des améliorations urgentes dont la réalisation en fera un bon établissement en raison du site pittoresque au centre duquel il est placé.

En dehors des données que nous avons exposées plus haut, quelques doctrines ont surgi qui, rejetant l'asile dit fermé, ont préconisé une organisation coloniale à l'instar de l'institution que d'anciennes traditions ont établie à Gheel, en Belgique. Des novateurs enthousiastes, entraînés par un examen superficiel, sont arrivés jusqu'à demander la suppression des asiles existants pour leur substituer le patronage familial, dont ils ont fait une peinture poétique. Ils ont appelé à l'appui de leur système la séduisante amorce d'économies importantes. Mais, comme le dit si bien M. Parchappe, est-ce bien sérieusement qu'à l'œuvre commune de tant d'aliénistes éminents développée durant plus d'un demi-siècle, sous l'impulsion du progrès des sciences et de la civilisation, on s'est cru en droit d'opposer une institution qui, enfantée comme coutume par la superstition du moyen âge et longtemps ensevelie dans un oubli mérité, n'a commencé à éveiller la curiosité que par son étrangeté, à appeler l'intérêt scientifique que par les efforts tentés pour remédier à ses imperfections et à ses abus, et qui n'est encore aujourd'hui jugée digne de vivre qu'à la condition de se transformer et de s'approprier les principaux éléments de nos asiles? »

L'examen impartial des faits, les discussions savantes qui en ont été le corollaire, ont réduit ces exagérations à leur juste valeur. L'idée, du reste, n'en est pas plus neuve que celle des cottages. De même que Ferrus a démontré tous les avantages qu'on peut tirer de l'activité agricole et industrielle, de même aussi Fodéré avait depuis longtemps préconisé le cottage comme accessoire obligé d'un bon établissement. La villa et la ferme doivent donc faire partie du programme de construction, et lors même que des considérations d'un haut intérêt n'engageraient pas à en faire des éléments essentiels d'un bon système d'organisation, on y trouverait un moyen d'agrandir les asiles sans nuire en rien à l'harmonie des constructions primitives. Ces deux créations s'adaptent à tous les plans, et, en pourvoyant à quelques indications médicales, elles préparent à l'asile un certain revenu capable d'en atténuer les dépenses d'une manière notable, sans toutefois arriver jamais à exonérer l'assistance publique. Comme le dit très-bien M. le docteur Parchappe, de semblables promesses ont toujours abouti à des déceptions. Il est à regretter qu'en choisissant pour l'asile de la Côte-d'Or l'emplacement de l'ancienne Chartreuse, on n'ait pas acheté les terrains qui, disponibles alors, auraient doublé son enceinte. C'est une faute qu'on a également commise à Auxerre, et qu'on sera forcé de réparer au prix de sacrifices plus considérables.

Après cette appréciation générale des conditions essentielles de construction, nous devons étudier les éléments constitutifs du programme propres à assurer la régularité du service et à organiser le régime intérieur sur la base d'un traitement rationnel.

C'est ce qui va faire l'objet des paragraphes ci-après.

19. Services généraux. — Les principes que nous venons d'exposer, et dont l'intelligente application peut être diversifiée suivant la topographie du sol, ont pour corollaires des dispositions générales sur lesquelles nous devons fixer d'abord notre attention.

Dans un asile plus encore que dans toute autre institution hospitalière, les services généraux doivent être constitués de manière à satisfaire à une triple indication : rapports faciles avec le dehors et avec les divisions sans enfreindre la règle de l'isolement de ces divisions, soit entre elles, soit avec le dehors ; surveillance continue de tous les détails du service ; coordination de toutes les parties du régime intérieur conformément aux prescriptions réglementaires.

C'est d'après ces données essentielles que doivent être disposés les logements des principaux fonctionnaires, les parloirs, les bureaux de la direction, de la recette, de l'économat, ainsi que les magasins généraux dans lesquels toutes les marchandises doivent être concentrées et classées. Ces constructions, avec la chapelle, constitueraient un premier plan, et formeraient la cour d'entrée, dont l'aspect serait embelli par des plantations distribuées symétriquement.

Sur un second plan et en arrière du premier, nous placerions la cuisine, ses dépendances, et au besoin la boulangerie.

Nous disposons au troisième plan, et toujours dans l'axe central, la lingerie, le vestiaire, ayant pour dépendances, du côté des hommes, les ateliers de cordonnier, de tailleur et de tissage, tandis que du côté des femmes, les ateliers de pliage, de repassage et de couture compléteront la symétrie.

Enfin, à l'extrémité de l'axe, on pourra, suivant les conditions d'approvisionnement de l'eau, placer la buanderie entourée de ses séchoirs à air chaud et à air libre.

L'asile, avons nous dit, reculé autant que possible dans les terres, se trouvera ainsi entouré de toutes parts d'une exploitation rurale proportionnée au nombre des bras dont il pourra disposer, et dans laquelle, ainsi que nous l'indiquerons plus tard, on établira avec avantage les éléments industriels de nature à la compléter. Les écuries, étables, granges, hangars, magasins de combustibles, cuves, pressoir, abattoir au besoin, ateliers de serrurerie, de menuiserie, et autres constructions complémentaires des logements et de l'administration, constitueraient ainsi une première enceinte rattachée à toutes les parties de l'asile par un chemin de ronde, sorte de ceinture qui les relierait entre elles.

Ces indications ne sont autre chose qu'une formule générale. La configuration du sol et la direction des eaux, qui doivent être abondantes et dont il faut assurer la distribution dans tous les quartiers, sont susceptibles, sans porter atteinte aux principes, d'en modifier l'application pratique. Mais, lors même qu'au lieu de faire table rase, on aurait à étendre ou à approprier d'anciennes constructions, il serait toujours facile d'harmoniser le groupe des services généraux de manière à remplir les principales indications fondamentales. Il ne faut pas oublier, en outre, que les services généraux doivent être surtout appropriés de manière à nécessiter un personnel peu nombreux et à permettre l'emploi du plus grand nombre possible de malades. Nous rangerons en outre parmi les services généraux dont l'importance ne saurat être révoquée en doute, un parc en dehors des sections, où les malades rencontreraient une promenade agréable et libre, lorsque différents motifs ne permettent pas des excursions au dehors.

Enfin, s'il est important de donner une attention toute spéciale à la distribution d'eau potable dans toutes les parties de l'établissement, il ne faut pas moins se préoccuper de l'écoulement des eaux ménagères par un système d'égouts correspondant à toutes les parties de l'asile et aboutissant à un égout central, de manière à ce que tous les détritus puissent être utilisés comme engrais. La salubrité n'est pas moins intéressée à l'adoption de ces dispositions, qu'on a oubliées plus d'une fois dans des projets fort bien conçus du reste. Sous le rapport de la qualité et de la distribution des eaux aussi bien que sous celui de la promenade intérieure, l'asile de Dijon peut être à bon droit cité comme un modèle; et on doit d'autant plus regretter qu'on n'ait tiré aucun parti de ces avantages inappréciables. D'un autre côté, la disposition des services généraux est vicieuse et insuffisante. Pendant que la cuisine appartient surtout à la division des femmes, la chapelle est située dans celle des hommes, qu'elle amoindrit et dont elle coupe les communications. S'il est impossible de modifier radicalement ces défauts de construction, il serait facile d'en faire disparaître les inconvénients les plus graves. Mais c'est en vain qu'on les a signalés depuis longtemps : aucune proposition faite en ce sens n'a pu aboutir, la question de la dépense ayant dû primer celle de l'utilité et de l'urgence.

20. Classification et divisions. — Nous sommes arrivé maintenant à cette partie du programme qui contient virtuellement tous les éléments du régime intérieur et qui doit satisfaire à toutes les indications disciplinaires et médicales. Si on doit éviter avec soin dans la construction ces dispositions spéciales qui jadis donnaient à l'asile l'aspect d'une prison, on doit s'attacher, sans négliger aucune mesure de précaution, à donner aux bâtiments l'aspect d'une habitation ordinaire où tout invite à l'ordre et à la propreté, où la liberté s'harmonise avec la préservation de tous les écarts, et où la simplicité élégante exerce sur les habitants une impression qui élève l'âme. Les horizons y doivent être aussi étendus que possible, et le malade doit se mouvoir à l'aise dans l'espace ambiant, sans que la surveillance fasse jamais défaut. Mais en dehors de ces conditions générales, l'habitation des malades est soumise à des règles précises dont l'article 22 de l'ordonnance du 18 décembre 1839 nous donne la nomenclature : séparation des sexes, distinction entre l'enfance et l'âge mûr, spécialité d'habitation pour les paisibles et les agités, sections distinctes pour les épileptiques, les malades malpropres, et les aliénés atteints d'affections incidentes. Nous allons examiner successivement les indications qui résultent de ces prescriptions.

21. Séparation des sexes. — Conditions spéciales à chaque sexe. — La disposition des services généraux telle que nous l'avons indiquée, assure la complète séparation des sexes, puisqu'ils forment l'axe central de chaque côté duquel se groupent les éléments de chacune des deux grandes divisions de l'asile. Mais d'autres indications se présentent dès qu'il s'agit de la distribution de chaque division.

Il existe, en effet, entre la vie des hommes et celle des femmes des différences si essentielles, qu'on est vraiment étonné de l'oubli dans lequel on est souvent tombé à cet égard. Pendant que la vie des hommes se passe généralement au dehors, celle des femmes est en général plus sédentaire. Pendant que la majorité des hommes est peu influencée par les excitations externes, l'isolement doit être plus complet pour les femmes. Tandis qu'il existe pour les hommes une variété professionnelle à laquelle on ne peut donner satisfaction qu'en dehors des quartiers, c'est dans leurs quartiers mêmes qu'il faut donner un aliment à l'activité des femmes, que les travaux de la cuisine, de la buanderie et de la lingerie appellent seuls au dehors, et qui, par exception, peuvent être occupées dans les jardins pour la récolte de certains produits. Elles sont aujourd'hui moins propres qu'autrefois à la culture proprement dite, que, même dans les villages les plus reculés, elles abandonnent pour les travaux d'aiguille.

A ces différences essentielles entre les deux sexes, il faut encore joindre celles qui résultent de la symptomatologie même de la maladie. — On sait très-bien qu'en général l'excitabilité est plus vive chez les femmes que chez les hommes, que les nuances d'éducation sont plus tranchées chez les premières que chez les seconds, et qu'enfin les nuances d'excitation, depuis l'irritabilité jusqu'à la fureur, sont mieux dessinées chez les femmes, dont la classification méthodique mérite une attention plus sérieuse. On comprend dès lors que, sans repousser les avantages qui peuvent résulter du caractère monumental des constructions, tout en admettant l'utilité de l'harmonie des lignes, et en reconnaissant que la symétrie de certains détails contribue à la beauté de l'ensemble, il faut admettre également que ces qualités n'ont qu'un mérite accessoire du moment qu'on leur sacrifie les principales indications médicales et administratives, et qu'on tombe dans cette monotonie désolante privée de la vie qui doit animer toute agglomération et dénuée de ces pensées fécondes exerçant une influence irrésistible sur les malades.

22. Variations d'effectif dans chaque division. — Quand on construit un asile d'aliénés, on ne se préoccupe en général que du chiffre absolu de la population, et on ne tarde pas à s'apercevoir ensuite que le résultat n'est plus d'accord avec les prévisions. Il est rare qu'il y ait égalité entre les deux sexes. C'est l'un ou l'autre qui prédomine, et il se manifeste souvent une alternance dans cette prédominance. C'est ce qui a surtout lieu quand l'asile dessert une circonscription plus exclusivement agricole, dans laquelle les hommes paraissent plus prédisposés à l'aliénation mentale. Mais si, au contraire, l'élément industriel est de la partie, si surtout la circonscription présente un ou plusieurs centres d'agglomération, et si cette agglomération présente certains caractères, on voit alors la proportion des femmes s'accroître d'autant plus que les centres agglomérés sont plus populeux. Ce fait se manifeste surtout aux périodes de recrudescence. Ce qui contribue en outre à maintenir cette différence pendant assez longtemps, c'est qu'en général la mortalité sévit plus parmi les hommes que parmi les femmes, qui communément atteignent un âge plus avancé. D'après les observations que nous avons recueillies, la proportion des femmes peut aller jusqu'à 60 p. 0⟦0 en général; elle est même dépassée dans quelques centres. Mais, tout en admettant ce fait dans le présent, il ne faut pas oublier que la proportion inverse peut se produire, et on doit également en tenir compte dans la prévision générale. Si donc on construit un asile dans la prévision d'une population de 400 malades, il est indispensable d'y créer au moins 480 places, dont 240 pour chaque sexe. Nous verrons plus loin, en étudiant la constitution des sections, que ce précepte correspond encore à d'autres indications non moins précises.

23. Constitution des sections. — On range sous la dénomination générique d'aliénés des malades qui, présentant comme caractère commun une lésion plus ou moins étendue des facultés intellectuelles, diffèrent entre eux, soit par la nature de certaines manifestations, soit par des complications qui en aggravent les dangers ou les inconvénients. Une observation un peu attentive de ces phénomènes variés nous fait entrevoir dès l'abord la nécessité d'admettre des catégories qui se distinguent entre elles par la spécialité des soins qu'elles exigent, par les conditions de la surveillance qu'elles réclament, et par certaines indications particulières de leur habitation. De là la nécessité d'affecter à chaque catégorie une section dont l'organisation corresponde aux besoins des malades qu'elle renferme. On commettrait donc une faute grave si on calquait les quartiers les uns sur les autres. Chacun doit avoir sa physionomie propre, et ses distributions intérieures doivent refléter la nature du service qui y est établi. L'étendue de l'espace qui entoure la section, les plantations qui le décorent, doivent s'harmoniser avec les autres détails, et donner à l'ensemble un cachet particulier en parfait rapport avec sa destination.

L'application de ces principes est d'une nécessité d'autant plus rigoureuse, qu'ils sont l'âme de la réforme qui s'est accomplie, qu'ils ont pour résultat de faire disparaître le régime cellulaire si fort en honneur autrefois, et qu'ils sont la base de la surveillance active à laquelle les malades doivent être soumis.

24. Conditions d'habitation. — Le régime de la vie commune, tel qu'on doit l'entendre, exige en outre cette classification méthodique. Il repose sur la réunion dans un même groupe des éléments qui peuvent être soumis au même régime disciplinaire, et doit nécessairement admettre la possibilité d'échanges motivés par les phases de la maladie ou par les modifications intercurrentes qui s'y manifestent accidentellement. C'est la vie commune qui, par l'exemple plus encore que par l'influence de l'autorité, contribue à réprimer sans contrainte les habitudes excentriques ou vicieuses, impose un frein salutaire aux mauvaises impulsions, et devient ainsi un auxiliaire efficace du traitement, soit pour guérir, soit pour améliorer. Mais, pour arriver à ce résultat, il faut se soumettre à certaines règles que nous allons exposer sommairement.

Grâce aux progrès de la science psychiatrique, grâce aussi à l'organisation du service médical, le nombre des aliénés paisibles l'emporte de beaucoup sur les autres. On observe encore de la turbulence, de l'agitation; mais la fureur proprement dite devient un phénomène de plus en plus rare. On se tromperait donc étrangement si, prenant à la lettre l'art. 22 de l'ordonnance précitée, on formait une seule catégorie des malades paisibles, parmi lesquels l'observation nous oblige à établir quelques distinctions.

Trois données essentielles doivent être prises ici en très-sérieuse considération : l'éducation, les aptitudes, et les infirmités suite de l'âge ou des progrès de la maladie.

C'est à cette occasion qu'on peut se demander d'abord si l'asile public doit avoir un pensionnat, ou s'il doit se borner à n'admettre que des malades au régime commun. Nous n'hésitons pas à affirmer que la création d'un pensionnat est une mesure financièrement avantageuse pour l'asile, en même temps qu'utile aux moyennes fortunes qui ne sauraient aborder certaines mai-

sons de santé particulières, et qui, moyennant un prix suffisamment rémunérateur, rencontrent dans l'asile tout le confortable désirable et des soins tout aussi intelligents qu'ailleurs.
Au moyen de certaines dispositions dont nous parlerons plus
loin, la première indication sera remplie pour les malades jouissant d'une certaine aisance. Mais elle n'a pas une moindre valeur vis à vis de ceux qui sont compris dans le régime commun et
de ceux qui sont secourus par l'assistance publique. Il est peu
d'asiles où l'on observe ces nuances, qui, même au point de vue
du traitement, ont une valeur incontestable. Sans rien diminuer
du privilége de la fortune, sans même imposer au prix de journée un sacrifice disproportionné, on peut et on doit faire quelque chose en faveur des convenances; et l'assistance publique
est incomplète si, se bornant à une aumône, elle refuse au
déshérité de la fortune le principal élément de traitement moral,
c'est-à-dire un milieu qui ne blesse aucun sentiment légitime.

25. Paisibles. — C'est pour cette raison que nous admettons trois sections de paisibles. Dans les deux premières les
malades pourront être répartis suivant leur position antérieure
ou suivant leur activité professionnelle; et nous placerons dans
la troisième ceux pour lesquels la déchéance intellectuelle est
entièrement consommée, et qui ne prennent plus qu'une part
très-incomplète au mouvement général de la maison. L'âge et
les infirmités réclament des soins spéciaux; et, si les malades
de cette catégorie ne doivent pas être confondus avec ceux qui
sont atteints d'affections intercurrentes, ils s'en rapprochent cependant par la nature du service auquel ils donnent lieu.

Nous insistons d'autant plus sur ces principes, que leur application réfute victorieusement les objections qui, dans ces derniers temps, se sont élevées contre les asiles fermés. Par la réunion en un seul groupe des différentes aptitudes professionnelles,
nous nous assimilons tous les avantages du régime colonisateur,
en évitant ses dangers; nous concilions une liberté plus étendue
avec les nécessités de la surveillance, et nous faisons d'une sorte

d'esprit de corps un précieux élément disciplinaire. Le choix du personnel attaché à ce groupe, le mode d'intervention des chefs d'ateliers dans le service, constitueront enfin ce patronage familial dont on a tant parlé en théorie, mais qu'ont en vain cherché des observateurs impartiaux qui ont voulu le voir dans son berceau. Que cette colonie industrielle se rattache au plan général, ou qu'elle s'en détache par un isolement plus complet, cela importe peu à l'application d'un principe dont quelques exagérations auraient pu faire méconnaître les avantages.

26. Agités. — Malgré les objections qui ont été faites à notre opinion sur la constitution du quartier des agités, notre expérience nous entraîne à y persister, et à considérer la loge ou la cellule comme incompatible avec un bon système d'organisation. Ce mode d'isolement a plus d'inconvénients que d'avantages, et, en le proscrivant d'une manière absolue, nous ne précédons que de quelques pas ceux qui les ont réduites à la minime proportion de 3 ou 4 pour cent. La cellule, telle qu'on la voit non-seulement dans des asiles déjà anciens, mais encore dans des établissements de fondation récente, peut être à bon droit considérée comme une cause permanente d'excitation, comme exagérant les conséquences de l'état hallucinatoire, et comme favorisant le développement des conceptions délirantes les plus notoires. Elle n'est pas moins nuisible sous le rapport hygiénique; la constitution s'y étiole, le jeu des fonctions s'y pervertit, il s'y produit une sorte de crétinisation, et le marasme est assez souvent la terminaison funeste d'une existence soumise à ce mode d'isolement. L'habitation cellulaire a fourni, il est vrai, quelques rares exemples de longévité; mais la constitution médicale a changé, et aujourd'hui que l'adynamie domine, même avec les apparences d'une vive excitation, elle doit être proscrite d'une manière absolue. La solution de cette question d'humanité touche en même temps de près à un intérêt économique qui a d'autant plus d'importance que les ressources manquent souvent pour réaliser les améliorations les plus urgentes.

27. Habitation particulière. — En proscrivant la cellule, qui ne réprime pas toujours l'agitation furieuse, en manifestant une prédilection marquée pour la vie commune, je suis loin de méconnaître les indications qui réclament l'habitation particulière et un isolement plus ou moins continu. Ces indications, comme le dit M. Parchappe, se rattachent soit au milieu dans lequel les malades sont placés, soit à l'idiosyncrasie même de ces malades tour à tour perturbateurs ou trop impressionnables. Il faut, surtout pendant la nuit, prendre des précautions contre un bruit assourdissant aussi bien que contre des impulsions dangereuses. D'un autre côté, le maniaque, au déclin de son accès d'excitation, doit être protégé contre le bruit ou contre les impressions vives et douloureuses. Quelques malades, par leur turbulence et leur malpropreté, deviennent des corps étrangers partout où on les place. Mais, pour classer ces éléments, la cellule est loin d'être nécessaire, et il suffit de constituer la section des agités de telle sorte que, si la vie commune en reste la règle comme dans les autres sections, quelques chambres réparties dans le bâtiment permettent exceptionnellement un isolement momentanément nécessaire, surtout pendant la nuit; car pendant le jour, une surveillance intelligente et active est plus efficace que la solitude.

28. Infirmes et gâteux. — Un certain nombre d'aliénés, soit au début, soit au déclin de la maladie, contractent des habitudes de malpropreté qui se rattachent tantôt à une excitation très-vive ou à une perversion profonde, tantôt aux progrès de la déchéance physique, qui rend les excrétions involontaires. La paralysie générale, la stupidité, l'idiotie, l'imbécillité, la démence et les infirmités séniles, en un mot toutes les variétés de la débilité nerveuse, fournissent un certain contingent de malades exigeant des soins particuliers, une hygiène spéciale, et même quelques précautions dans les distributions alimentaires.

Ce service participe des conditions de l'infirmerie et de celles des sections actives, et constitue une spécialité dont une surveillance intelligente peut atténuer les inconvénients, mais qu'on ne saurait jamais faire disparaître d'un asile. C'est là surtout que les enfants doivent être séparés de l'âge mûr, et des subdivisions peuvent y être établies sans nuire à la direction de l'ensemble.

29. Epileptiques. — La nécessité de former une section spéciale avec les épileptiques, ressort évidemment des manifestations exceptionnelles de cette terrible maladie, qu'il faut isoler dans un intérêt disciplinaire aussi bien que pour éviter des dangers réels de toute nature qui résulteraient de la répartition de ces aliénés dans les autres sections.

Si l'affection convulsive est le caractère commun des malades réunis dans cette section, les conséquences de cette maladie sont aussi variées que les causes qui l'ont produite. Tantôt c'est une excitation très-vive qui précède ou qui suit l'accès, tantôt c'est un délire intense qui le remplace, et alors le besoin de l'habitation particulière se fait sentir. Tantôt les progrès de l'affection se manifestent par des contractures des membres ou la marche lente de la paralysie générale, et ces infirmités d'une sénilité précoce réclament des soins qui participent de ceux de l'infirmerie. Enfin, l'épilepsie, suite des convulsions de la première enfance, complique souvent l'idiotie et l'imbécillité, et ces malades sont dans la même situation que les autres gâteux. C'est dire assez que la constitution de cette section doit satisfaire à ces diverses indications, réserver plus d'espace aux malades et pourvoir à tous les besoins des phases de leur maladie sans qu'on soit obligé de les faire passer dans d'autres sections où ils seraient incommodes et dangereux.

30. Pensionnat. — Nous avons indiqué plus haut les avantages que peut retirer un asile de l'organisation d'un pensionnat. Mais, en en faisant une section spéciale, on a souvent oublié que la confusion des catégories y introduit des éléments de désordre préjudiciables à sa prospérité. Si, parmi les malades au régime commun, il importe de bien organiser la classification méthodique dont nous venons d'indiquer les données essentielles, il n'est pas moins indispensable de procurer les mêmes avantages aux malades dont les familles font des sacrifices pour les placer dans les meilleures conditions possibles. D'un autre côté, le nombre de ces pensionnaires est rarement assez considérable pour pouvoir établir parmi eux une catégorisation aussi minutieuse. L'habitation particulière, concédée à la première classe, suffit, dans certains cas, pour assurer un isolement suffisant; mais ceux qui sont astreints à la vie commune souffriraient nécessairement de certaines associations que nous évitons avec soin parmi les indigents. Pour concilier tous les intérêts, nous pensons que, tout en attribuant un quartier spécial aux aliénés paisibles, il y aurait un avantage incontestable pour le service et pour les malades à rattacher aux autres quartiers, tout en les distinguant des indigents, les pensionnaires épileptiques, malpropres ou agités, dont la présence au milieu des autres est presque toujours une cause de perturbation et de dégoût.

Le pensionnat ne serait pas complet s'il n'offrait pas les moyens de satisfaire aux exigences de certaines familles qui, par préjugé ou pour tous autres motifs, tiennent à l'isolement plus complet de leurs malades. Il est même des cas où cet isolement répond à une indication thérapeutique. Le cottage ou la villa, recommandé par Fodéré et préconisé dans ces derniers temps comme un système nouveau, doit donc être le complément nécessaire d'une bonne organisation. Quelques pavillons isolés pourront facilement s'harmoniser avec le plan d'ensemble, qui renfermera ainsi toutes les conditions d'isolement dont l'expérience a fait reconnaître l'utilité.

3f. Infirmerie. — En dehors des sections que nous venons d'indiquer, et en sus du nombre des places affectées à la population normale, l'article 22 de l'ordonnance précitée prescrit d'attribuer un quartier distinct aux aliénés atteints de maladies incidentes. La spécialité de ce service comprendrait, outre les malades accidentellement atteints d'affections intercurrentes, les malades récemment admis, qu'il est nécessaire de soumettre à une observation continue. D'après les prévisions minima que nous avons admises plus haut, cette section contiendrait au moins 24 lits dans chaque division ; car il faut nécessairement prévoir les recrudescences épidémiques, vis-à-vis desquelles les aliénés ne jouissent d'aucune immunité.

32. Observation continue. — Convalescence. — Nous admettons donc huit sections pour satisfaire à toutes les indications d'une bonne classification. Quelques auteurs ont réclamé deux autres sections qui ne se trouvent pas comprises dans ce cadre : nous voulons parler de la section d'épreuve et de celle des convalescents. Outre que, dans les asiles peu populeux, elles n'ont pas une raison d'être suffisante par pénurie des éléments constitutifs d'un service distinct, l'expérience nous apprend en outre qu'au point de vue du traitement, elles n'ont pas l'utilité qu'on serait tenté de leur attribuer en théorie. A de rares exceptions près, l'admission des malades n'a guère lieu qu'autant que leur situation a été préalablement constatée et que leur affection se manifeste par une symptomatologie nette et précise. On peut donc toujours, dès l'entrée, désigner la section à laquelle le malade doit appartenir. Pour des cas exceptionnels qu'il est toujours prudent de prévoir, une annexe à l'infirmerie peut bien, comme nous l'avons indiqué plus haut, satisfaire aux indications d'une surveillance continue.

Ce que nous venons de dire du quartier d'épreuve, s'applique également aux convalescents, qui donnent lieu en outre aux observations ci-après : plus la situation du malade s'améliore, plus il prend part à l'activité générale dont il s'était éloigné dans la période aiguë de son affection. C'est donc parmi les tranquilles et dans les ateliers que s'écoule ordinairement cette période de la maladie consistant d'abord dans la virtualité du délire sans manifestation, et plus tard dans la diminution graduelle de cette virtualité, au fur et à mesure que les fonctions physiologiques se régularisent et que la constitution s'améliore. Une plus grande somme de liberté, la jouissance de certaines immunités dans l'habitation, peuvent très-bien constituer une transition suffi-

sante, tout en rattachant le malade à la discipline générale, dont
l'influence doit continuer à se faire sentir. La division que nous
avons admise pour les tranquilles est, du reste, de nature à
satisfaire à toutes les exigences dans un petit asile aussi bien
que dans un grand établissement. Dans ce dernier, toutefois,
rien ne s'oppose à ce qu'on multiplie les sections dans le but
de diminuer l'effectif de chacune d'elles. Ce que nous avons dit
plus haut suffit pour qu'on se rende facilement compte des conditions de ce fractionnement.

33. Effectif des sections. — Bien des circonstances
sont susceptibles de faire varier la proportion de l'effectif de
chaque section, et le nombre des places à y installer doit être
évalué d'après les chances de fluctuation dont l'expérience détermine la prévision. L'observation nous a permis de constater
que le nombre des places pourra être fixé sur les bases ci-après,
pour une population de 400 indigents des deux sexes.

		Hommes.	Femmes.
1re SECTION. — Paisibles		40	50
2e — — Paisibles profes- sionnels		45	50
3e — — Paisibles infirmes		40	45
4e — — Agités		30	35
5e — — Gâteux		40	35
6e — — Epileptiques		25	25
7e — — Infirmerie		24	24
8e — — Pensionnat. — 1re classe		16	16
2e classe		20	20
Totaux		280	300

                              580   non compris
les places réservées au personnel chargé de la surveillance, dont
nous aurons plus tard à déterminer l'effectif.

34. Organisation intérieure des sections. —
Nous pensons avec M. Parchappe que, pour qu'une classifica-

tion soit complète et homogène, elle doit être constituée de manière à ce que chaque section réponde par son caractère à toutes les conditions d'une résidence continue compatible, du reste, avec toute la somme possible d'activité intérieure ou extérieure. C'est pour satisfaire à cette prescription essentielle que nous réclamons d'abord, à portée de chaque bâtiment, un espace suffisant pour que les malades puissent y satisfaire le besoin de locomotion, se livrer à leur instinct d'isolement sans se soustraire à la surveillance, et pour qu'enfin des plantations artistement groupées charment la vue en procurant un ombrage utile. Des galeries couvertes constitueront un promenoir avantageux pendant la mauvaise saison, formeront une communication intérieure du centre avec les sections sans passer par aucune d'elles, et permettront en même temps la réunion sur un même point d'un personnel supplémentaire emprunté aux autres sections en cas d'accident fortuit.

L'habitation de nuit sera soigneusement distinguée de celle de jour ; le réfectoire ne devra pas se confondre avec la salle de réunion ; et si le dortoir doit être la règle générale, chaque section doit offrir les moyens de procurer à certains malades l'habitation isolée pendant la nuit et même quelquefois pendant le jour. Une pièce spéciale doit être consacrée aux soins de propreté, en même temps qu'elle peut servir de dépense et de magasin local. L'infirmerie elle-même doit participer de tous ces avantages, qui ont une importance hygiénique incontestable. Si ces exigences réclament pour chaque bâtiment un peu plus de superficie, elles permettent, d'un autre côté, un étage de plus, sauf pour les infirmes et les épileptiques, qui habitent surtout le rez-de-chaussée et les infirmeries, qu'on installe le plus ordinairement au 1er étage. Une salle d'école parmi les tranquilles, des salles de jeu et de lecture dans les pensionnats, complètent les éléments de cette distribution intérieure, dont chaque partie doit refléter les indications du traitement moral collectif dont nous avons donné plus haut un aperçu sommaire.

Une question non moins importante à examiner, c'est celle

des dimensions des diverses pièces correspondant aux différentes phases du service. Il ne faut pas trop peu de place, et nous rencontrons très-souvent des bâtiments qui sont ou trop étroits ou trop larges. Si la classification en sections est une condition disciplinaire essentielle, la possibilité d'une sous-répartition dans les dortoirs est d'une utilité tout aussi incontestable. C'est ce qui nous conduit à admettre que le nombre des lits doit y être de douze à quatorze au plus ; que la hauteur de l'appartement doit être d'environ 4 mètres ; qu'il ne doit y avoir que deux rangs de lits ; que l'allée du milieu doit être de trois mètres, et que l'intervalle des lits, fixé au minimum d'un mètre pour les aliénés valides, doit aller jusqu'à 1^{m}50 dans les infirmeries et dans les sections de gâteux.

Les réfectoires, où les malades ne font que passer, doivent être disposés de manière à ce que la circulation soit facile entre les tables. Mais dans les lieux de réunion, et dans les sections de femmes surtout, les dimensions doivent être en rapport exact avec le nombre des malades de la section, à chacun desquels il faut une moyenne de 15 mètres cubes d'air. C'est pour avoir négligé ces précautions, qu'on voit l'encombrement se manifester dans des asiles où tout a été fait pour les yeux, et où les détails sont en désaccord avec l'ensemble.

Il est peu d'asiles où la question des lieux d'aisance ait été convenablement résolue. Des baquets infects sont dans beaucoup d'endroits au milieu des dortoirs. On ne saurait donc, dans les constructions nouvelles, prendre trop de précautions à cet égard, et dans les constructions anciennes, on ne saurait trop se hâter de faire disparaître les causes actuelles d'insalubrité. Pour y parvenir et satisfaire aux indications de jour et de nuit, il faut adopter le système des tinettes mobiles avec désinfection par le sulfate de fer. Il a seul l'avantage de concilier la salubrité avec l'intérêt bien entendu de la culture. Une ventilation convenable et une obturation permanente, empêchant toute communication entre l'habitation et le cabinet d'aisance juxtaposés, permettent l'entretien dans ces lieux de la propreté la plus minutieuse.

35. Résumé. — Nous venons de faire connaître, dans les considérations qui précèdent, les principes qui doivent servir de base à la constitution d'un asile dans son ensemble et dans ses détails, dans ses services généraux et dans les indications du régime intérieur des malades ; et, restant en dehors de toute idée systématique préconçue, nous avons surtout pour but de formuler des préceptes généraux dont on peut faire l'application aux cas les plus défavorables. Si en général on doit donner la préférence à des constructions établies après avoir fait table rase, il est des cas où les appropriations intelligentes arrivent à la solution du problème sans imposer une charge trop lourde à la fortune publique, et surtout en permettant d'achever l'œuvre dans un plus court délai. Notre formule a, en outre, l'avantage de bien démontrer le but qu'il faut atteindre, lors même que des circonstances particulières obligeraient dès le début à se restreindre dans les limites d'une fondation incomplète.

Je faisais ces réflexions pendant que j'administrais l'asile d'Auxerre, asile créé de toutes pièces, et cependant encore fort incomplet. Mais elles s'appliquent mieux encore à l'asile de la Côte-d'Or, où il n'existe aucune trace de classification ; où la vie de jour n'a point été prévue ; où les espaces n'ont pas été calculés en proportion du nombre de malades qui doivent les habiter ; où les principes d'hygiène n'ont pas été assez observés, et où il manque ce caractère médical qu'Esquirol a si bien défini. Il y a longtemps que cette fâcheuse situation a été signalée. Il serait facile de la rendre bonne ; mais, comme pour les services généraux, la dépense est une fin de non-recevoir d'autant moins acceptable cependant qu'il ne s'agit que de faire aujourd'hui ce qu'on a oublié de faire dans le principe.

L'immeuble, forme plastique de l'institution, est loin de la constituer tout entière : c'est un important élément d'action, mais ce n'est pas l'action elle-même ; c'est le cadre dans lequel doit se développer la vie, mais ce n'est ni le moteur qui l'anime, ni le rouage qui communique le mouvement. C'est le corps, mais ce n'est pas l'esprit. Aussi devons-nous examiner maintenant ce qu'a fait le législateur pour rendre son œuvre féconde. Mais, avant d'entrer dans les détails du service intérieur, nous devons d'abord étudier les dispositions légales qui régissent l'admission des malades et les diverses phases de leur séjour dans l'asile.

∞∘⦂∘⦂∘∞

CHAPITRE III.

ISOLEMENT.

36. Nature des placements. — En posant des règles précises pour l'admission, la loi du 30 juin 1838 a tenu un compte sérieux des circonstances qui la motivent, et elle a pourvu aux indications de la sécurité publique, sans négliger celles du traitement. On a fait quelques objections contre les facilités offertes pour les admissions qui s'effectuent aujourd'hui sans l'intervention de l'autorité judiciaire; on a invoqué contre ce qui se pratique aujourd'hui les garanties qui doivent protéger la liberté individuelle; on s'est surtout récrié contre l'art. 18 comme appartenant à un autre âge. Tout ce bruit tombe naturellement quand on se livre à une intelligente appréciation des dispositions tutélaires de la loi.

On distingue les placements volontaires et les placements d'office.

Les premiers sont régis par les articles 8 et 25; les seconds, au contraire, font l'objet de l'art. 18.

37. Placements volontaires. — Les placements effectués directement par les familles qui pourvoient seules à tous les frais de séjour, sont soumis aux formalités prescrites par l'art. 8, portant :

« Les chefs ou préposés responsables des établissements pu-
» blics et les directeurs des établissements privés et consacrés
» aux aliénés, ne pourront recevoir une personne atteinte d'alié-
» nation mentale s'il ne leur est remis :

» 1° Une demande d'admission contenant les noms, profes-
» sion, âge et domicile, tant de la personne qui la formera que
» de celle dont le placement sera réclamé, et l'indication du
» degré de parenté, ou, à défaut, de la nature des relations qui
» existent entre elles.

» La demande sera écrite et signée par celui qui la formera,
» et, s'il ne sait pas écrire, elle sera reçue par le maire ou le
» commissaire de police, qui en donnera acte.

» Les chefs, préposés ou directeurs, devront s'assurer, sous
» leur responsabilité, de l'individualité de la personne qui aura
» formé la demande, lorsque cette demande n'aura pas été reçue
» par le maire ou le commissaire de police.

» Si la demande d'admission est formée par le tuteur d'un
» interdit, il devra fournir à l'appui un extrait du jugement
» d'interdiction.

» 2° Un certificat de médecin, constatant l'état mental de la
» personne à placer et indiquant les particularités de sa maladie
» et la nécessité de faire traiter la personne désignée dans un
» établissement d'aliénés, et de l'y tenir renfermée.

» Le certificat ne pourra être admis s'il a été délivré plus de

» quinze jours avant sa remise au chef ou directeur, s'il est
» signé d'un médecin attaché à l'établissement, ou si le médecin
» signataire est parent ou allié, au second degré inclusivement,
» des chefs ou propriétaires de l'établissement ou de la per-
» sonne qui fera effectuer le placement.

» En cas d'urgence, les chefs des établissements publics
» pourront se dispenser d'exiger le certificat du médecin.

» 3° Le passe-port ou toute autre pièce propre à constater
» l'individualité de la personne à placer. »

Quand, au contraire, la famille ne peut fournir toute la dépense, et que l'assistance publique doit venir à son aide, la
demande doit être adressée au préfet, qui statue en se confor-
mant au 2ᵉ paragraphe de l'article 25, portant que :

« Les aliénés dont l'état mental ne compromettrait pas l'ordre
» public ou la sécurité des personnes, y seront également admis
» dans les formes, dans les circonstances et aux conditions qui
» seront réglées par le Conseil général, sur la proposition du
» préfet, et approuvées par le ministre.

38. Placements d'office. — Les placements d'office
ont lieu conformément à l'article 18, portant :

« A Paris, le préfet de police, et, dans les départements, les
» préfets ordonneront d'office le placement, dans un établisse-
» ment d'aliénés, de toute personne interdite ou non interdite,
» dont l'état d'aliénation compromettrait l'ordre public ou la
» sûreté des personnes.

» Les ordres des préfets seront motivés, et devront énoncer
» les circonstances qui les auront rendus nécessaires. »

« En cas de danger imminent, dit l'article 19, attesté par le
» certificat d'un médecin ou par la notoriété publique, les com-
» missaires de police à Paris, et les maires dans les autres com-
» munes, ordonneront, à l'égard des personnes atteintes d'alié-
» nation mentale, toutes les mesures provisoires nécessaires, à
» la charge d'en référer dans les 24 heures au préfet, qui sta-
» tuera sans délai. »

Enfin, l'article 21, dans le but de protéger la sécurité publique

contre l'incurie intéressée des familles, prescrit les dispositions
ci-après :

  « A l'égard des personnes dont le placement aura été volon-
» taire, et dans le cas où leur état mental pourrait compromettre
» l'ordre public ou la sûreté des personnes, le préfet pourra,
» dans les formes tracées par l'article 18, décerner un ordre spé-
» cial à l'effet d'empêcher qu'elles ne sortent de l'établissement
» sans son autorisation, si ce n'est pour être placées dans un
» autre établissement. »

Quoique ces articles soient conçus en termes clairs et précis
et semblent ne réclamer aucun commentaire, il importe que
nous entrions à leur sujet dans quelques explications de nature
à détruire plusieurs objections dirigées contre quelques détails
de leur application.

39. Droit à l'assistance. — De tout temps les aliénés
dangereux ont été séquestrés d'urgence, soit dans quelques
rares asiles, soit dans les cabanons d'un quartier d'hospice, soit
dans les prisons départementales. La loi de 1838 n'aurait pas
sanctionné un progrès, si elle se fût bornée à consacrer ces
mesures d'ordre public et à faire disparaître cette dissémination
qui masquait l'intensité du mal. Elle est surtout une loi d'assistance qui couvre de sa protection tous ces déshérités, et impose
à la société une obligation qui doit être acceptée par les départements dans son sens le plus étendu et le plus libéral.

  « En adoptant, disait le marquis de Barthélemy, rapporteur
» de la loi à la chambre des pairs, toutes les mesures qui tendent
» à procurer aux malheureux aliénés des asiles plus nom-
» breux, un traitement plus rationel ; en faisant disparaître de
» nos codes des prescriptions dont l'accomplissement pourrait
» nuire à leur guérison ; en entourant leurs personnes et leurs
» biens de toute sa sollicitude, la loi acquitte la dette de l'hu-
» manité. »

C'est au même point de vue que se place M. Ferdinand
Barrot, dans son excellent rapport sur la réorganisation du service des aliénés de la Seine.

Comment donc, en présence d'autorités aussi imposantes, s'expliquer l'antagonisme de certains économistes qui, parcimonieux dispensateurs de l'assistance que la loi accorde à tous les aliénés, ont voulu la restreindre aux seuls aliénés dangereux, et ont même chicané sur la signification légale de cette expression. Les notions les plus élémentaires sur l'aliénation mentale suffisent pour faire cesser toute incertitude à ce sujet.

40. Aliénés dangereux. — Pour admettre qu'un aliéné est ou peut devenir dangereux, il ne faut pas attendre qu'il ait mis le feu à sa maison, qu'il ait tenté de tuer quelqu'un, ou qu'il ait commis quelque acte attentatoire à l'ordre public ou à la morale ; la possibilité du danger suffit pour qu'on prenne des précautions et qu'on ait recours à l'isolement. Si cette indication était mieux observée ; si dans les départements l'autorité était aussi vigilante qu'à Paris, les accidents seraient moins fréquents, et les guérisons seraient en outre plus nombreuses. L'éventualité du danger ressort, non-seulement des particularités de la maladie, mais encore des conditions du milieu dans lequel l'aliéné se trouve placé. Toutes choses égales d'ailleurs, le danger est plus imminent dans les villes que dans les campagnes, et les chances semblent s'en accroître avec le degré d'agglomération. On ne doit jamais perdre de vue que les conceptions délirantes ont une logique fatale ; que les causes d'excitation ont une influence sans cesse renaissante dans le lieu où l'affection a pris naissance, et que les impulsions instinctives sont d'autant plus irrésistibles que l'élément douleur prédomine davantage, ou qu'aucun frein disciplinaire n'est opposé à leur manifestation. D'après cela, toutes les formes de la folie peuvent présenter un danger sérieux, et les faits nombreux consignés dans les journaux viennent chaque jour témoigner en faveur de cette triste vérité.

Le malade qui, dominé par une idée fixe, veut réaliser ses projets délirants, peut bien, pendant quelque temps avant de se laisser entraîner par eux, dissimuler l'impulsion qui le domine ; mais un moment viendra où il ne reculera devant aucun acte

pour vaincre tous les obstacles. L'érotomane poursuivra partout
l'objet de son amour insensé, et rien ne lui coûtera pour s'en
assurer la possession. Le lypémaniaque, toujours prêt à secouer
le joug qui l'oppresse, médite adroitement ses moyens de ven-
geance; et le dément lui-même devient souvent tout aussi dangereux que le maniaque, auquel, par une sorte de réminiscence,
il emprunte l'excitation la plus vive ou les instincts de destruction les plus incoercibles. Qui n'a pas observé la violence du
délire chez les épileptiques, soit avant, soit après les accès, soit
lorsque ces accès, venant à avorter, sont remplacés par une excitation maniaque d'autant plus à craindre, qu'elle a pour substratum un état hallucinatoire, et qu'elle va jusqu'à la fureur
sous l'influence de la cause la plus futile. Enfin, c'est en vain
qu'on voudrait exclure du bénéfice de la loi les idiots et les
imbéciles, qui, assez inoffensifs en apparence, manifestent en
général des instincts pervers, deviennent des instruments dangereux entre les mains qui les exploitent, et ajoutent à ce danger essentiel celui d'une excitation intercurrente assez difficile
à contenir.

**11. Les idiots et les imbéciles doivent être
compris au nombre des aliénés.** — Cette opinion,
soutenue par les aliénistes les plus éminents, a été sanctionnée
par décision ministérielle du 3 décembre 1845. « Tous les
» individus pauvres, dit M. le docteur Parchappe, qui, par suite
» d'un état permanent de maladie, sont privés de la raison, et
» partant incapables de travail libre et irresponsables de leurs
» actions, doivent être admis dans les asiles d'aliénés. . . . . .
» L'aliénation mentale comprend non-seulement toutes les
» formes et tous les degrés de la folie proprement dite, simple
» et compliquée, mais encore l'idiotie, qui dépend d'un vice con-
» génital, et l'imbécillité, qui a été produite par une maladie
» postérieure à la naissance. »

Déjà antérieurement M. Ferrus avait, dans un rapport remarquable, appelé sur cette question l'attention du ministre de
l'intérieur, dont la jurisprudence n'a pas cessé d'être conforme

à ces principes trop importants pour que nous négligions cette
occasion d'en citer la savante expression. « Il y a, dit l'éminen t
» inspecteur général, entre le fou et l'idiot cette seule diffé-
» rence, que l'un ne s'est jamais connu et que l'autre ne se
» connaît plus. S'il en est ainsi, la loi n'ayant pas établi de dis-
» tinction entre les catégories d'aliénés, il est évident qu'on ne
» saurait, sans déroger à son esprit, exclure les idiots des me-
» sures qu'elle a entendu appliquer à tous les insensés. Les
» idiots et les imbéciles peuvent-ils être considérés comme
» dangereux pour la société? L'inspecteur général, après avoir
» rappelé qu'il a eu bien des fois l'occasion d'émettre son avis
» à ce sujet, ajoute, que jamais il n'a hésité à se prononcer pour
» l'affirmative. Si calmes et si inoffensifs que puissent paraître
» les idiots, il suffit d'une circonstance pour surexciter chez eux
» les instincts violents et les porter aux actes les plus compro-
» mettants pour la sécurité et l'ordre publics. Rien n'est moins
» rare que de voir des meurtres commis par ces malheureux,
» incapables de se rendre compte de ce qu'ils font. Comme la
» plupart possèdent la force physique et ont quelquefois assez
» d'intelligence pour exécuter les choses qu'on leur commande,
» ils deviennent souvent entre les mains de gens pervers d'a-
» veugles instruments de dommage. Que de fois n'a-t-on pas
» employé leurs bras pour porter le dégât dans les propriétés
» d'autrui, pour allumer de vastes incendies, pour immoler et
» noyer de pauvres enfants sans défense? mais, sans même être
» stimulés à ces funestes actions, la plupart des idiots éprouvent
» quelquefois, par le seul fait d'une impulsion naturelle, des
» mouvements de colère et d'irritation, pendant lesquels ils
» sont méchants et dangereux. On en voit alors qui se préci-
» pitent avec une sorte de rage sur ceux qui les entourent, les
» mordent et les déchirent, tandis que, l'instant d'auparavant,
» ils s'étaient montrés doux et serviables. Il est surtout, à leur
» occasion, un point qu'il importe de ne pas perdre de vue,
» parce qu'il a trait à des dispositions dont la manifestation est
» non moins fâcheuse que persévérante : il s'agit des passions

» brutales. La lubricité est, chez les idiots, un phénomène
» caractéristique. Chacun sait avec quelle fureur ces infortunés
» se livrent à l'onanisme. Or, pour satisfaire ce penchant irré-
» sistible, s'ils rencontrent quelque femme ou fille à l'écart,
» ils les attaquent et les rendent victimes de leurs infâmes
» attentats. Les idiotes ne sont pas attirées vers les hommes
» avec un moindre empire, et, il faut le dire à la honte de l'es-
» pèce humaine, il est des gens assez dépravés pour oser abuser
» de leur ignorance et de leur faiblesse. Une foule d'enfants,
» nés dans des conditions défavorables et devant devenir idiots
» eux-mêmes, sont le fruit de ces ignobles rapprochements.
» Certes, ce sont là des faits gravement compromettants pour
» l'ordre public et la sûreté des personnes, et, il faut ajouter,
» pour la pudeur de tous et le repos des familles. C'est donc
» avec raison qu'on doit ranger les idiots dans la catégorie de
» ces aliénés dangereux dont la loi prescrit à l'administration
» de s'assurer et de prendre soin. Conséquemment, l'isolement
» de ces malheureux dans les asiles consacrés au traitement
» des aliénés, ne saurait être qu'un bienfait pour la société. Il
» est toujours une convenance et souvent une nécessité. »

Ces considérations si bien motivées et si concluantes ont
déterminé le ministre à « décider que les idiots et les imbé-
» ciles peuvent, selon les circonstances et leur degré d'idiotisme
» et d'imbécillité, être rangés non-seulement dans la catégorie
» des aliénés, mais même dans celle des aliénés dangereux. »

Entrant plus avant encore dans la voie d'une large extension
de l'assistance, M. le docteur Parchappe réclame avec non
moins d'instance en faveur des épileptiques, qui, même en
dehors des cas où ils manifestent tous les caractères d'une aliénation mentale primitive ou consécutive, sont dignes de tout
intérêt, soit parce que les accès sont toujours précédés ou suivis
d'un trouble intellectuel très-marqué, soit parce que cette maladie, dans sa forme la plus simple, les met dans l'impossibilité
de pourvoir à leur existence, soit enfin parce que le délire transitoire de leurs accès peut être une cause de danger pour eux-

mêmes et pour les autres. D'accord en cela avec l'opinion émise par Ferrus dès 1834, il réclame en leur faveur une part d'assistance soumise du reste à quelques conditions particulières, un quartier spécial et l'assimilation aux placements volontaires. « Il me paraîtrait, dit-il, désirable que cette création fût admise » en principe dans notre pays, comme le moyen le plus sûr et » le moins coûteux de réaliser, au profit de la plus triste et de » la plus cruelle des maladies, une institution charitable qui » manque presque absolument, et dont le défaut crée des em- » barras considérables à l'administration tout en portant un » notable préjudice aux classes pauvres. »

Ce qui vient encore à l'appui des principes qui réclament une large application de la loi, et réfute l'opinion de ceux qui refusent l'assistance à telle ou telle catégorie de nos déshérités, c'est une décision récente de l'Empereur qui a voulu que, dans l'asile de Bassens (Savoie), on fondât 100 lits destinés aux crétins, qui complètent ainsi le cadre de nos misères en aliénation mentale.

Que l'application de ces principes constitue une lourde charge à l'assistance publique dans les départements et les communes, nous en convenons volontiers; mais la question d'argent ne saurait entraîner à méconnaître la saine appréciation des faits. Aussi ne pouvons-nous accepter l'opinion de notre confrère le docteur Girard de Cailleux, « qui voit dans l'extension de l'assistance » une atteinte funeste aux principes constitutifs de la société, à » l'esprit de famille et de commune. » En émettant cette pensée, notre éminent confrère confondait la question d'argent avec la question de principe, et sacrifiait la seconde à la première en restreignant le nombre des admissions indigènes pour conserver plus de places aux admissions étrangères, plus rémunératrices et par conséquent plus propres à créer un boni. C'est, du reste, ce que met en évidence le spécimen de budget publié il y a quelques années par l'ancien directeur de l'asile d'Auxerre. Il ne faut pas, du reste l'oublier, tous les moyens proposés pour restreindre ou éluder l'assistance sont des expédients dont l'expérience a démontré l'inanité. Le flot monte sans cesse. Nier le

mal, ce n'est pas le détruire, et c'est ailleurs qu'on doit rencontrer la solution du problème de mettre les ressources au niveau
de besoins sans cesse croissants.

42. Causes de l'extension de l'assistance. —
Nous avons insisté d'autant plus sur ces données, qu'en général
on croit moins au danger et on est disposé à repousser ce qu'on
appelle une exagération médico-aliéniste, quand on remarque
l'ordre et le calme qui règnent dans nos asiles. Cependant, quand,
se fiant à ces apparences, l'autorité ordonne des sorties inopportunes, la nécessité d'une réintégration ne tarde pas à se faire
sentir. Il ne faut pas s'y tromper, d'ailleurs, l'asile d'aliénés est
un corollaire indispensable de la civilisation. Plus la société met
en œuvre tous ses éléments d'activité, plus l'aliéné y fait l'office
d'un corps étranger; car c'est une perturbation qu'il produit s'il
se mêle au mouvement, c'est un obstacle qu'il crée s'il est inerte
ou hostile.

D'un autre côté, il ne faut pas oublier que l'aliéné est un malade qu'il faut traiter, que le danger est loin de surgir dès le
début de la maladie, que les chances de guérison ont souvent disparu quand le danger se manifeste, et que subordonner l'isolement au danger, c'est peupler l'asile d'incurables qui finissent
par l'encombrer. La population s'accroît parce qu'on a couru
après le moyen de la réduire. Si, comme nous l'avons déjà dit,
on est si souvent obligé de recourir à l'art. 18 de la loi, c'est
parce qu'on n'a pas fait assez application de l'art. 25. Si on prend
si souvent une mesure de police, c'est qu'on a trop souvent repoussé l'assistance.

Ces considérations nous démontrent encore l'impossibilité
d'appliquer à ces malades le système des secours à domicile proposé par quelques-uns de nos confrères. Si, dans les familles
riches, le traitement présente presque toujours des difficultés insurmontables, il devient impossible parmi les indigents, et l'allocation d'un secours n'est pas capable d'atténuer cette impossibilité. Malgré l'engouement qui a captivé les esprits en faveur de
Ghéel, on n'obtiendrait pas davantage du patronage familial,

qu'on chercherait vainement à importer en France. On sait d'ailleurs par expérience que, si l'aliéné peut fournir un travail plus ou moins fructueux, c'est grâce à la discipline qui le dirige dans l'asile, aux soins médicaux dont il est l'objet, et au régime régulier dont il subit l'influence. On n'est pas sûr qu'il en serait ainsi dans une famille où l'infortuné ne profiterait presque jamais du secours pécuniaire qu'il y apporterait. Ce système, d'ailleurs, ne manquerait pas de donner lieu à des abus dont l'isolement dans un asile est tout à fait exempt, et sur lesquels nous n'avons pas besoin d'insister.

Ce n'est pas ici le lieu de discuter les causes auxquelles on peut attribuer l'augmentation du nombre des aliénés et leur affluence toujours croissante dans les asiles : il suffit ici de la constater en même temps que l'obligation de tenir compte de cette progression. C'est une nécessité qu'on n'a pas plus le droit de repousser que toute autre nécessité sociale. On fait des efforts pour améliorer la race chevaline ou pour protéger les arts, ce qui ne profite qu'à quelques privilégiés : pourquoi donc la dépense des aliénés obtiendrait-elle moins de faveur, parce qu'elle s'adresse aux blessés ou aux invalides de la civilisation ? On n'a pas, d'ailleurs, à craindre ici les abus auxquels d'autres infirmités peuvent donner lieu ; car on ne rencontrera personne disposé à simuler la folie pour obtenir son admission abusive dans un asile.

43. Certificat médical. — Ces considérations générales nous conduisent, du reste, à bien préciser l'esprit des prescriptions légales qui régissent les admissions. Si, dans un intérêt d'humanité ou d'ordre public, la loi a permis de déroger, pour les aliénés, aux principes qui garantissent la liberté individuelle, elle a voulu en même temps assurer un contrôle efficace pour prévenir des abus qui en dénatureraient l'usage. C'est ainsi que, pour les placements volontaires aussi bien que pour les placements d'office, le certificat médical est la pièce principale de l'enquête préalable à l'admission, à moins qu'il n'y ait urgence. Ce certificat, considéré trop souvent comme une formalité accessoire, est cependant un acte médico-légal important, puisqu'il suffit pour légaliser une séquestration qui serait arbitraire si elle n'avait pour but principal d'assurer le traitement de la plus grave des maladies. Il faut donc qu'au lieu d'une attestation banale, comme on en rencontre trop souvent, il fournisse des renseignements commémoratifs indispensables, d'autant plus faciles à recueillir, qu'ils peuvent être pris sur place, et qu'il présente en outre une indication sommaire des manifestations symptomatiques de nature à caractériser l'état pathologique. Quelques médecins ont pensé que c'était trahir le secret qui leur était confié, que de consigner dans un acte presque public des particularités surprises par eux dans l'exercice de leurs fonctions. Ce scrupule nous semble exagéré ; car on ne saurait se méprendre sur le caractère de cet acte, qui est en même temps une consultation indispensable au médecin chargé du traitement. D'ailleurs, depuis longtemps on admet qu'en médecine tout peut se dire, seulement il y a manière de le dire. Sans vouloir imposer un cadre dont on ne puisse s'écarter, nous croyons pouvoir indiquer ici sommairement les principales données essentielles.

Les pièces fournies à l'appui de la demande d'admission constatant toutes les circonstances de l'état civil, le médecin doit surtout consigner dans son certificat :

1° Les particularités de la constitution avant la maladie et depuis son invasion, le tempérament et les modifications qu'il a subies, les dispositions morales et religieuses, ainsi que la nature du développement intellectuel ;

2° Puis, passant aux circonstances de l'évolution de la maladie, le médecin caractérise la période d'incubation, le mode d'invasion, les phases de l'évolution, les principales manifestations symptomatiques, les modifications fonctionnelles ou organiques, et la nature du délire, ainsi que les actes qui en sont la conséquence, et enfin les principales circonstances qui motivent l'isolement ;

3° En précisant autant que possible l'étiologie de l'affection, le médecin doit mentionner, s'il y a lieu, les prédispositions héréditaires, les lacunes de la première éducation, les maladies incidentes antérieures, le genre de vie tant au moral qu'au physique, les complications du délire, et enfin le traitement suivi jusqu'au moment de l'admission.

Les règlements relatifs aux admissions présentent deux lacunes qu'il nous semble important de combler.

44. Demandes faites par les aliénés. — Quoique presque toujours le placement volontaire soit provoqué par des parents ou par des amis, il est arrivé pourtant que des aliénés, appréciant sainement leur situation, sont venus solliciter eux-mêmes les soins que leur état nécessitait. Il y a souvent urgence, et l'admission ne saurait être alors refusée. Nous pensons que, pour ce placement plus volontaire que tout autre, la demande doit être reçue par le Maire, et qu'on ne saurait se contenter de celle qui serait écrite par le malade. Cette admission, soumise du reste aux conditions de l'article 8 quand le malade peut payer sa pension, est, dans le cas contraire, soumise aux prescriptions du paragraphe 2 de l'article 25.

45. Délai dans lequel les aliénés placés d'office doivent être admis. — Si, pour les placements volontaires, la loi fait perdre au certificat médical toute sa valeur quand il a plus de quinze jours de date au moment de l'entrée, on s'étonne avec raison qu'elle n'ait imposé aucune limite à la virtualité de l'arrêté préfectoral pris en vertu de l'article 18. Cet acte que l'urgence motive, perd évidemment ce caractère du moment qu'on ne le met pas immédiatement à exécution. Si celle-ci est suspendue, c'est que les circonstances ont changé, et une nouvelle décision nous paraît nécessaire quand, après cette suspension, on est dans le cas de réclamer de nouveau la séquestration. Une réglementation à cet égard nous paraît indispensable.

Aux formalités qui ont pour ainsi dire préparé l'admission, la loi en a ajouté d'autres qui la constatent et facilitent un contrôle destiné soit à rectifier une erreur, soit à ouvrir la voie à l'examen judiciaire de toute réclamation.

46. Bulletins d'entrée et certificats médi-

caux. — Conformément au dernier paragraphe de l'article 8, il doit être fait mention de toutes les pièces produites dans un bulletin d'entrée qui sera envoyé dans les vingt-quatre heures, avec un certificat du médecin de l'établissement et la copie de celui ci-dessus mentionné, au préfet de police à Paris, au préfet ou au sous-préfet dans les chefs-lieux de département ou d'arrondissement, et aux maires dans les autres communes. Le sous-préfet ou le maire en fera immédiatement l'envoi au préfet.

En vertu de l'article 10, c'est au préfet qu'il appartient de faire les notifications légales à l'autorité judiciaire.

Enfin, l'article 11 ordonne que, quinze jours après le placement d'une personne dans un établissement public ou privé, il sera adressé au préfet, conformément au dernier paragraphe de l'article 8, un nouveau certificat du médecin de l'établissement. Ce certificat confirmera ou rectifiera, s'il y a lieu, les observations contenues dans le premier certificat, en indiquant le retour plus ou moins fréquent des accès ou des actes de démence.

Ces dispositions tutélaires, qui entourent les admissions de toutes les garanties désirables, sont indistinctement applicables aux placements volontaires et aux placements d'office. Il en résulte donc la nécessité de réunir les pièces relatives à chaque malade dans un dossier qui doit être, à toute réquisition, soumis aux personnes chargées de la surveillance judiciaire ou administrative de l'établissement.

Nous avons vu quelques confrères, interprétant ces prescriptions de la loi dans le sens le plus restreint, croire qu'ils y avaient satisfait par la mention laconique de l'existence de l'aliénation mentale sans en déterminer la nature, le caractère et les symptômes les plus essentiels. Tel n'est pas le vœu de la loi, qui réclame quelque chose de plus; et c'est pour y satisfaire que, dans les asiles de Maréville, d'Auxerre et de Dijon, j'ai dû refondre les registres matricules, où les renseignements étaient tout à fait insuffisants.

47. Séquestrations à domicile. — En prescrivant les mesures d'ordre propres à garantir la liberté individuelle avant l'entrée et à sauvegarder tous les intérêts pendant le séjour des aliénés dans l'asile, le législateur aurait dû peut-être étendre sa sollicitude sur les séquestrations extra-légales que des familles imposent à leurs malades dans leur propre maison, soit pour éviter une dépense, soit dans un but de cupidité, soit pour éviter certaines conséquences pouvant résulter de la constatation régulière du délire. Outre que les droits du malade sont alors méconnus, outre que sa santé en souffre toujours, des abus de plus d'un genre peuvent résulter et résultent en effet souvent d'une mesure qui, soustraite à l'action des garanties légales, a toujours un caractère d'arbitraire qui n'est plus dans nos mœurs. Nous savons très-bien qu'en dehors de la constatation d'un danger flagrant, la séquestration dans un asile ne saurait être rendue obligatoire. Il y a même des cas où certaines particularités de la maladie peuvent être une contre-indication à l'isolement dans un asile; mais nous pensons aussi que, dès qu'on porte une atteinte même légère à la liberté du malade, il doit être placé sous la protection de la loi, et que la maison dans laquelle il est retenu devrait être assimilée à un asile privé, et soumise à la surveillance légale imposée aux établissements de ce genre. La loi du canton de Genève a prévu ces cas, et y a pourvu comme nous venons de l'indiquer.

48. Dépôt provisoire dans les hospices. — Du moment que la loi ouvrait des asiles spéciaux aux aliénés, elle ne pouvait permettre de les confondre en aucun cas, soit avec des criminels, soit avec d'autres malades. Tel est le but de l'article 24, ainsi conçu :

« Les hôpitaux et hospices civils seront tenus de recevoir pro-
» visoirement les personnes qui leur seront adressées en vertu
» des articles 18 et 19, jusqu'à ce qu'elles soient dirigées sur
» l'établissement spécial destiné à les recevoir aux termes de
» l'article 1er, et pendant le trajet qu'elles feront pour s'y
» rendre.

» Dans les communes où existent des hospices et hôpitaux,
» les aliénés ne pourront être déposés ailleurs que dans ces hos-

» pices et hôpitaux. Dans les lieux où il n'en existe pas, les
» Maires devront pourvoir à leur logement soit dans une hôtel-
» lerie, soit dans un local loué à cet effet.

» Dans aucun cas les aliénés ne pourront être conduits ni
» avec les condamnés ou les prévenus, ni déposés dans une
» prison.

» Ces dispositions seront applicables à tous les aliénés dirigés
» par l'administration sur un établissement public ou privé. »

Cet article, qui n'est qu'un corollaire du principe fondamental de la loi, ne donnerait lieu à aucun commentaire si, dans
plusieurs départements, une inexacte interprétation de son premier paragraphe n'avait donné lieu à une mesure dont plus d'une
fois nous avons observé les conséquences désastreuses. L'hospice, qui doit être un lieu de dépôt essentiellement provisoire
dans lequel le malade attend le moment de sa translation dans
un asile, est quelquefois transformé à tort en un lieu d'observation préalable où, au gré d'un médecin souvent incompétent,
le malade reste pendant plusieurs mois dans un cabanon, privé
des soins les plus essentiels réclamés par sa position. Nous n'a-
vons pas besoin d'insister sur les dangers et sur l'illégalité d'une
telle mesure, qui n'est pas tolérable à quelque point de vue qu'on
se place. Si l'arrêté est motivé, ainsi que le veut l'article 18, la
séquestration n'est légale que dans un asile. Si l'ordre n'est pas
suffisamment motivé, si l'enquête faite sur les lieux n'a pas été
complète, on crée en quelque sorte une séquestration préventive qui n'est pas admise par la loi. C'est quand le malade est
en liberté que toute constatation peut être utilement faite; et,
outre que dans un cabanon l'observation est toujours imparfaite,
la santé du malade, sa vie même, courent de graves dangers par
la séquestration prolongée dans un hospice qui ne peut jamais
être qu'un gîte passager.

On avait pensé aussi, dans quelques départements, pouvoir
placer dans des dépôts de mendicité des aliénés réputés incurables. Cette mesure, dictée par un esprit d'économie mal entendue, est une violation flagrante de la loi, et dès que l'autorité mi-

nistérielle en a eu connaissance, elle s'est empressée de faire cesser un abus que rien ne pouvait justifier. L'entretien des aliénés indigents est pour les départements une charge contre laquelle on a beau protester. C'est une nécessité sociale qu'il faut subir, et qu'on ne saurait jamais atténuer par des moyens illégaux.

49. Translation des aliénés. — Malgré les prescriptions formelles de la loi, qui interdit d'assimiler les aliénés aux prisonniers, l'usage s'est maintenu pendant longtemps de charger la gendarmerie de leur arrestation et de leur translation dans les asiles par le moyen des convois civils. Nous rendons pleine et entière justice à l'humanité de ce corps d'élite, qui s'est toujours acquitté de cette mission avec intelligence et dévouement ; mais son intervention réveillait naturellement des idées dont l'influence ne pouvait être que fâcheuse pour l'état mental des malades. De plus, l'usage des convois civils, exposant les malades à toutes les intempéries, faisait traîner le voyage en longueur, et nous avons eu plus d'une fois l'occasion d'observer des affections incidentes graves contractées et méconnues pendant un trajet qui, au lieu d'un jour ou deux, absorbait jusqu'à trois semaines. Ce ne sont plus maintenant que des accidents rares, depuis que des agents spéciaux sont presque toujours chargés de ces translations, et que, moyennant 22 centimes par kilomètre, ces malades voyagent en chemin de fer, où il leur est concédé un wagon spécial. Dans le département de la Côte-d'Or, ces translations s'opèrent par les soins des autorités municipales, et si dans quelques cas les agents de ces autorités y mettent moins de douceur que la gendarmerie, ce mode de transfèrement est plus en rapport avec le caractère de l'isolement.

En entourant les admissions de toutes les garanties désirables, la loi devait étendre sa surveillance tutélaire sur toutes les phases de l'existence de l'aliéné dans l'asile. Cette indication a été remplie tant par des prescriptions législatives formelles que par des dispositions réglementaires qui en sont la conséquence.

Nous allons successivement examiner les unes et les autres.

50. Observation continue.— Quelles que soient les circonstances de l'admission, le placement dans l'asile n'a plus qu'un but, celui du traitement de l'affection dont le certificat médical a constaté l'existence. Ce serait à tort qu'on croirait devoir restreindre les efforts tendant à ce but aux seuls cas susceptibles de se terminer par la guérison. La tâche du médecin ne saurait être aussi bornée ; car il ne saurait jamais oublier que, vis-à-vis des aliénés surtout, sa mission consiste à guérir quelquefois, soulager souvent, consoler toujours. Tout aliéné est donc un malade qu'il faut traiter, et qu'il faut par conséquent soumettre à une observation attentive.

Cette observation a un triple but : constater l'état du malade et légaliser la prolongation de son séjour, ou déterminer l'opportunité de la sortie ; fixer l'attention sur les indications du traitement ; enfin, fournir des termes de comparaison à des investigations scientifiques d'un ordre plus élevé. C'est donc à un triple point de vue que nous avons à en préciser les conditions.

51. Registre matricule. — L'article 12 de la loi a satisfait à la première indication, en prescrivant les dispositions ci-après :

Il y aura dans chaque établissement un registre coté et paraphé par le maire, sur lequel seront immédiatement inscrits les noms, profession, âge et domicile des personnes placées dans les établissements, la mention du jugement d'interdiction, s'il a été prononcé, et le nom de leur tuteur, la date de leur placement, les noms, profession et domicile de la personne parente ou non parente qui l'aura demandé.

Seront également transcrits sur ce registre :

1° Le certificat de médecin joint à la demande d'admission ;

2° Ceux que le médecin de l'établissement devra adresser à l'autorité conformément aux articles 8 et 11.

Le médecin sera tenu de consigner sur ce registre, au moins tous les mois, les changements survenus dans l'état mental de chaque malade. Ce registre énoncera également les sorties et les décès.

Ce registre sera soumis aux personnes qui, d'après l'article 4, auront le droit de visiter l'établissement, lorsqu'elles se présenteront pour en faire la visite. Après l'avoir terminée, elles apposeront sur le registre leur visa, leur signature et leurs observations.

Conformément au 2ᵉ paragraphe de l'article 18, ces dispositions sont applicables aux placements d'office, et le registre matricule prescrit par l'art. 12 doit recevoir alors copie des ordres d'admission, ainsi que de ceux qui seront donnés conformément aux articles 19, 20, 21 et 23.

52. Rapport semestriel. — L'article 20 complète ces dispositions et leur donne en quelque sorte une nouvelle sanction, en exigeant la communication périodique du résumé de ces annotations à l'autorité supérieure. Il porte que :

« Les chefs, directeurs ou préposés responsables des établis-
» sements seront tenus d'adresser aux préfets, dans le premier
» mois de chaque semestre, un rapport rédigé par le médecin
» de l'établissement sur l'état de chaque personne qui y sera
» retenue, sur la nature de sa maladie, et sur le résultat du
» traitement.

» Le préfet prononcera sur chacune individuellement, ordon-
» nera sa maintenue dans l'Etablissement, ou sa sortie. »

Cet article est applicable aux placements d'office et aux placements volontaires. Toutefois, à l'égard de ces derniers, il nous paraît moins un ordre qu'une autorisation de maintenue, sauf les cas prévus par l'article 21, que nous avons déjà cité plus haut, et qui est applicable dans toute la durée du séjour.

53. Notification au Parquet. — Enfin, tous les intérêts trouvent une nouvelle garantie dans les prescriptions de l'art. 22, en vertu duquel :

Les procureurs impériaux seront informés de tous les ordres donnés en vertu des articles 18, 19, 20 et 21.

Ces ordres seront notifiés au maire du domicile des personnes soumises au placement, qui en donnera immédiatement avis aux familles.

Il en sera rendu compte au ministre de l'intérieur.

Les diverses notifications prescrites par le présent article seront faites dans les formes et délais énoncés en l'art. 10.

Cet article est ainsi conçu :

» Dans le même délai (3 jours), le préfet notifiera adminis-
» trativement les noms, profession et domicile, tant de la per-
» sonne placée que de celle qui aura demandé le placement, et
» les causes du placement, 1° au procureur impérial de l'arron-
» dissement du domicile de la personne placée ; 2° au procureur
» impérial de l'arrondissement de la situation de l'établisse-
» ment. Ces dispositions seront communes aux établissements
» publics et privés. »

54. Nature des annotations. — Nous n'avons pas besoin d'insister sur l'importance de ces prescriptions et sur la nécessité d'en observer la lettre et l'esprit. Si les considérations exclusivement scientifiques, si la description plus ou moins minutieuse des méthodes thérapeutiques, sont plus spécialement réservées à l'observation clinique proprement dite, le registre matricule doit reproduire à leur date, et au fur et à mesure qu'elles se produisent, toutes les particularités essentielles et caractéristiques de l'affection. Ces constatations, régulièrement faites, répondent à toutes les réclamations, et concourent à la solution d'une foule de questions qui peuvent surgir, soit pen-dant le séjour des malades à l'asile, soit même après leur sortie ou leur décès. Les prescriptions de la loi ne seraient donc pas observées si le médecin, se bornant à une simple affirmation constatant l'existence et la prolongation de la folie, négligeait d'indiquer les preuves capables de donner à cette affirmation toute son authenticité légale. Toute annotation, étendue ou non, a donc toute l'importance d'un acte médico-légal : elle doit donc en contenir toute la virtualité. L'état du malade, la nature des actes qui en sont la conséquence, les circonstances qui peuvent compromettre son existence, doivent donc être men-tionnés avec soin. Si, pour les affections continues, la rédaction des certificats de 24 heures et de quinzaine ne laisse aux

annotations ultérieures qu'une mention très-sommaire, soit de
la continuation du délire, soit des modifications légères qui surviennent dans sa marche, les affections à forme périodique
réclament des annotations plus explicites déterminant la nature
des intervalles lucides, distinguant avec soin ces intervalles de
rémissions ordinaires, indiquant la cause et les phénomènes des
retours d'accès ou des recrudescences, la durée de ces périodes
d'accès et leur mode de terminaison. Enfin, sans entrer dans
l'observation clinique proprement dite, il est utile et convenable
de noter avec soin les affections incidentes, leurs rapports avec
la marche du délire, ainsi que leur durée et leur terminaison.
Le rapport semestriel résume ces données, dont l'importance se
révèle quelquefois au moment où on s'y attend le moins. En
dehors de ces annotations, l'autorité réclame souvent au directeur de l'asile des rapports circonstanciés destinés à l'éclairer,
soit sur l'opportunité d'une sortie réclamée par des tiers ou par
les malades eux-mêmes, soit surtout sur la nécessité d'accorder
le bénéfice de l'assistance à des aliénés dont le placement a été
volontaire dans le principe. Ces rapports doivent être également
inscrits au registre matricule, où ils prennent date parmi les
autres annotations.

55. Service médical. — Ce n'est certainement pas
ici que nous devons nous étendre sur les indications spéciales
du traitement : nous en avons établi plus haut les rapports avec
les conditions de la classification ; mais il nous a paru opportun
de placer ici le commentaire des prescriptions réglementaires
qui en déterminent le caractère, en constituant ce qu'on est
convenu d'appeler le service médical. Nous allons donc passer
successivement en revue les mesures indiquées dans l'instruction ministérielle du 20 mars 1857.

Si, dans un hôpital ordinaire, des prescriptions nettes et
précises sont restreintes dans un cercle étroit d'exécution et
s'appliquent, pour ainsi dire, dans un espace limité, il n'en est
pas de même dans un asile d'aliénés, où, comme le dit très-bien
M. Ferdinand Barrot dans son rapport déjà cité, les formules

sont plus générales, les prescriptions laissent plus de marge à l'exécution, et où, dans certains cas, le traitement, enveloppant chacun des actes de la vie du malade, lui mesure, selon le moment, la liberté, l'activité, et réclame que toutes les forces, toutes les tendances se confondent dans les mêmes moyens pour atteindre le même but. Cette considération fondamentale, qui milite en faveur de la direction médico-administrative, indique en outre que des attributions plus étendues correspondent à des devoirs plus nombreux et exigent une réglementation plus précise.

56. Visite journalière. — C'est pourquoi les aliénés doivent être tous les jours l'objet d'une visite, dont l'heure est fixée par des motifs bien différents de ceux qui président à cette fixation dans les hôpitaux ordinaires, où les chefs de service doivent concilier l'intérêt nosocomial avec les obligations de la clientèle. Dans l'asile d'aliénés, au contraire, cette considération est de nulle valeur, et l'heure de la visite, qui doit toujours être faite dans la matinée, doit être fixée de manière à concilier les différents services avec l'exécution exacte des prescriptions. Faite trop tôt, elle ne permettrait pas au médecin de contrôler la tenue des dortoirs et des salles; faite trop tard, elle empêcherait de régulariser en temps utile tous les actes de la journée, ou d'exécuter les modifications de régime. La distribution des médicaments serait trop tardive, la régularité du travail serait entravée, et quelquefois même certaines nécessités du service intérieur soustrairaient quelques malades à la surveillance médicale. Dans un asile d'aliénés surtout, la succession de tous les actes de l'existence doit être marquée au coin de la plus rigoureuse exactitude. C'est le médecin surtout qui doit en donner l'exemple, et nous avons vu les plus regrettables conflits naître de négligences réitérées sur ce point.

La visite doit être faite avec une certaine solennité. Entouré du personnel attaché spécialement au service médical, le médecin en chef parcourt successivement toutes les sections d'après un itinéraire qui doit varier le moins possible; et j'ai

toujours considéré comme très-utile, soit de commencer par
une revue générale des travailleurs, soit d'étendre la visite aux
ateliers, où on constate les aptitudes de chacun et même certaines particularités du délire. Du reste, du moment que le
travail est admis comme élément essentiel de la vie d'un asile,
et qu'au médecin seul appartient le droit de désigner les aliénés
pour les travaux et les exercices auxquels ils peuvent être
occupés, il importe que cette désignation soit journalière, qu'elle
soit faite en temps utile, ou qu'au besoin l'abstention puisse
être préalablement prescrite. Enfin, si la tâche du médecin est
accomplie aussitôt que la visite est finie, on ne doit pas oublier
alors que celle des autres employés commence, non-seulement
dans le service médical, mais encore dans le service économique. C'est pourquoi, sans qu'on puisse assigner une durée
déterminée à la visite, il importe de ne pas l'exagérer dans l'intérêt bien entendu de la régularité et de l'opportunité dans
l'exécution des prescriptions. Ces considérations nous conduisent
à penser que la visite peut être fixée à huit heures du matin en
hiver, et à sept heures en été. Pour mieux concilier encore
tous les intérêts, nous avons contracté l'habitude de partager
la visite en deux temps : le premier consacré à la régularisation
du service, le second ayant pour objet l'observation clinique.

La régularisation du service comprend l'indication des mutations intérieures de section à section, les instructions générales
ou spéciales destinées aux surveillants et surveillantes, la
prescription de consignes devant assurer la discipline ou la police
médicale de la section ou de la division, l'examen des réclamations, et la délivrance des permissions de sortie. Les prescriptions
alimentaires et pharmaceutiques, nominativement consignées
sur des cahiers spéciaux à chaque section, et divisés en deux
séries pour les jours pairs ou impairs, complètent les opérations
de ce premier temps, qui, dans un service bien organisé, peut
être facilement proportionné à la nécessité de faire parvenir les
cahiers de visite à l'économat ou à la pharmacie.

57. Observations cliniques. — Le deuxième temps

de la visite peut être consacré à l'observation clinique, non moins essentielle pour le traitement des malades ou l'avancement de la science. C'est principalement dans ces conférences que le médecin en chef éclaire ses collaborateurs sur la portée du devoir à remplir, qu'il aborde les questions de psychiatrie soulevées par les faits qui se sont produits, et qu'il réunit, pour l'élève chargé de ce travail, les notes courantes devant servir à la rédaction ultérieure des observations. C'est également dans ces séances qu'il est donné lecture des observations rédigées, qui devront, à la fin de l'année, constituer un précieux répertoire où pourront être recueillis des matériaux importants pour des travaux d'un ordre plus élevé. Si le médecin en chef personnifie le service, s'il donne à ce service l'impulsion qui en constitue la virtualité, si, en un mot, il dirige l'observation, il importe qu'il fasse une part convenable à ses collaborateurs, qu'il stimule leur initiative en la dirigeant, et qu'il concoure encore au progrès de la science en favorisant l'essor de ceux qui, plus tard, devront à leur tour prendre place dans cette organisation. Nous verrons plus loin, à l'occasion des sorties et des décès, les détails complémentaires qui couronnent en quelque sorte l'étude de l'aliénation mentale dans les asiles.

58. Tutelle des aliénés. — La loi n'a pas eu seulement pour but d'assurer refuge et protection aux aliénés ; l'intérêt de la société, les indications essentielles du traitement, n'ont pas seuls préoccupé le législateur. Les droits des malades ont été protégés par de salutaires dispositions qui, comblant une lacune dans notre législation, ont en même temps simplifié la procédure et atténué des frais trop souvent onéreux.

Autrefois il était admis en principe que l'interdiction devait précéder l'isolement et pouvait seule le légaliser, à moins que l'urgence n'imposât la nécessité de la séquestration avant l'accomplissement de cette formalité judiciaire, dont les traditions du Palais rendent encore aujourd'hui l'application trop fréquente. C'est surtout aux observations du docteur Falret qu'on doit cette distinction essentielle entre deux faits qu'on avait eu le tort

grave de confondre jusqu'alors. « L'interdiction, dit-il, est une
» mesure judiciaire qui a essentiellement en vue la conservation
» de la fortune de l'aliéné, de celle de ses parents et de tous
» ceux qui ont avec lui des rapports d'affaires. L'isolement, au
» contraire, est une mesure médicale qui a pour but d'affranchir
» l'aliéné des circonstances sous l'influence desquelles le délire
» s'est manifesté, et de lui ôter le point d'appui que trouve
» son esprit en désordre dans une multitude d'impressions, d'é-
» motions et de souvenirs sans cesse renaissants, pour le placer
» sous l'empire d'idées diverses qui sont les effets nécessaires
» d'un changement de lieu, d'habitudes, de société, et d'un
» autre genre de vie physique et morale. » Non-seulement ces
deux mesures diffèrent dans leur but, elles s'écartent encore
l'une de l'autre par leurs conséquences. En effet, pendant que
l'isolement prépare et multiplie les chances de guérison, l'interdiction les fait presque toujours disparaître, parce que, dès
le principe, elle dépasse le but, et qu'elle a trop souvent, aux
yeux des malades, un caractère de permanence, lorsque l'état
qui a paru la motiver doit être, au contraire, considéré, dans
sa période initiale, comme essentiellement transitoire. Pour
soustraire l'aliéné à ces poursuites judiciaires contre lesquelles
il est trop souvent sans défense, il suffisait, comme l'a proposé
ce savant aliéniste, de transporter dans la loi nouvelle le principe des articles 112 et 113 du Code, qui concernent les absents,
et dont l'application aux riches comme aux pauvres donne
à tous les intérêts toutes les garanties désirables. Cette pensée,
émise à une époque où de nombreux préjugés dominaient encore, revêt une forme plus précise quand l'honorable médecin
de la Salpétrière manifeste, en indiquant la nécessité d'une tutelle de l'autorité supérieure, sa prédilection pour l'autorité
administrative, « qui, dit-il, n'inspire ni aux familles ni aux
» malades aucun sentiment de crainte et de défiance, puisque
» son essence est d'être paternelle, tandis que l'autorité judi-
» ciaire, n'apparaissant à l'imagination qu'armée du glaive de
» la loi, peut exercer sur les malades, si craintifs et si défiants,

» la plus funeste influence, et produire sur les familles une im-
» pression de douleur et d'irritation analogue à celles qu'éprou-
» vent les personnes injustement accusées. » C'est donc avec
juste raison qu'au lieu de placer les asiles d'aliénés dans les attributions du ministre de la justice, comme cela a lieu dans
d'autres pays, la loi de 1838 en a confié la direction au **ministre
de l'intérieur,** toutefois tout en faisant la part de la surveillance judiciaire dans l'article 4, ainsi conçu : « Le préfet et les
» personnes spécialement désignées à cet effet par lui ou par
» le ministre de l'intérieur, le président du tribunal, le procu-
» reur impérial, le juge de paix, le maire de la commune, sont
» chargés de visiter les établissements publics ou privés con-
» sacrés aux aliénés. — Ils recevront les réclamations des per-
» sonnes qui y seront placées, et prendront à leur égard tous
» renseignements propres à faire connaître leur position. — Les
» établissements privés seront visités à des jours indéterminés,
» une fois au moins chaque trimestre, par le procureur impé-
» rial de l'arrondissement. Les établissements publics le seront
» de la même manière une fois au moins par semestre. »

Nous pourrions certainement nous borner à l'exposé sommaire de ces principes généraux ; car l'administrateur de l'asile
n'a pas à exercer une intervention directe dans les rapports de
l'aliéné avec l'autorité judiciaire. Mais, comme celle-ci demande
souvent au médecin des renseignements propres à l'éclairer,
comme l'instruction s'appuie ordinairement sur un rapport médico-légal précisant les faits, nous croyons être utile à nos confrères et à la cause des aliénés en plaçant ici quelques réflexions
propres à faire comprendre que la loi civile n'a pas fait les
mêmes progrès que la loi criminelle, et qu'en présence des
prescriptions tutélaires de la loi du 30 juin 1838, on a trop souvent recours à une procédure au moins inutile dans bien des
cas, quand elle n'est pas nuisible.

59. Interdiction. — Tout individu majeur, étant capable de tous les actes de la vie civile, ne peut perdre cette
capacité que par l'interdiction, qui, aux termes de l'article 489

du Code civil, doit être prononcée contre le majeur qui est
dans un état habituel d'imbécillité, de démence ou de fureur,
même lorsque cet état présente des intervalles lucides. Réduite
à ces termes, la protection légale des aliénés est incomplète ; et
en posant ce principe, j'ai moins l'intention de critiquer une
loi que nous devons respecter, que de commenter son application, qui devrait être moins fréquente depuis la promulgation de
la loi de 1838, qui est venue combler des lacunes et pourvoir
aux insuffisances de la législation antérieure.

Si nous envisageons l'interdiction dans son but et dans ses
moyens, nous n'avons pas de peine à nous convaincre que, dans
bien des cas, elle est inefficace et nuisible, et que, sauf quelques
exceptions, elle n'atteint pas le but. Elle est inefficace ; car, si
on ne l'applique qu'aux cas d'imbécillité, de démence et de fureur, on laisse en dehors la majorité des aliénés, qui, tout dangereux qu'ils puissent être, ne présentent aucun de ces caractères légalement pathognomoniques. La faiblesse native de
l'intelligence, l'abolition consécutive des facultés intellectuelles
et une excitation turbulente ou bruyante sont loin de résumer
toute l'aliénation mentale : aussi est-ce en donnant au sens de
la loi une extension plus ou moins légitime, que les magistrats
arrivent à prononcer des jugements nécessités sans doute par les
circonstances, mais quelquefois en désaccord avec le texte même
sur lequel ils s'appuient. Le monomane, le lypémaniaque, échappent nécessairement à l'interdiction du moment que leur délire,
coordonné dans de certaines limites, est allié à une certaine
intelligence et ne se manifeste au dehors par aucune excitation
perturbatrice. Quelque constante que soit la déviation morale,
quoique la conception délirante doive avoir tôt ou tard pour
conséquence nécessaire des actes dangereux pour la sécurité de
la famille, la loi n'a rien à y voir ; car, tant que le délire ne
se manifeste ni par des actes, ni par des tentatives d'actes,
il n'y a ni fureur, et *à fortiori* ni imbécillité ni démence.
C'est donc à l'administration qu'il appartient de prendre des
mesures préventives prescrites par la loi de 1838, qui, en cela,

a comblé, dans l'intérêt de tous, une lacune regrettable; car presque toujours l'interdiction arrivait trop tard quand le malheureux avait tué sa femme, ruiné sa famille, ou commis des actes contraires à la morale publique.

Souvent même elle découle d'une instruction criminelle prouvant l'irresponsabilité morale aux termes de l'art. 66 du Code pénal. De nombreux exemples viennent nous prouver chaque jour combien le législateur a eu raison de ne plus subordonner la séquestration à l'interdiction, qui n'obvie à aucun danger, et qui, destinée à protéger la fortune, est impuissante pour protéger les personnes. Elle constitue une mesure trop tardive et en outre trop absolue pour qu'on lui attribue la virtualité exclusive de légaliser la séquestration. La vérité de ce principe ressort encore de l'examen approfondi de certains faits.

60. Cas auxquels l'interdiction est applicable. — Pour que l'interdiction soit prononcée, il faut, dit l'article 489, que l'état d'imbécillité, de démence et de fureur soit habituel, et les intervalles lucides ne sont pas un obstacle à l'application de cette mesure. Ces prescriptions, si, comme autrefois, elles devaient légaliser l'isolement, auraient le grave inconvénient de mettre obstacle à la guérison, puisqu'un respect exagéré pour la liberté individuelle ferait oublier la principale indication du traitement. Nous devons faire remarquer en outre que la loi n'a point ici ce langage précis et clair qui doit être son principal caractère. Pour quiconque a observé les aliénés, le mot *habituel* est trop vague, et permet ou de consacrer les injustices les plus criantes, ou de laisser les familles privées de la protection à laquelle elles ont droit. On sait aujourd'hui très-bien qu'il est des délires aigus ou initiaux, d'une guérison facile quand on soumet immédiatement le malade à l'influence d'un traitement rationnel. Une famille peut donc, par une incurie calculée, abandonner la maladie à elle-même, la rendre ncurable, et obtenir, après un certain temps, une interdiction fondée sur un état de folie qu'elle a rendu habituel. En vain le malade aura-t-il des intervalles lucides: son séjour au milieu

des causes qui entretiennent le mal contribue à rapprocher les
accès, et ne lui permet aucune réaction contre la procédure
suivie contre lui. Ce n'est pas une vaine supposition que nous
avançons ici. L'histoire de plus d'un interdit témoignerait en
faveur de la vérité de cette assertion.

Il est des cas où la manifestation patente des symptômes est
précédée d'une période d'incubation quelquefois assez longue,
et où le danger est d'autant plus grand que l'aliéné a soutenu
contre l'invasion complète du mal une lutte plus pénible et plus
prolongée. La première manifestation n'est pas un état habituel
aux yeux de la loi, et l'interdiction ne saurait être prononcée
dans les circonstances qui la rendraient précisément plus nécessaire.

En cherchant à bien nous rendre compte des termes et de
l'esprit de l'article du Code qui nous occupe, nous sommes conduits à penser que les jurisconsultes en ont fait une application
trop étendue, et que si, antérieurement à la loi de 1838, les
circonstances ont pu forcer les tribunaux à lui donner une interprétation trop large, il est indispensable aujourd'hui de se
renfermer dans les termes mêmes de l'article 489, et de n'admettre l'interdiction que pour les cas d'incurabilité notoire, tels
que la loi les définit, c'est-à-dire l'imbécillité, dans laquelle les
facultés intellectuelles ne se sont pas développées, et la démence,
dans laquelle ces facultés se sont éteintes. Pour tous les autres
cas, c'est une mesure en désaccord avec les progrès de la science
et les idées qui ont aujourd'hui cours sur les aliénés. C'est même
une atteinte à des droits qu'on a pourtant l'intention de sauve-
garder.

61. Inconvénients de l'interdiction. — L'aliéné
qui a des rémissions ou des intervalles lucides voit dans la continuation de son isolement une mesure tutélaire qui, en sauve-
gardant le présent, laisse entière l'espérance en l'avenir. Cette
espérance disparaît sous l'influence de l'interdiction, qui pèse
d'un poids trop lourd sur l'infortuné qui l'a subie, et qui, dans
bien des cas, est une mesure trop absolue et trop extrême eu

égard à la lésion contre laquelle elle a été prise. Livré quelquefois sans défense à la rapacité de parents avides, l'interdit voit
un conseil de famille dénaturer ou transformer ce qu'il possède,
ou bien, thésaurisant ses revenus, méconnaître impunément les
prescriptions formelles de l'art. 510 du Code civil. L'autorité
du conseil de famille et du tuteur nous paraît, dans certains
cas, trop exclusive, et il serait à désirer que le jugement d'interdiction statuât sur l'emploi des revenus de l'interdit et pré-
vînt les abus criants qui se révèlent trop souvent. Si l'interdiction et ses conséquences ont une influence si fâcheuse dans le
cours de la maladie, combien plus pénible encore est l'impression qui en résulte quand le malade, revenu à la santé, a besoin,
pour rentrer dans l'exercice de ses droits, de se soumettre aux
formalités d'une sorte de réhabilitation qui lui rappelle les pénibles épreuves qu'il a traversées. C'est alors surtout qu'on reconnaît le disparate entre le fait et l'application de la loi, entre
la curabilité de l'affection et le stigmate légal d'une incurabilité
que l'interdiction a imprimé au front du malade.

L'examen des formes de la procédure vient corroborer encore
ces appréciations. C'est d'abord un conseil de famille qui juge,
pour ainsi dire, en première instance l'importante question
de la folie. Aucun médecin n'est appelé à constater l'état pathologique, à discuter les chances de curabilité ; et ce que la
science médicale considère avec raison comme exigeant des
connaissances toutes spéciales, est le plus ordinairement livré à
l'appréciation de personnes illettrées. Ce conseil, il est vrai, est
présidé par le juge de paix ; mais ce magistrat donne acte de la
décision plutôt qu'il n'en dirige la délibération, et cette première
information, exposant des faits sans en examiner l'enchaînement
et la signification, manque évidemment d'un élément essentiel
qui lui donnerait seul sa véritable valeur. Le second acte de la
procédure consiste dans un interrogatoire que subit l'aliéné, soit
à la chambre du conseil, soit dans le lieu où il réside. Cette
épreuve, qui suffit pour constater l'imbécillité et la démence,
manque souvent son but quand il s'agit d'une autre forme

du délire, et les maniaques les plus agités échappent souvent aux conséquences de cette formalité. Que ce soit l'effet d'une certaine force de dissimulation ou de l'émotion qu'inspire toujours l'appareil de la justice, que ce soit enfin la conscience intime d'une suprême défense contre l'imminence de la perte de ses droits, toujours est-il que l'aliéné délire beaucoup moins et souvent même ne délire pas du tout dans ces interrogatoires qui doivent être cependant la preuve principale, nous dirions presque l'unique preuve directe de l'existence de la folie. Combien d'aliénés qui, dans leur correspondance, manifestent la raison la plus complète! Combien sont spécieuses dans d'autres cas les plaintes ou les explications de ces malades! Combien de fois n'observe-t-on pas que les actes les plus extravagants correspondent à l'intégrité de la virtualité intellectuelle? Enfin, les folies larvées ne sont pas rares, et nous avons vu plus d'une fois la prostration et la stupeur être les symptômes en quelque sorte consécutifs d'un accès maniaque sans délire apparent et ne s'étant manifesté que par plus d'irritabilité ou de mobilité. L'enquête médico-légale devrait donc précéder l'interrogatoire au lieu de le suivre; car, si celui-ci ne découvre pas toujours la folie, il peut aussi induire en erreur dans un sens opposé, et faire prendre le change sur un état qui n'est pas ou qui n'est plus l'aliénation mentale. Une intelligence bornée, mais complète en ce qu'elle est, une timidité excessive accrue par quelques libations, peut donner lieu à des réponses incohérentes sur la portée desquelles le juge peut bien se tromper. Quant à l'expression de conceptions dites délirantes, on la rencontre en dehors de l'aliénation, ce qui faisait dire à Leuret qu'il avait rencontré dans le monde toutes les idées folles dont on est tenté d'attribuer le monopole aux asiles.

On sait en outre aujourd'hui que le délire du langage n'est pas le plus fréquent. Que d'aliénés qui gardent un silence absolu, instinctif ou volontaire! Combien d'autres ne délirent qu'en action! Que peut signifier un interrogatoire dans les cas où l'aliénation mentale n'est autre chose que l'irrésistible impulsion d'un penchant contre lequel le malade lutte avec plus ou moins d'énergie? Rien, dans le langage de l'aliéné, ne vient révéler un délire de pensée ou d'intelligence. La volonté existe encore, prête à succomber, il est vrai, mais non complétement lésée. On ne doit donc pas s'étonner que l'appareil de l'interrogatoire soit surtout propre à suspendre momentanément ce délire en présence du juge, même sans qu'il y ait aucun effort de dissimulation. L'interrogatoire est encore une preuve fort incomplète en ce que son résultat dépend souvent du moment auquel il a lieu et des conditions qui dominent plus ou moins la manifestation de certains symptômes. La rémission, sommeil passager de la maladie, ne saurait passer pour un intervalle lucide, puisque la circonstance la plus futile suffit pour rendre au délire toute son énergie. Si le juge est peu pressant, si le malade est réservé, l'interrogatoire reste stérile. Mais, tout latent qu'il est, le délire n'en existe pas moins, et ce n'est souvent qu'après plusieurs interrogatoires qu'on peut apprécier toutes ces nuances, et alors seulement qu'une enquête médicale a mis le juge sur la voie de la vérité.

62. Conseil judiciaire. — Le législateur paraît avoir pressenti ces objections dont on ne fait pas assez cas dans la pratique, puisque, par l'article 499, il a admis une disposition indiquant qu'il regardait l'interdiction comme une mesure trop absolue, inapplicable à bien des cas. C'est une sorte de *mezzotermine* entre la capacité légale et l'interdiction.

L'individu peut faire tous actes avec l'assistance d'un conseil judiciaire, tandis que l'interdit est totalement étranger à l'administration de ses biens et de sa personne. L'individu pourvu d'un conseil judiciaire ne peut agir seul; mais aussi on ne peut pas agir sans sa participation. Cette mesure, appliquée surtout à ceux qui font des folies sans être aliénés, est principalement applicable à la majorité de nos malades, qui sont loin d'avoir entièrement rompu avec la vie sociale, et qui, s'ils ne sont plus aptes à y prendre une part aussi active, ne méritent cependant pas qu'on les réduise à l'ilotisme complet qui est la

conséquence de l'interdiction. La nomination d'un conseil judiciaire, quoique exerçant une impression morale moins fâcheuse,
a cependant, comme l'interdiction, le grave inconvénient d'être
permanente et de ne pas, de plein droit, cesser son effet du
moment qu'un certificat de guérison constate la cessation de la
cause qui a motivé l'application de la mesure.

63. Frais de procédure. — Lorsque l'interdiction
n'est pas nécessaire, son application est d'autant plus abusive,
qu'une fiscalité ruineuse embrasse les formalités complexes de
cette procédure, dont plusieurs parties n'ont pas leur raison
d'être vis-à-vis d'un aliéné. Que, par une fiction qui fait honneur au législateur qui l'a établie, le prévenu soit considéré
comme ayant une culpabilité douteuse tant que le jugement n'est
pas rendu ; que le prodigue soit admis à se défendre et à
prouver, au besoin, que les faits qu'on lui reproche sont con-
trouvés : ce débat contradictoire est naturel, puisqu'il s'adresse
à un être doué d'une raison dont il a méconnu la voix, mais
dont la virtualité subsiste intacte. Il y a là deux parties réelles
entre lesquelles le juge prononce. Dans le cas qui nous occupe,
il ne saurait en être ainsi. L'aliéné n'est pas un prévenu contre
lequel la justice s'apprête à sévir ; le titre de défendeur qu'on
lui donne est une subtilité de langage qui lui attribue toute sa
raison tant que le jugement n'a pas prononcé, et qui justifie
envers lui des procédés en contradiction avec son état. Dans
ses formes actuelles, l'interdiction ressemble trop à une peine
prononcée contre un conpable ; et l'application qui lui est faite
de tous les dépens, complète une assimilation qui aggrave le
plus souvent les manifestations maladives et fait disparaître
toute chance de guérison. Pour un aliéné qui constitue avocat
et avoué, il y en a cent qui ne peuvent le faire, et ces derniers
sont jugés par défaut. Nous avons vu plus d'une fois les frais de
l'interdiction absorber l'héritage qui avait motivé l'instance, et
le tuteur nommé n'avoir à administrer qu'un bien fantastique.
Ces observations, auxquelles nous pourrions joindre d'autres
arguments, nous engagent à insister sur l'opportunité de cer-

taines réformes qui, sans altérer les garanties légales, assure-
raient aux aliénés une protection plus efficace. Notre vœu se
formule ainsi qu'il suit : Restreindre l'application de l'interdiction aux seuls cas définis par les termes mêmes de l'art. 489;
déterminer d'une manière plus précise les personnes ayant
qualité pour introduire l'instance; que la procédure, moins dispendieuse, soit en même temps entourée de plus de garanties;
qu'elle soit précédée d'un isolement préalable, qui peut seul être
le point de départ d'une enquête sérieuse; qu'un rapport médico-légal prépare une plus exacte appréciation de l'état mental
habituel; que le tribunal prononce par décision; que le ministère public soit le défenseur d'office de celui dont on demande
l'interdiction; que cette dernière, enfin, soit constamment précédée de l'administration provisoire telle que la définit la loi
de 1838 : un grand progrès sera accompli, et la législation, ou
plutôt son application, sera en complet accord avec les besoins
que l'expérience a révélés.

64. Administration provisoire. — L'article 497
du Code civil ne considère l'administrateur provisoire que
comme un intérimaire nommé en attendant le choix définitif d'un
tuteur. Cette nomination, faite par le tribunal, est un des actes
de la procédure prescrite pour l'interdiction. La loi de 1838,
non contente d'assurer refuge et protection aux aliénés, et de
se préoccuper des intérêts de la société en même temps que des
principales indications du traitement, a voulu que les droits
des malades fussent protégés par de tutélaires dispositions qui
sont venues combler dans la législation les regrettables lacunes
signalées plus haut.

Réservant l'interdiction pour les cas rares, elle adopte l'administrateur prévu par l'article 497 du Code civil; mais elle a
soin, en même temps, de lui donner un autre caractère, et fait
surtout de sa désignation un corollaire obligé de l'isolement.
Dès que celui-ci a lieu, le malade, à moins qu'il n'y ait été
pourvu antérieurement, est placé sous l'empire de l'art. 31 de
la loi de 1838, qui est ainsi conçu :

« Les commissions administratives ou de surveillance des
» hospices ou établissements publics d'aliénés exerceront, à
» l'égard des personnes non-interdites qui y seront placées, les
» fonctions d'administrateurs provisoires. Elles désigneront un
» de leurs membres pour les remplir. L'administrateur ainsi
» désigné procédera au recouvrement des sommes dues à la
» personne placée dans l'établissement et à l'acquittement de
» ses dettes, passera des baux qui ne pourront excéder trois
» ans, et pourra même, en vertu d'une autorisation spéciale
» accordée par le président du tribunal civil, faire vendre le
» mobilier.

» Les sommes provenant soit de la vente, soit des autres
» recouvrements, seront versées directement dans la caisse de
» l'établissement, et seront employées, s'il y a lieu, au profit
» de la personne placée dans l'établissement.

» Le cautionnement du receveur sera affecté à la garantie
» desdits deniers, par privilége aux créances de toute autre
» nature.

» Néanmoins, les parents, l'époux et l'épouse des personnes
» placées dans les établissements d'aliénés dirigés ou surveillés
» par des commissions administratives, ces commissions elles-
» mêmes, ainsi que le procureur impérial, pourront toujours
» recourir aux dispositions des articles suivants. »

Ces dispositions, quoiqu'elles ne soient pas encore assez
connues, ont cependant rendu déjà d'incontestables services,
et elles en rendraient sans doute davantage si des instructions
ministérielles en précisaient les détails d'exécution. Toutefois, on
voit plus rarement les familles se jeter dans les embarras de la
dispendieuse procédure de l'interdiction. L'action de l'administrateur d'office serait plus efficace encore si le règlement déter-
minait comment doivent être faites certaines avances indispensables en certains cas. Mais si, sous l'empire de circonstances
assez rares, l'administrateur d'office est obligé de conserver la
gestion que la loi lui impose, son rôle principal consiste à faire
nommer judiciairement et par les voies les moins dispendieuses

un administrateur spécial aux biens de l'aliéné. Pour que ces prescriptions de la loi obtiennent tous les résultats désirables, il faudrait que l'enquête préalable aux placements d'office fût moins sommaire qu'elle ne l'est ordinairement, et que la commission de surveillance reçût communication de tous les renseignements propres à l'éclairer sur la marche à suivre dans chaque cas. Il faudrait surtout mettre un terme à ces procédures ou poursuites entaméees abusivement contre des aliénés séquestrés, tandis que toutes les significations devraient être faites au membre de la commission chargé de remplir les fonctions d'administrateur provisoire. Quand la justice criminelle suspend son action devant les symptômes bien constatés de la folie, on se demande avec raison pourquoi les officiers ministériels ont encore le pouvoir de continuer, contre des aliénés placés dans un asile, des poursuites civiles pour des engagements contractés bien souvent sous l'empire d'une situation dont on a abusé. Il y a, sous ce rapport, une regrettable lacune à combler pour faire disparaître des abus contraires à l'esprit d'une loi qui, promulguée depuis 24 ans, est encore inconnue par beaucoup de jurisconsultes.

La loi ne s'est pas bornée à pourvoir aux cas d'urgence par des mesures qui n'auraient été qu'une transition à l'interdiction. Elle a édicté un système complet qui a tous les avantages de l'interdiction sans en présenter les dangers. Il est développé dans les articles ci-après, qui donnent une nouvelle signification à l'article 497 du Code civil.

« Sur la demande des parents, de l'époux ou de l'épouse, sur
» celle de la commission administrative, ou sur la provocation
» d'office du procureur impérial, le tribunal civil du lieu du
» domicile pourra, conformément à l'article 497 du Code civil,
» nommer, en chambre du conseil, un administrateur provisoire
» aux biens de toute personne non interdite placée dans un éta-
» blissement d'aliénés. Cette nomination n'aura lieu qu'après dé-
» libération du conseil de famille et sur les conclusions du pro-
» cureur impérial. Elle ne sera pas sujette à appel » (art. 32).

» Le tribunal, sur la demande de l'administrateur provisoire
» ou à la diligence du procureur impérial, désignera un manda-
» taire spécial à l'effet de représenter en justice tout individu
» non interdit et placé ou retenu dans un établissement d'a-
» liénés, qui serait engagé dans une contestation judiciaire au
» moment du placement, ou contre lequel une action serait
» intentée postérieurement.

» Le tribunal pourra aussi, dans le cas d'urgence, désigner
» un mandataire spécial à l'effet d'intenter, au nom des mêmes
» individus, une action mobilière ou immobilière. L'adminis-
» trateur provisoire pourra, dans les deux cas, être désigné
» pour être mandataire spécial » (art. 33).

Nous appelons spécialement l'attention sur la portée et la
signification de cet article destiné surtout à prévenir les abus
que nous avons signalés plus haut. Il nous paraît en résulter
que toute poursuite doit être nulle si les actes n'en sont pas
signifiés à l'administrateur provisoire, qu'il soit désigné conformément à l'article 31 ou qu'il ait été nommé en exécution
de l'article 32, et qu'on doit considérer comme frustratoires
tous les frais faits avant l'accomplissement des formalités prescrites par l'article 33. C'est ce qui arriverait du reste si, vis-à-
vis d'un interdit, on faisait, dans les actes de procédure, abstraction du tuteur qui veille à ses intérêts. S'il pouvait s'élever
quelque doute à cet égard, l'article 34 suffirait pour les lever, et
pour démontrer que la désignation de l'administrateur provisoire est un acte sérieux dont on ne tient pas assez de compte ;
il est ainsi conçu :

« Les dispositions du Code civil sur les causes qui dispensent
» de la tutelle, sur les incapacités, sur les exclusions ou les
» destitutions de tuteurs, sont applicables aux administrateurs
» provisoires nommés par le tribunal sur la demande des parties
» intéressées, sur celle du procureur impérial. Le jugement qui
» nommera l'administrateur provisoire pourra en même temps
» constituer sur ses biens une hypothèque générale ou spéciale jus-
» qu'à concurrence d'une somme déterminée par ledit jugement.

» Le procureur impérial devra, dans le délai de quinzaine,
» faire inscrire cette hypothèque au bureau de la conservation.
» Elle ne datera que du jour de l'inscription. »

L'administration établie par la loi de 1838 est donc une
tutelle sérieuse, mais uniquement conservatrice, sans avoir la
puissance de jamais porter atteinte aux intérêts de l'aliéné. Elle
ne peut jamais dénaturer ses biens, même dans le but d'augmenter le revenu, et le mobilier ne saurait être vendu en dehors
du contrôle de l'autorité judiciaire. Les articles suivants viennent
encore démontrer que le législateur, tout en maintenant l'interdiction pour des cas déterminés, a voulu donner à l'administration provisoire une virtualité complète applicable à la pluralité des cas.

« Dans le cas où un administrateur provisoire aura été
» nommé par jugement, les significations à faire à la personne
» placée dans un établissement d'aliénés seront faites à cet
» administrateur.

» Les significations faites au domicile pourront, suivant les
» circonstances, être annulées par les tribunaux.

» Il n'est pas dérogé à l'article 173 du Code de commerce
» (art. 35). »

Il est à regretter que cette disposition ne s'applique pas à
l'administrateur désigné en vertu de l'art. 31. Mais il est important qu'on use le plus promptement possible de la faculté
accordée par l'article 32. Toutefois, dans les cas où une négligence aurait fait omettre le recours aux dispositions précédemment indiquées, le législateur n'a pas voulu laisser les intérêts
des aliénés sans défense, et l'article 36 a pourvu aux indications
d'urgence qui peuvent se présenter dans certains cas.

« A défaut d'administrateur provisoire, le président, à la
» requête de la partie la plus diligente, commettra un notaire
» pour représenter les personnes non interdites placées dans
» les établissements d'aliénés, dans les inventaires, comptes,
» partages et liquidations dans lesquels elles seraient inté-
» ressées. »

Combien d'interdictions ont été provoquées, qui aujourd'hui sont d'autant moins nécessaires que les dispositions ci-dessus suffisent pour donner satisfaction à tous les besoins urgents.

Ce qui distingue surtout la législation nouvelle des prescriptions trop absolues du Code civil, c'est qu'elle se rattache intimement à l'isolement, dont l'interdiction est tout à fait indépendante, et qu'elle rend essentiellement temporaires des mesures qui, sous le régime de l'interdiction, ont un caractère de permanence regrettable en certains cas. C'est ce que nous enseigne l'article 37.

« Les pouvoirs conférés en vertu de l'article précédent ces-
» seront de plein droit dès que la personne placée dans un
» établissement d'aliénés n'y sera plus retenue.

» Les pouvoirs conférés par le tribunal en vertu de l'art. 32,
» cesseront de plein droit à l'expiration d'un délai de trois ans.
» Ils pourront être renouvelés. »

Plus les intérêts sont complexes, plus les garanties doivent se multiplier : et c'est dans ce but que l'article 38 assimile de plus en plus l'administration provisoire du non-interdit à la tutelle de l'interdit.

« Sur la demande de l'intéressé, de l'un de ses parents, de
» l'époux ou de l'épouse, d'un ami, ou sur la provocation du
» procureur impérial, le tribunal pourra nommer, en chambre
» du conseil, par jugement non susceptible d'appel, en outre
» de l'administrateur provisoire, un curateur à la personne de
» tout individu non interdit placé dans un établissement
» d'aliénés, lequel devra veiller, 1° à ce que les revenus soient
» employés à adoucir son sort et à accélérer sa guérison, 2° à
» ce que ledit individu soit rendu au libre exercice de ses droits
» aussitôt que sa situation le permettra.

» Le curateur ne pourra être choisi parmi les héritiers pré-
» somptifs de la personne placée dans un établissement d'a-
» liénés. »

Quoique le directeur soit légalement en dehors de l'application de ces articles, il est néanmoins important qu'il soit bien pénétré de leur esprit, appelé qu'il est très-souvent, soit à donner un conseil, soit à formuler son avis sur la situation d'un malade dont les intérêts sont en souffrance. C'est à lui que revient, du reste, le plus souvent la mission d'instruire les affaires auprès de la commission de surveillance ; c'est lui qui, par la nature de ses fonctions, arrive à la connaissance des faits touchant de près aux intérêts des malades. En étudiant dans leur ensemble les articles que nous avons transcrits plus haut, on reconnaît que leurs dispositions constituent un système protecteur complet adapté au plus grand nombre des circonstances, correspondant aux besoins les plus ordinaires, et ne réservant l'interdiction que pour les cas auxquels l'appliquent les termes mêmes du Code Napoléon. C'est en s'appuyant sur des prescriptions légales très-formelles, que le médecin pourra, s'il est consulté par les familles, leur indiquer des mesures plus protectrices peut-être que l'interdiction, et beaucoup moins onéreuses pour l'infortuné qui supporte tous les frais qu'on fait non pour lui, mais contre lui.

65. Actes faits par les aliénés. — Ces dispositions légales, outre qu'elles offrent une gradation proportionnée aux indications, ont sur l'interdiction l'avantage de suspendre seulement la virtualité d'action du malade, et de ne pas le rendre tout à fait étranger à la gestion de ses affaires, à laquelle il peut encore prendre part lorsque son état mental le lui permet. Cette pensée du législateur se révèle surtout dans l'art. 39, ainsi conçu :

« Les actes faits par une personne placée dans un établisse-
» ment d'aliénés, pendant le temps qu'elle y aura été retenue
» sans que son interdiction ait été prononcée ni provoquée,
» pourront être attaqués pour cause de démence, conformément
» à l'art. 1304 du Code civil.

» Les dix ans de l'action en nullité courront, à l'égard de la
» personne retenue qui aura souscrit les actes, à dater de la
» signification qui lui en aura été faite ou de la connaissance
» qu'elle en aura eue après sa sortie définitive de la maison
» d'aliénés ;

» Et à l'égard de ses héritiers, à dater de la signification qui
» leur en aura été faite ou de la connaissance qu'ils en auront
» eue après la mort de leur auteur.

» Lorsque les dix ans auront commencé de courir contre
» celui-ci, ils continueront de courir contre les héritiers. »

En ne prononçant pas l'incapacité absolue de l'aliéné, en stipulant même que ses actes ne sont pas nuls de plein droit, la
loi de 1838 a consacré un progrès, et donné à l'isolement un caractère protecteur qu'il n'avait pas autrefois sous l'influence exclusive de l'interdiction. La participation à certains actes est
même, au point de vue du traitement, un moyen souvent efficace. Elle renoue les liens de famille, réveille les sentiments
affectifs, et, quand elle est soumise à une surveillance tutélaire,
elle ne peut jamais présenter d'inconvénients. Du reste, il importe, en raison des conséquences possibles, de ne pas donner
à cette participation une trop grande extension. Suivant nous,
on doit la restreindre aux actes dont l'abstention ne pourrait
interrompre l'exécution, et que le consentement rend moins
dispendieux en abrégeant la procédure ou les formalités. De
cette manière, le père et la mère ne restent pas étrangers au
mariage de leurs enfants ; le mari peut encore venir en aide à
sa femme ; et si la tutelle médicale peut empêcher que le malade compromette ses intérêts, elle s'ingénie encore à le rattacher à sa famille en l'éclairant sur ses devoirs envers elle.

66. Rapports des aliénés avec le dehors. —
Les observations qui précèdent, en définissant la situation de
l'aliéné dans l'asile, indiquent suffisamment qu'il est nécessaire
de réglementer les rapports du malade avec les personnes du
dehors, et d'exercer à ce sujet la surveillance la plus attentive.
Si, d'une part, ces rapports sont subordonnés à la permission
du médecin, qui se détermine d'après l'influence que ces visites
peuvent exercer sur le malade, il y a lieu aussi de prendre de salutaires précautions contre la signature d'actes dont la validité
pourrait être attaquée plus tard. Les visites motivées sur une
curiosité banale doivent être évitées avec soin, et il faut pren-

dre aussi des mesures pour empêcher qu'il leur soit remis soit des comestibles, soit des instruments nuisibles. On cite des tentatives d'empoisonnement et des incitations à des actes de violence déjouées par une surveillance active. La visite doit donc toujours avoir lieu dans un endroit déterminé, avec l'assistance d'un employé de la maison, qui ne doit pas quitter le malade même quand il s'agit de communication avec un officier ministériel. Insister sur ces principes, qu'a du reste consacrés l'instruction réglementaire du 20 mars 1857, c'est démontrer en outre qu'un asile d'aliénés ne saurait être ouvert au public, qui, comme on le dit souvent, est curieux de voir les fous. Ces visites font, en général, un mauvais effet sur les malades; elles sont une cause d'excitation pour les uns, d'humiliation pour d'autres, et de perturbation pour tous.

Qu'un médecin, qu'un magistrat, qu'un ecclésiastique, soient admis dans un but scientifique ou charitable, cela peut avoir quelque avantage; mais c'est au directeur-médecin seul qu'il appartient d'en constater l'opportunité. Ce droit ne saurait être attribué à aucun autre employé.

Les communications par correspondance doivent être également l'objet de la même attention de la part de l'administration. Outre qu'on y puise souvent des renseignements utiles sur l'état mental des aliénés, elles peuvent avoir quelquefois les mêmes inconvénients que les visites, et, sans gêner la liberté des malades, il faut que le directeur-médecin soit en mesure d'en apprécier tous les détails; mais il ne doit jamais perdre de vue les prescriptions du dernier paragraphe de l'art. 29, portant :

« Aucunes requêtes, aucunes réclamations adressées, soit à
» l'autorité judiciaire, soit à l'autorité administrative, ne pour-
» ront être supprimées ou retenues par les chefs d'établisse-
» ments, sous les peines portées au titre III » (art. 41).

L'incohérence de ces pièces, les idées qui s'y trouvent énoncées, les injures qu'elles pourraient exprimer, ne sauraient en motiver la suppression. Le directeur, en les adressant, peut, s'il le juge convenable, les accompagner d'un rapport explicatif sur la véritable situation du malade.

Quand on examine toutes les indications qui se rattachent aux différentes phases du séjour des aliénés dans un asile, quand on considère tous les incidents qui surgissent, on comprend l'importance de toutes les prescriptions qui réglementent le service médical, et notamment des dispositions contenues dans l'article 12 de la loi. La régularité des annotations, l'exacte constatation des phénomènes caractéristiques, sauvegardent non-seulement la responsabilité du directeur-médecin, mais constituent en outre un témoignage authentique dans les contestations judiciaires qui peuvent surgir ultérieurement.

67. Amélioration du régime intérieur. — En comparant les dispositions qui précèdent avec la législation incertaine d'autrefois, on constate qu'elles constituent un immense progrès rompant avec des préjugés anciennement enracinés. De même que la législation pénale a été adoucie, de même les idées sur les aliénés se sont profondément modifiées. Quand on interdisait ces malades, le régime auquel on les soumettait était en rapport avec l'opinion qu'on se formait de leur abrutissement et de leur fureur continus. On les retranchait de la société, on les traitait durement, on leur marchandait la nourriture et même le coucher. On ne renouvelait pas même toujours leur litière. Telle était la pensée intime de l'interdiction : telle ne devait pas être celle de la législation protectrice que nous commentons en ce moment. Aussi est-ce depuis sa promulgation que nous avons vu le régime des asiles se transformer complétement. Quelle différence entre certains règlements d'il y a 30 ans, et les prescriptions de l'instruction ministérielle du 20 mars 1857! Qu'il y a loin du cachot d'autrefois à ces salles vastes et bien ventilées où nos aliénés les plus agités sont, pour leurs repas, assis à une table proprement servie! Qu'il y a loin de la discipline actuelle à celle de ces lieux de désolation où l'on entendait des hurlements furieux et des malédictions sans trêve, et où le nerf de bœuf réprimait des écarts trop désordonnés ! Aujourd'hui le règlement de service intérieur, élevant l'aliéné à la dignité du malade, exige qu'il soit traité en homme. L'aliéné n'est plus un détenu, comme on disait autrefois : c'est un administré entouré d'une constante sollicitude, dont tous les besoins sont prévus, et auquel on doit même fournir des distractions et des travaux en rapport avec ses aptitudes et ses goûts. On fait tous les efforts possibles pour le ramener à la vie réelle ; et quand le traitement ne parvient pas à reconstituer la raison, il arrive au moins dans la pluralité des cas à courber sous ce niveau les perversions maladives les plus rebelles. Nous n'avons pas à raconter ici les luttes qu'il a fallu soutenir pour arriver à ce résultat. Nous sommes encore loin d'avoir conquis toutes les sympathies : chaque jour révèle encore la réaction finale de préjugés qui expirent ; et ce qui fait mieux ressortir les bienfaits de la loi de 1838, c'est que, ne pouvant pas ou n'osant pas s'en prendre aux résultats, les partisans de l'ancien système réclament la révision et même l'abrogation de cette loi tutélaire qui a fait disparaître tant d'abus. Si ces funestes doctrines ne peuvent empêcher le progrès, elles le retardent, et nous devons les combattre en mettant une insistance plus pressante à réclamer ces améliorations urgentes que la loi nous a promises. Connaissant les aliénés, avec lesquels nous vivons, nous avons certainement le droit et le devoir d'élever notre voix en leur faveur et de réfuter des erreurs qui répondent par l'inertie aux réclamations les plus légitimes.

Après avoir successivement passé en revue les diverses phases du séjour des aliénés dans l'asile, nous allons examiner maintenant les prescriptions légales qui régissent les sorties.

68. Sortie des aliénés. — Guérison. — Quelles que soient les circonstances sous l'influence desquelles l'admission a eu lieu, le séjour de l'aliéné a pour terme nécessaire la cessation de la maladie qui l'a motivée. Le traitement étant le but de l'admission, il en ressort que la sortie doit avoir lieu aussitôt que ce but est atteint. C'est le principe fondamental de la loi, qui a seulement prescrit des formalités différentes suivant la nature du placement.

Pour les placements volontaires, la loi détermine par l'art. 13
que : « Toute personne placée dans un établissement d'aliénés
» cessera d'y être retenue aussitôt que les médecins de l'éta-
» blissement auront déclaré, sur le registre énoncé en l'article
» précédent, que la guérison est obtenue. »

S'il s'agit d'un mineur ou d'un interdit, « il sera immédia-
» tement donné avis de la déclaration des médecins aux per-
» sonnes auxquelles il devra être remis et au procureur impé-
» rial. »

Si ce dernier paragraphe impose une obligation spéciale pour
la sortie des mineurs, ce n'est pas une raison pour négliger cette
précaution à l'égard des autres, qui, au moment de la sortie, ont
besoin d'être protégés contre des dangers de plus d'un genre.
On devra donc, comme le prescrit du reste l'instruction du 20
mars 1857, remettre le guéri au parent qui l'a placé ou à tout
autre ayant droit dûment autorisé. Ce que nous dirons plus
loin de la nature des guérisons fera mieux comprendre l'opportunité et même la nécessité de cette prescription également applicable aux placements d'office, et résultant des termes mêmes
de l'article 17, ainsi conçu :

« En aucun cas l'interdit ne pourra être remis qu'à son tu-
» teur, et le mineur qu'à ceux sous l'autorité desquels il est
» placé par la loi. »

Ceux-ci sont régis, quant aux sorties par guérison, par l'article 23, qui est ainsi conçu :

« Si, dans l'intervalle qui s'écoulera entre les rapports or-
» donnés par l'article 20, les médecins déclarent, sur le registre
» tenu en exécution de l'article 12, que la sortie peut être or-
» donnée, les chefs, directeurs ou préposés responsables des éta-
» blissements seront tenus, sous peine d'être poursuivis confor-
» mément à l'article 30, d'en référer aussitôt au préfet, qui
» statuera sans délai. »

Ces articles réclament quelques explications pour qu'on en
comprenne bien la valeur dans la pratique. On s'est demandé
bien des fois quels sont les véritables caractères de la guérison,

et quel est le moment précis auquel on doit la constater. De
même que la folie commence le plus ordinairement par une
période d'incubation dont les caractères restent longtemps méconnus, de même aussi la guérison est loin d'être réelle, quoique la manifestation délirante ait cessé. La cessation de l'excitation dans un accès de manie intermittente, la rémission de
l'état hallucinatoire, la succession du calme à l'agitation, ou
enfin la raison apparente des discours remplaçant l'incohérence,
sont dans bien des cas des signes trompeurs auxquels on a eu
plus d'une fois regret de s'être laissé prendre. Le désir de la liberté est tellement prononcé chez les malades, qu'ils savent
dissimuler avec art ou font des efforts sur eux-mêmes pour
paraître beaucoup mieux qu'ils ne sont en réalité. La réappari-
tion prochaine des accidents, quand on se laisse aller à ces apparences trompeuses, prouve souvent peu après que la disposition morbide ne faisait que sommeiller, et que le malade était à
peine entré dans la période de convalescence, si facile à confondre avec une véritable guérison. Ce serait peu s'il ne s'agis-
sait ici que d'un mécompte d'amour-propre ; mais combien de
fois n'a-t-on pas observé que ces erreurs ne sont pas sans danger ! Ces erreurs, assez rares dans les placements d'office, ont
surtout lieu dans les cas de placements volontaires, où le médecin n'est pas toujours assez influent pour lutter avantageusement contre l'impatience des familles induites en erreur par des
préjugés encore très-vivaces. On a placé le malade parce que son
excitation était gênante ou dangereuse : dès qu'il est calme,
on le prétend guéri et on réclame sa sortie, moins dans son
intérêt que dans le but d'économiser le prix de sa pension.
D'autres, moins francs dans leurs allures, témoignent la crainte
de voir la maladie s'aggraver par suite de la prolongation du
séjour dans l'asile. Quoiqu'il soit difficile de lutter contre ces
volontés persistantes, surtout quand les motifs n'en sont pas
avouables, il n'est pas moins du devoir du médecin d'éclairer
les familles sur les véritables intérêts de leurs malades, et de
leur bien faire comprendre qu'il y a souvent une grande dis-

tance entre la cessation du délire et le retour complet à la raison.
Enfin, lors même que, plus préoccupé du nombre des guérisons
que de leur solidité, le médecin serait tenté de peser un peu
moins ses décisions, il doit toujours rappeler aux familles qu'il
en est de l'aliénation mentale comme de toute autre maladie ;
qu'elle a ses *phases* et sa marche régulière à travers ses *périodes ;*
que la convalescence doit être ménagée avec le plus grand soin ;
que, pour être dissimulée pendant un intervalle en apparence
lucide, l'affection n'est pas moins prête à éclater de nouveau ;
que si l'isolement dans l'asile a contribué à atténuer les manifestations symptomatiques, le retour dans la famille replacera le
malade sous l'influence de causes contre lesquelles il n'est pas
encore capable de réagir. Le témoignage même d'un certain
nombre de malades et l'expérience acquise sont là pour attester
la parfaite opportunité de ces préceptes, qu'il faut avoir présents
à l'esprit, soit quand on veut provoquer une sortie, soit quand
il s'agit de caractériser une sortie accordée sur de pressantes
instances auxquelles il était impossible de s'opposer légalement.
Si, d'ailleurs, l'erreur est possible dans un premier accès, on ne
saurait se faire illusion quand une rechute a motivé la réintégration du malade.

Ces observations sont d'autant plus opportunes, que, la guérison n'étant pas indispensable pour que la sortie ait lieu, il faut
que, dans l'intérêt de sa responsabilité, le médecin caractérise
la signification de celle-ci. Il y a des intérêts qui se rattachent
à cette constatation. Je n'en veux citer qu'un exemple. On ac-
quiert son domicile de secours sous certaines conditions déterminées par la loi. La translation dans un asile ne modifie pas
ces conditions, et le malade conserve le même domicile primitif
pendant tout le temps de son isolement. S'il sort guéri, il peut
acquérir son domicile ailleurs : dans le cas contraire, c'est aux
frais du premier domicile que l'isolement a lieu de nouveau.
C'est ainsi qu'un imbécile, un idiot, séquestrés en raison d'accès
intercurrents d'excitation dangereuse, ne sauraient être considérés comme sortant guéris dans le cas où un état de calme per-

mettrait de les rendre à leurs familles. — Un symptôme isolé, un accident de la maladie, ne sauraient jamais être pris pour cette maladie, et on ne saurait jamais considérer comme une guérison la disparition de ce symptôme ou des résultats transitoires de cet accident.

69. Sorties pour autre motif. — En développant les principes énoncés plus haut et applicables au plus grand nombre des cas, je suis loin de prétendre qu'on doive subordonner la provocation de la sortie aux seuls cas où la guérison complète est constatée. Il arrive en effet quelquefois que si la séquestration a été nécessaire pour préparer la guérison, celle-ci ne peut être consolidée et même obtenue qu'en faisant cesser une mesure qui, à un moment donné, a produit tout ce qu'elle a pu, et qui, dans l'intérêt bien entendu du malade, n'aurait plus sa raison d'être. Une sortie opportune est, par exemple, indiquée pour juger la nostalgie qu'on a vue conpliquer l'aliénation mentale. Il faut, dans d'autres cas, faire sortir au début de la convalescence, pour que la reprise d'occupations habituelles ou l'accomplissement d'un voyage amènent une réaction salutaire. Mais bien souvent aussi on irait contre le but qu'on se propose, si on provoquait une sortie prématurée, quand l'individu exerçant une profession mécanique présente encore dans sa constitution une faiblesse s'opposant à la reprise immédiate de son travail. C'est dans un cas de ce genre qu'on peut craindre l'abus d'excitants qui, au lieu de relever les forces, contribueraient au contraire à produire une rechute prochaine.

Ces citations, auxquelles je pourrais en joindre beaucoup d'autres, nous prouvent donc qu'en dehors de la guérison constatée après convalescence confirmée, il est des cas où la sortie doit être provoquée soit auprès des familles, soit auprès de l'autorité, pour satisfaire à des indications thérapeutiques. S'il faut prendre des précautions contre les sorties prématurées, il faut aussi éviter avec soin les sorties tardives. Du reste, dans tous les cas, il ne faut jamais oublier qu'avant de prendre une détermination, on doit, tout en prenant en considération la situation du malade, ne pas perdre de vue la nature du milieu dans lequel on va le placer; car c'est souvent même dans ce milieu qu'on rencontre les principales conditions pathogéniques.

Ce qui précède nous indique suffisamment que, quelle que soit l'organisation du service médical dans un asile, c'est au médecin en chef seul qu'incombe la responsabilité des déterminations à prendre, et que les constatations inscrites au registre matricule doivent toujours être motivées. Sans donner lieu toutefois aux développements que comporte la rédaction d'une observation, elles doivent caractériser l'état du malade au moment de sa sortie et spécifier les motifs de cette sortie. Cette obligation est plus pressante encore quand il s'agit de déterminer que la sortie doit ou peut avoir lieu.

Elle peut avoir lieu dès que le certificat constate que le malade n'est nuisible ni pour les autres ni pour lui-même. Cette appréciation préventive, facile à établir dans certains cas, présente quelquefois des difficultés sérieuses. Mais ce que nous avons dit plus haut sur le danger que les aliénés peuvent faire courir à l'ordre public et à la sécurité des personnes, suffit pour indiquer la nature et la portée des constatations de ce genre. L'impulsion irrésistible au suicide nous paraît être un obstacle à la sortie; car la société doit couvrir d'une protection non moins efficace le malheureux qui attente à ses jours. Du reste, dans ces appréciations, le médecin ne doit relever que de sa conscience, il ne doit subir la pression d'aucune considération étrangère; car son opinion, fût-elle dictée par un scrupule exagéré, ne saurait jamais être abusive en présence de l'article 16 de la loi, en vertu duquel le préfet pourra toujours ordonner la sortie immédiate des personnes placées volontairement dans les établissements d'aliénés. Il est arrivé en outre que, nonobstant l'avis du médecin, des sorties ont été ordonnées en vertu de l'article 16 appliqué à des placements d'office, pour diminuer la population d'un asile et maintenir l'effectif arbitrairement fixé. On ne saurait contester la légalité de la mesure, mais on ne saurait que fort rarement en admettre la convenance ou l'opportunité. L'expérience, au contraire, en a démontré les inconvénients et surtout l'inutilité. Ces sorties ont donné lieu à des réintégrations presque immédiates, ou ont soulevé de vives réclamations auxquelles donne toujours lieu toute décision ayant le cachet d'une inhumaine économie.

Il ne faut pas, du reste, se faire illusion à cet égard. L'utilité, la nécessité même de l'isolement, dépendent non-seulement de l'état intrinsèque du malade, mais encore de ses conditions d'existence et de la nature du milieu dans lequel il est appelé à vivre. La question de la sortie emprunte donc les éléments de sa solution aux considérations qui ont motivé l'admission dans l'asile. C'est surtout à l'égard des indigents, comme nous l'avons déjà indiqué, qu'il importe de prendre les précautions les plus minutieuses. Outre qu'on doit surtout prolonger en leur faveur la convalescence, si on veut que la guérison soit durable, il est nécessaire, pour juger la possibilité de la sortie, quand l'aliénation mentale existe encore, de prendre en sérieuse considération les rapports probables du malade avec le milieu dans lequel on doit le placer, la spontanéité dont il est susceptible, et le degré de réaction qu'il peut opposer aux difficultés de la vie. Tel qui, jouissant d'un revenu et entouré d'une famille, peut impunément promener au dehors ses conceptions délirantes, ne peut pas sortir de l'asile si la misère lui fait une loi d'un rude labeur dont il est incapable, ou s'il est privé de toute protection tutélaire par la perte ou l'absence des membres de sa famille qui lui doivent légalement des aliments. L'état des sentiments affectifs révèle encore à ce sujet des indications précieuses, qui permettent d'apprécier si le malade est capable d'accepter la tutelle qui doit le protéger contre les conséquences d'un délire qui s'exagère quand il n'est pas contenu par un régulateur influent. C'est ce qui arrive surtout quand le délire est compliqué d'une vive excitation érotique, ou qu'il coïncide avec une impulsion dipsomaniaque intermittente ou continue. Ce n'est souvent qu'après différents essais que le médecin peut,

en parfaite connaissance de cause, déterminer les chances
d'amélioration qui peuvent résulter de la sortie, les avantages
souvent contestables de la vie de famille, incompatible avec
l'état du plus grand nombre, et enfin la nécessité de maintenir
l'isolement. En entrant dans ces détails, j'ai eu moins pour but
de tracer une règle à mes confrères que de répondre aux objections de ceux qui, voyant s'accroître la population d'un asile,
croient pouvoir imputer la responsabilité de ce fait au médecin,
qu'ils accusent de ne pas provoquer un assez grand nombre de
sorties, ou de contribuer par son avis au maintien de malades
qu'il regarde, quoique inoffensifs, comme incapables de vivre
au dehors. Le médecin donne un avis consciencieux quand on
le lui demande; mais cet avis ne lie pas l'autorité, qui peut ne
pas le suivre, et qui, par cela seul, demeure responsable des
conséquences des ordres qu'elle donne en vertu de l'art. 16.

70. Opposition à la sortie. — Jusqu'ici nous avons
vu le médecin agir par voie de conseil : la nature de son intervention se modifie quand les familles, divisées sur la question
d'isolement, ou mues par des motifs qui les rendent sourdes à
tout avis, réclament la sortie dans les formes prescrites par
l'art. 14, ainsi conçu :

« Avant même que les médecins aient déclaré la guérison,
» toute personne placée dans un établissement d'aliénés cessera
» également d'y être retenue dès que la sortie sera requise par
» l'une des personnes ci-après désignées, savoir :

» 1° Le curateur nommé en exécution de l'art. 38 de la présente loi;

» 2° L'époux ou l'épouse;

» 3° S'il n'y a pas d'époux ou d'épouse, les ascendants;

» 4° S'il n'y a pas d'ascendants, les descendants;

» 5° La personne qui aura signé la demande d'admission, à
» moins qu'un parent n'ait déclaré s'opposer à ce qu'elle use
» de cette faculté sans l'assentiment du conseil de famille;

» 6° Toute personne à ce autorisée par le conseil de famille.

» S'il résulte d'une opposition notifiée au chef de l'établisse-

» ment par un ayant cause, qu'il y a dissentiment, soit entre
» les ascendants, soit entre les descendants, le conseil de
» famille prononcera.

» Néanmoins, si le médecin de l'établissement est d'avis que
» l'état mental du malade pourrait compromettre l'ordre public
» ou la sûreté des personnes, il en sera donné préalablement
» connaissance au maire, qui pourra ordonner immédiatement
» un sursis à la sortie, à la charge d'en référer dans les 24 heures
» au préfet. Ce sursis provisoire cessera de plein droit à l'ex-
» piration de la quinzaine, si le préfet n'a pas, dans ce délai,
» donné d'ordres contraires, conformément à l'article 21 ci-
» après. L'ordre du maire sera transcrit sur le registre en exé-
» cution de l'art. 12. En cas de minorité ou d'interdiction, le
» tuteur pourra seul requérir la sortie. »

Nous remarquons d'abord que cet article établit une sorte de
hiérarchie entre les intérêts qui s'entrechoquent souvent autour de cette question de sortie, fondée sur des motifs bien divers,
et soulevée trop souvent pour faciliter la conclusion de certaines affaires de famille qu'on veut régler en dehors de tout
contrôle, sauf à ramener le malade quand il redevient gênant.
L'antagonisme des intérêts en présence est souvent suffisant
pour prévenir ces abus, surtout quand le conseil de famille est
appelé à délibérer. La vigilance du directeur-médecin doit être
en éveil à cet égard, et si son influence ne parvient pas à prévenir des faits regrettables, c'est sur le registre matricule qu'il
doit noter avec soin toutes les circonstances de la sortie, dont
l'art. 15 l'oblige à rendre compte. Cet article est ainsi conçu :

« Dans les 24 heures de la sortie, les chefs, préposés ou
» directeurs en donneront avis aux fonctionnaires désignés
» dans le dernier paragraphe de l'art. 8, et leur feront con-
» naitre le nom et la résidence des personnes qui auront retiré
» le malade, son état mental au moment de sa sortie, et, autant
» que possible, l'indication du lieu où il aura été conduit. »

71. Intervention de l'autorité judiciaire. —
Enfin, le législateur, dont nous avons vu la sollicitude s'étendre

sur toutes les circonstances de la vie de l'aliéné pour assurer son rétablissement, n'a rien négligé, d'un autre côté, pour assurer toutes garanties à la liberté individuelle. C'est dans ce but qu'il a prévu le cas où l'intervention de l'autorité judiciaire devra suppléer celle de l'autorité administrative et la contrôler, ou vaincre un mauvais vouloir, de quelque part qu'il pût venir. Tel est l'objet de l'article 29, qui renferme les dispositions ci-après :

« Toute personne placée ou retenue dans un établissement » d'aliénés, son tuteur si elle est mineure, son curateur, tout » parent ou ami, pourront, à quelque époque que ce soit, se » pourvoir devant le tribunal du lieu de la situation de l'éta- » blissement, qui, après les vérifications nécessaires, ordonnera, » s'il y a lieu, la sortie immédiate.

» Les personnes qui auront demandé le placement, et le pro- » cureur impérial d'office, pourront se pourvoir aux mêmes fins.

» Dans le cas d'interdiction, cette demande ne pourra être » formée que par le tuteur de l'interdit.

» La décision sera rendue sur simple requête, en chambre du conseil et sans délai. Elle ne sera pas motivée.

» La requête, le jugement, et les autres actes auxquels la » réclamation pourrait donner lieu, seront visés pour timbre et » enregistrés en débet. »

72. Sanction pénale. — Nous ne saurions trop appeler l'attention de nos confrères sur l'importance des prescriptions légales que nous venons d'analyser. Ce serait à tort qu'on les regarderait comme des formalités facultatives qu'on peut impunément passer sous silence. Les articles 30 et 41 nous montrent que leur utilité a une sanction légale qu'il ne faut pas perdre de vue.

« Les chefs, directeurs ou préposés responsables ne pourront, » sous les peines portées par l'article 120 du Code pénal, retenir » une personne placée dans un établissement d'aliénés, dès que » la sortie aura été ordonnée par le préfet aux termes des » articles 16, 20 et 23, ou par le tribunal aux termes de l'ar-

» ticle 29, ni lorsque cette personne se trouvera dans les cas
» énoncés aux articles 13 et 14 » (art. 30).

« Les contraventions aux dispositions des articles 5, 8, 11,
» 12, du second paragraphe de l'art. 13, des articles 15, 17,
» 20, 21, et du dernier paragraphe de l'art. 29 de la présente
» loi, et aux règlements rendus en vertu de l'article 6, qui
» seront commises par les chefs, directeurs ou préposés res-
» ponsables des établissements publics ou privés d'aliénés, et
» par les médecins employés dans ces établissements, seront
» punis d'un emprisonnement de cinq jours à un an, et d'une
» amende de 50 fr. à 3,000 fr., ou de l'une ou l'autre de ces
» peines.

» Il pourra être fait application de l'article 463 du Code
» pénal » (art. 41).

Nous devons faire remarquer à cette occasion que l'art. 463
du Code pénal, permettant l'atténuation de la peine, n'est pas
applicable au cas prévu par l'art. 30, qui prononce une peine de
six mois à deux ans d'emprisonnement, et une amende de
16 fr. à 200 francs, sans préjudice des dommages-intérêts que
la personne retenue ou sa famille seraient en droit de réclamer.

La destitution pour le directeur d'un établissement public, le
retrait de l'autorisation pour celui d'un établissement privé,
seraient en outre la conséquence administrative des peines
encourues.

L'analyse que nous venons de faire des dispositions de la loi
nous a fait passer successivement en revue les minutieux détails
qui engagent la responsabilité du directeur-médecin, dont la
mission ne consiste pas seulement à traiter, soulager ou guérir,
mais qui doit être toujours prêt à motiver, à justifier au besoin
tous ses actes dans leurs rapports avec les prescriptions légales.
La forme même des constatations n'est pas indifférente, et le
praticien doit être bien pénétré de l'idée qu'elles ont un caractère médico-légal qui en constitue toute la valeur. Un service
régulièrement fait, une observation attentive, un personnel
doué d'aptitudes spéciales : telles sont les conditions essentielles

pour sauvegarder la responsabilité médico-administrative. C'est dire assez que le service médical d'un asile diffère essentiellement de ce qu'il est dans un hôpital ordinaire. Pendant que la pratique hospitalière n'est qu'un épisode dans la vie du praticien, elle absorbe l'existence tout entière du directeur-médecin.

73. Aliénés militaires. — La loi, en s'occupant des aliénés en général, n'a pas adopté de dispositions spéciales pour certaines catégories exceptionnelles. Si le militaire atteint d'aliénation mentale est admis provisoirement dans les hôpitaux militaires ou dans les services militaires des hôpitaux civils, c'est toujours sur les asiles d'aliénés qu'on le dirige quand son état est bien constaté. C'est par les intendants, sur l'autorisation du ministre de la guerre, que l'admission est réclamée. Ces placements, considérés comme volontaires, sont par conséquent régis par l'art. 8 et les autres articles de la loi qui s'y rattachent. La sortie a lieu, ainsi que cela se pratique dans les autres hôpitaux de l'armée, soit par guérison, soit par réforme. Dans ce dernier cas, la proposition en résulte, soit des certificats périodiques réclamés par les instructions militaires, soit de rapports spéciaux indiquant l'inaptitude absolue au service. Les décisions militaires varient suivant que l'affection est ou non la conséquence du service. Mais dans tous les cas, le temps d'épreuve est assez long pour permettre d'arriver à bien préciser le pronostic. On a quelquefois observé même qu'après une guérison qui rend la sortie obligatoire, le militaire conserve certaines bizarreries de caractère peu compatibles avec la plupart des exigences de la discipline. Il est du devoir du médecin de signaler ces faits à l'autorité militaire, qui ne manque jamais d'apprécier ces observations avec la sollicitude la plus attentive. Un changement de corps, un congé de convalescence, ou le placement dans une position plus calme, sont, quand la réforme n'est pas indiquée, des mesures paternelles qui consolident la guérison et préviennent une rechute. Nous avons eu plus d'une fois l'occasion de constater les bons résultats de cette bienveillante sollicitude de l'administration militaire. Les explications qui précèdent s'appliquent aux officiers comme aux soldats.

74. Aliénés condamnés. — C'est sans doute parce qu'il a regardé comme effacées par la maladie toutes les circonstances qui l'ont précédée, que le législateur n'a édicté aucune disposition spéciale relative aux condamnés atteints d'aliénation mentale, et a implicitement autorisé leur admission dans les asiles spéciaux. Les auteurs qui ont examiné cette question ne sont pas d'accord sur la solution à lui donner. Les uns, confondant dans la même catégorie tous les aliénés criminels, que le crime fût ou non la conséquence de la maladie, ont réclamé ou une maison spéciale pour les recevoir, ou au moins la construction dans chaque asile d'un quartier dit de sûreté, où ils seraient complétement isolés des autres malades. D'autres ont borné cette réserve pour les criminels seulement atteints d'aliénation mentale postérieurement à la condamnation. Sans avoir la prétention de juger entre ces opinions, je dois faire remarquer que l'expérience n'a pas fourni d'arguments en faveur de ces créations dispendieuses. Les quartiers de sûreté, là où ils sont élevés, et même dans les centres les plus populeux, ont été ou inutiles, ou affectés à une tout autre destination, et les asiles situés dans le voisinage des maisons centrales n'ont jamais eu à regretter l'absence d'une prison de ce genre, à laquelle peut, au besoin, suppléer l'habitation particulière dont nous avons parlé plus haut. Ce besoin se fait encore moins sentir quand on examine les faits en eux-mêmes. Pouvons-nous rationnellement admettre une différence entre l'aliéné que son état maladif a irrésistiblement poussé à commettre un acte coupable, et celui qui a été arrêté avant que ses conceptions délirantes, aboutissant au même but, l'aient complétement entraîné, ou qu'une occasion favorable se soit présentée. L'irresponsabilité est la même dans les deux cas : c'est donc l'état pathologique qui doit être seul en question et déterminer les conditions du classement. Il est, d'un autre côté, très-rare que le criminel endurci devienne aliéné; et quand cela arrive, l'idiosyncrasie du sujet est tellement modifiée, que le passé s'efface et se fond dans les phénomènes de l'actualité. Quant aux condamnés que nous fournissent quelquefois les prisons, nous les distinguons en deux catégories : Nous comptons dans la première des individus chez lesquels les circonstances de l'acte commis, les péripéties de l'instruction et de la condamnation, et enfin le régime de la prison, ont, sous l'empire du remords, développé une prédisposition antérieure. Nous trouvons, au contraire, dans la seconde des sujets dont la condamnation a été le résultat d'une erreur judiciaire, en ce sens que les actes pour lesquels ils ont été condamnés se rattachaient à un état d'aliénation mentale préexistant méconnu pendant la procédure et aggravé plus tard par l'influence du régime cellulaire. Si, en eux-mêmes, ces faits, dont nous venons de définir la nature, sont loin de constituer une spécialité pathologique, ils perdent encore plus de leur importance quand on considère leur peu de fréquence. Lorsque, comme l'a constaté le docteur Gutsch dans un récent mémoire, 2,600 détenus ont, en 14 ans, fourni 84 aliénés, soit une moyenne de 6 par an, on comprend facilement l'inutilité d'une institution ou d'un quartier spécial pour ces malades en général illettrés, adynamiques, et n'ayant que peu de chances de longévité.

Quand les condamnés guérissent avant l'expiration de leur peine, ils sortent de l'asile pour retourner en prison achever l'acquittement de leur dette envers la justice. Dans le cas contraire, et quand la maladie subsiste encore après la durée de la réclusion fixée par le jugement, un arrêté du préfet, rendu sur le rapport du médecin de l'asile, maintient le malade dans l'établissement au compte de qui de droit. L'admission des condamnés est prononcée par le préfet à la demande de l'autorité judiciaire, qui quelquefois provoque aussi le placement de sujets sur l'état mental desquels on a conçu des doutes dans le cours de l'instruction. Le médecin de l'asile agit alors en qualité d'expert, et prête serment entre les mains du magistrat qui l'a commis. Les réflexions que nous avons faites plus haut s'appliquent à la constatation de la guérison des malades de ces diverses catégories, et nous ne devons pas être étonnés si dans ces cas l'autorité administrative ne se prononce qu'après une minutieuse enquête, et réclame même l'intervention de la magistrature si l'interdiction a été prononcée dans le cours de la maladie.

75. Évasions. — Sorties à titre d'essai. — Décès. — Autopsies. — L'état mental des malades doit être soigneusement constaté en cas d'évasion ou de sortie d'essai, afin de justifier la réintégration prochaine. Mais quand la sortie a eu lieu soit pour guérison, soit par décision régulière de l'autorité supérieure, la réadmission dans l'asile ne peut avoir lieu qu'après l'accomplissement des formalités prescrites pour la première admission. On s'est demandé si ces mutations nécessitent chaque fois une nouvelle inscription au registre matricule. La loi et les instructions ne précisent rien à cet égard. Mais nous pensons que dans le cours de l'année un seul article peut suffire à toutes les mutations. Il n'y a lieu d'ouvrir un nouvel article qu'autant que l'aliéné réadmis est sorti dans le cours de l'année précédente.

Les articles que nous venons d'analyser, les commentaires qui les accompagnent, nous montrent la surveillance tutélaire de l'autorité publique suivant le malade au moment de son admission dans l'asile, pendant son séjour et jusqu'à sa sortie. Les règlements ont encore eu soin de spécifier les mesures à prendre quand ils viennent à succomber. L'instruction ministérielle du 20 mars 1857 prescrit à cet égard les dispositions ci-après :

« En cas de décès d'un aliéné, le directeur est tenu d'en » donner avis dans les vingt-quatre heures à l'officier de l'état » civil, et de faire inscrire sur un registre spécial les détails et » les renseignements nécessaires à la rédaction de l'acte de » décès, conformément à l'article 80 du Code Napoléon.

» En cas de décès par suite de suicide ou de meurtre,

» le directeur appelle un officier de police à constater avec le
» médecin l'état du cadavre et les circonstances se rapportant
» au décès.

» Le médecin en rédige un procès-verbal qui est transcrit
» sur le registre légal à la suite des annotations mensuelles. »

C'est dire assez, comme le prescrit d'ailleurs un autre article de la même instruction, que chaque décès doit être constaté avec-soin, et que si les autopsies sont faites en général dans un but scientifique, le procès-verbal qui en est rédigé devient quelquefois une précieuse garantie légale.

La même instruction décide en outre que, hors les cas d'investigation médico-légale, l'autopsie ne peut avoir lieu quand la famille a formé une opposition écrite.

Il est des départements où des arrêtés préfectoraux prescrivent à l'administration de l'asile de livrer aux études anatomiques de l'école préparatoire de médecine les sujets non réclamés par les familles. Rien ne prouve que cette exigence soit fondée en droit; et en la formulant, on a oublié que l'asile d'aliénés doit être un foyer d'études dont les investigations anatomiques font essentiellement partie, et que là aussi il y a des élèves qu'on ne saurait priver de ce précieux élément d'instruction. Ce qui milite en outre contre cette mesure, c'est l'impression fâcheuse qu'elle exerce sur la population, à laquelle on ne parvient pas à en dissimuler l'exécution. Si autrefois les établissements publics inspiraient tant de répugnance, c'est qu'on apportait en général peu de soins aux sépultures. Malgré l'affaiblissement de bien des croyances, le respect des morts subsiste, et il ne faut y porter atteinte par aucune mesure. Nous devons constater qu'aujourd'hui les asiles ont surtout conquis la confiance publique par la décence des enterrements, la suppression des fosses communes, et la pompe religieuse qui accompagne à sa dernière demeure le convoi du pauvre aussi bien que celui du riche.

76. Patronage. — Quoique la loi ait fait pour l'aliéné tout ce qu'elle pouvait, sa protection, qui l'accueille au moment de son admission dans l'asile, cesse pour ainsi dire au moment où il quitte l'établissement. Le docteur Falret, qu'on rencontre partout où s'établit une alliance intime entre la science et la charité, a le premier signalé cette lacune et formulé le principe du patronage, dont il a poursuivi l'organisation. Il serait à désirer que cet exemple fût suivi partout, et on a souvent à regretter que l'application de cette donnée soit si rare. Intermédiaire entre le pauvre et l'autorité avant l'admission, protecteur des intérêts du malade, dont il entretient les relations de famille pendant la durée de l'isolement, le patron veille surtout sur lui au moment de sa sortie. Si un don pécuniaire suppléant à l'insuffisance du pécule fait face aux premiers besoins et aux nécessités les plus urgentes de la vie, c'est au patronage bienveillant qu'il appartient de procurer au convalescent un travail rémunérateur que des préjugés et des préventions lui refusent trop souvent. Le patronage sera d'autant plus efficace qu'il sera moins isolé. Une association charitable obtiendra des résultats que ne pourraient atteindre des efforts individuels; elle agira par la contagion de l'exemple. Le patronage exerce une influence préventive contre les rechutes; et au moment surtout où on se préoccupe si vivement de l'augmentation de la population des asiles, nous ne comprenons pas comment on néglige le seul moyen efficace de la prévenir.

Ce n'est point ici le lieu d'entrer dans les détails de l'organisation des sociétés de patronage, dont le gouvernement a toujours encouragé les efforts là où ils se sont manifestés; mais nous ne saurions trop encourager nos confrères à travailler à la propagation de cette idée. Énoncer ce vœu, c'est en préparer la réalisation dans ce pays où la charité privée a toujours été animée d'un zèle si ardent en faveur de toutes les infortunes, et où un appel chaleureux ne tarderait pas à rallier un grand nombre d'adhérents.

Ce n'est pas seulement à ce point de vue que le patronage est d'une haute importance. Partout où il s'est installé, il a détruit les préjugés qui regardent avant tout l'asile comme un lieu de séquestration où l'infortuné qu'on y introduit perd tous ses droits, toutes ses affections. L'asile, nous ne saurions trop le répéter, est un établissement de bienfaisance où le malade vient demander à des soins médicaux éclairés le rétablissement de sa santé. Son placement dans un asile n'a pas une autre signification, quelles que soient les formalités qui le précèdent, et il n'y a pas plus détention que dans le cas d'admission dans un hospice ordinaire d'un infirme qui y vient demander refuge, protection, et soulagement des maux qu'il endure. Voilà l'esprit de la loi, voilà comment elle doit être comprise, et voilà comment elle est appliquée.

CHAPITRE IV.

ENTRETIEN DES ALIÉNÉS.

77. Dispositions légales. — 78. Prix de journée. — 79. Anciennes entreprises. — 80. Éléments du prix de journée. — 81. Frais généraux. — 82. Prix de revient. — 83. Classes de pension. — 84. Dépenses individuelles. — 85. Excédant de recettes. — 86. Amortissement de la dette de l'assistance. — 87. Répartition de la dépense d'assistance. — 88. Recouvrement.

77. Dispositions légales. — Après avoir constitué les asiles d'aliénés, après avoir entouré l'isolement de toutes les garanties légales désirables, l'œuvre du législateur aurait été incomplète s'il n'avait assuré à l'institution les ressources financières, élément essentiel de la sanction des prescriptions légales. Autrefois on s'en rapportait aux élans de la charité. Des legs, des donations auraient pourvu à tous les besoins; mais aujourd'hui on éprouverait des mécomptes si on comptait sur cette éventualité. On apprécie d'autant mieux le mérite de la loi de 1838 quand on assiste, dans le sein de certaines assemblées, aux discussions économiques que soulève l'allocation des crédits à ouvrir dans les budgets départementaux pour cette partie importante de l'assistance publique. Les erreurs varient suivant les localités; mais toutes, à quelques exceptions près, aboutissent à marchander ou à réduire les secours, à méconnaître la virtualité de l'asile, à spéculer d'une manière inintelligente sur les bénéfices que peut lui procurer son pensionnat, et à escompter le présent sans aucun souci de l'avenir. La lutte a été vive dès le début, et la vérité a eu beaucoup de peine à se faire jour. Mais, quoiqu'il se soit accompli un notable progrès dans les idées, il est toujours opportun d'analyser et de commenter les dispositions légales qui assurent au service des aliénés la dotation qui lui est nécessaire. Nous poursuivons par là un double but : combattre les erreurs qui se manifestent encore, et donner une base certaine aux décisions administratives qui sont la conséquence immédiate de la loi.

Elles sont fournies par les articles 26, 27, 28, qui complètent l'organisation du service, et ont donné à l'autorité publique une arme précieuse pour arriver, malgré les résistances locales, à remplir toutes ses obligations.

« La dépense de l'entretien, du séjour et du traitement des
» personnes placées dans les hospices ou établissements publics
» d'aliénés sera réglée d'après un tarif arrêté par le préfet.

» La dépense du séjour, de l'entretien et du traitement des
» personnes placées par les départements dans les établisse-
» ments privés, sera fixée par les traités passés par le dépar-
» tement conformément à l'article 1er » (art. 26).

« Les dépenses énoncées en l'article précédent seront à la
» charge des personnes placées, et, à leur défaut, à la charge
» de ceux auxquels il peut être demandé des aliments, aux
» termes de l'article 205 et suivants du Code civil.

» S'il y a contestation sur l'obligation de fournir les aliments,
» ou sur leur quotité, il sera statué par le tribunal compétent
» à la diligence de l'administrateur désigné en exécution des
» articles 31 et 32.

» Le recouvrement des sommes dues sera poursuivi et opéré
» à la diligence de l'administration de l'enregistrement et des
» domaines » (art. 27).

« A défaut ou en cas d'insuffisance des ressources énoncées
» en l'article précédent, il y sera pourvu sur les centimes

» affectés par la loi des finances aux dépenses ordinaires du
» département auquel l'aliéné appartient, sans préjudice du
» concours de la commune du domicile de l'aliéné, d'après les
» bases proposées par le conseil général sur l'avis du préfet et
» approuvées par le gouvernement.

» Les hospices seront tenus à une indemnité proportionnée
» au nombre des aliénés dont le traitement ou l'entretien étaient
» à leur charge, et qui seraient placés dans un établissement
» spécial d'aliénés.

» En cas de contestation, il sera statué par le conseil de
» préfecture » (art. 28).

78. Prix de journée. — Quoique l'exécution de ces
articles rentre exclusivement dans les attributions de l'autorité
publique, leur examen intéresse néanmoins le directeur-médecin, en raison des questions complexes que soulève l'application
de ces dispositions. C'est pourquoi nous allons placer sous les
yeux du lecteur des considérations d'une utilité incontestable.

La question du prix de journée est intimement liée à la signification légale de l'asile d'aliénés ; et si dès le début elle a pu
être résolue arbitrairement au préjudice des malades, l'adoption
d'un règlement déterminant tous les détails du régime intérieur
ne permet plus ces fixations hasardées où, dans les premiers
temps, la question d'économie l'emportait le plus souvent sur
celle de l'humanité. La loi de 1838 n'a pas créé ce système : elle
en a moralisé l'application en l'empruntant aux entreprises à
forfait que certains départements avaient alors l'habitude de
confier à des congrégations religieuses, qui, moyennant un prix
fixe, devaient pourvoir aux besoins des malades, mais à la condition qu'il n'existât ni règlement ni contrôle. On comprend les
abus qui devaient résulter de cette organisation, qui faisait descendre l'institution charitable au niveau d'une spéculation mercantile au profit du gérant, et mettait à la charge des subventions
des améliorations dont, sous un prétexte ou sous un autre, on
se montrait fort avare.

79. Anciennes entreprises. — L'application de la loi

au moment où une administration régulière prit la direction des asiles placés sous le régime de l'entreprise, amena immédiatement l'élévation d'un prix de journée dont jusqu'alors on avait admiré l'exiguité sans se rendre compte des résultats obtenus. C'était au premier abord un écueil en présence des préjugés locaux qui repoussaient la nouvelle forme d'administration, et qui la représentaient comme nuisible à l'équilibre des finances des départements. La réponse à cette objection se trouvait naturellement dans l'examen comparatif des obligations administratives et de celles dans le cercle desquelles les anciennes entreprises s'étaient constamment maintenues.

En premier lieu, la loi exigeait un service médical spécial et régulier là où on s'en était passé jusqu'alors. Les revenus de l'asile, considérés comme deniers publics, devaient faire l'objet d'une comptabilité parfaitement inutile lorsqu'on en attribuait la propriété à l'entrepreneur. La substitution de la vie commune à la vie cellulaire exigeait d'étendre les moyens de surveillance, parfaitement superflus à l'époque où le rôle d'un très-petit nombre de gardiens se bornait à prévenir les violences ou les évasions par une réclusion presque permanente. Enfin, la nécessité imposée à l'administration de rendre compte de tous ses actes et de pourvoir à l'exécution de toutes les prescriptions de la loi, réclamait l'adjonction d'employés dont on n'avait que faire sous un régime sans contrôle et sans obligations précises. Nous pourrions successivement passer en revue tous les détails de l'existence des aliénés à cette époque, et nous verrions comment et pourquoi les dépenses relatives au couchage, au vestiaire, à l'éclairage, et au chauffage, très-minimes alors, se sont considérablement accrues depuis que la vie des aliénés est devenue plus active et plus normale. Mais il nous suffira de rappeler que l'administration légale a introduit parmi les aliénés l'usage de la viande et du vin, qui leur était presque entièrement inconnu, et qu'elle a en outre tenu à améliorer la qualité du pain et à introduire dans le régime alimentaire une variété de composition et de condimentation qu'on avait jugée inutile vis-à-vis de gens privés de leur raison. Ces rapprochements suffiraient pour faire comprendre que l'entreprise, peu profitable aux malades, n'était pas avantageuse pour le pays ; que l'exiguité apparente de la dépense produisait une exiguité trop réelle dans le régime, et que, pour apprécier le mérite d'un prix de journée, il faut d'abord se rendre compte de ce qu'il donne. Le prix de pension payé par ou pour les malades doit donc contenir toutes les dépenses qui leur sont propres, et fournir en même temps à l'administration les moyens nécessaires pour pourvoir aux indications générales du service et de la gestion. Il doit moins représenter une dépense annuelle déterminée, que constituer la moyenne d'une série d'années : de telle sorte que, supérieure dans un temps à la dépense réelle, il produise alors un excédant de recettes propre à couvrir plus tard un déficit presque inévitable. C'est encore dans le prix de journée que l'asile doit puiser les ressources nécessaires au complément ou au progrès d'un service qui s'accroît, et dont les exigences n'ont pas encore dit leur dernier mot. Nous verrons même plus loin comment on pourrait y mettre ce qui amènerait tôt ou tard l'amortissement au moins partiel de la dette de l'assistance.

80. Éléments du prix de journée. — Pour déterminer le prix de journée, il faut donc commencer par entrer dans tous les détails du service, préciser exactement leur valeur financière, et éviter ces fixations *à priori* reposant trop souvent sur des considérations étrangères au sujet, ou sur des préventions qu'une étude approfondie des questions ne tarde pas à dissiper. Cette tâche a été remplie par l'administration médicale, qui seule pouvait coordonner tous les éléments du problème, dont la solution a été assurée par la loi, qui confie au préfet la fixation du tarif d'après des données que nous allons successivement examiner.

Le prix de journée n'a donc pas une valeur absolue. Il varie d'une région à une autre, et l'asile le plus riche n'est pas toujours celui qui reçoit le taux le plus élevé. La situation de l'établissement en deçà ou au delà des limites de l'octroi, la fluctuation des prix de certaines denrées, certaines difficultés d'approvisionnement, sont des circonstances dont on ne saurait méconnaître l'influence. Mais ce qui doit surtout être mis en ligne de compte, c'est le chiffre de l'effectif moyen, qui, suivant qu'il augmente ou diminue, réduit ou accroît la part que prend dans le prix de journée la supputation des frais généraux. Aujourd'hui que l'évaluation de ces frais repose sur des bases fixes dont on ne doit pas s'écarter, on en mesure la quotité aux indications du service plutôt qu'aux aspirations irréfléchies d'une économie mal entendue. Quant aux dépenses individuelles des malades, certaines indications non moins précises en déterminent la quotité. En fixant le tarif par application de ces données, le préfet accomplit donc un acte administratif en exécution d'une loi qui veut qu'on proportionne les ressources aux besoins, et non qu'on restreigne les besoins dans les limites de ressources trop exiguës.

81. Frais généraux. — Nous avons examiné plus haut la question de l'effectif de la population au point de vue de l'organisation générale d'un asile, et nous avons déjà fait pressentir qu'il importait de ne pas le faire descendre au dessous d'un minimum déterminé. Nous venons en outre de faire pressentir que l'accroissement de la population tend à diminuer la part individuelle des frais génér aux. Ce rapport, néanmoins, a des limites, et il ne faudrait pas, donnant à ce principe une extension irrationnelle, admettre, pour une institution de ce genre, la possibilité d'un amortissement progressif et indéfini. — Mais, tout en nous abstenant de poser un chiffre trop absolu, nous croyons pouvoir établir qu'à quelques exceptions près, le prix de revient ne dépassera guère 1 fr. 20 c.; qu'à cette condition, un asile bien constitué peut marcher avec 400 malades et prospérer avec 500. Dans un asile de 900 malades, les frais généraux sont le double de ce qu'ils seraient avec 300; et pour une population de 1,200 malades, le montant des frais généraux représente la somme des frais de deux asiles de 400. Quelques confrères, n'envisageant la question qu'à un seul point de vue, ont pour

un moment contesté les avantages résultant de ces aggloméra-
tions considérables, et surtout ont fait ressortir les inconvénients
inhérents à une situation dans laquelle l'attention du médecin
doit s'éparpiller sur un trop grand nombre. Mais nous devons
envisager l'institution dans son ensemble, y voir la solution
économique de l'assistance en même temps que celle de l'organisation, concilier ces deux termes, n'en sacrifier aucun, et faire
marcher de pair les indications du traitement avec l'obligation
d'y faire participer un plus grand nombre d'individus. C'est
à cette époque surtout où la valeur monétaire éprouve une
notable dépréciation, que tous les intérêts se trouvent bien
d'une juste appréciation des conditions financières de l'institution.

82. Prix de revient. — Le prix de journée, avons-
nous dit plus haut, doit contenir toutes les dépenses, en admettant que l'asile ne contienne que des indigents, et on doit
repousser tout système qui aboutirait à dissimuler son insuffisance par un prélèvement sur le prix payé soit par les aliénés
pensionnaires ou par les autres départements. Mais, comme
nous aurons lieu de le constater plus loin, il peut et doit être
atténué par le produit du travail professionnel et par l'organisation de la culture, et c'est seulement par le large développement de ces deux puissants moyens d'action, qu'on peut lutter
avec avantage contre la dépréciation monétaire. C'est un élément de fondation qui amortit une partie des frais généraux,
en même temps que, comme l'expérience le démontre chaque
jour, les principes d'hygiène physique et morale y trouvent une
salutaire application.

83. Classes de pension. — L'asile public doit, avant
tout, faire la part de l'assistance. C'est l'obligation qui le lie
au fondateur et qui définit le caractère indélébile de la fondation. Mais, ce devoir accompli, les établissements sont naturellement conduits à faire leur part en ouvrant largement leurs
portes aux malades placés par les familles, et en établissant des
classes correspondant à des exigences plus ou moins coûteuses.

Si quelques familles très-riches vont encore dans des établissements privés réclamer un isolement plus complet ou des conditions exceptionnelles, les fortunes moyennes viennent aujourd'hui demander des soins moins coûteux et tout aussi intelligents aux asiles publics, qui offrent en outre toutes les garanties légales. L'asile fait encore ici acte d'assistance, en mettant à la portée de toutes les fortunes des soins qui autrefois ne s'achetaient qu'au prix de sacrifices énormes.

84. Dépenses individuelles. — On distingue les dépenses en générales et individuelles. Les premières constituent l'ensemble de l'organisation générale, ou se rattachent à certains groupes. Mais dans les fluctuations de population, pourvu que le nombre des groupes ne se modifie pas, la moyenne proportionnelle des dépenses générales reste invariable, attendu que la réduction d'un côté correspond à l'augmentation des moyens de surveillance de l'autre.

Si donc nous représentons par D l'ensemble des dépenses générales, par P la dépense personnelle, et par n le chiffre de la population, le budget aura pour représentation D $+ n$P, et le prix de journée aura pour expression $\dfrac{D}{n} + P$. Ce n'est pas ici le lieu d'examiner les variations que tels ou tels faits peuvent introduire dans les éléments de la formule; nous les étudierons en même temps que les articles du budget des dépenses. Quand l'asile admet des pensionnaires, ceux-ci participent d'abord aux frais généraux comme unités similaires, puis on tient pour eux un compte spécial des frais de surveillance qui leur sont propres; on ajoute à cette supputation les dépenses personnelles, et on complète enfin l'évaluation par la valeur représentative de l'habitation, qui, négligée pour les indigents, en faveur du fondateur, constitue le bénéfice réel produit par le pensionnat. Si donc on prend l'habitation et le régime alimentaire pour bases de la classification, on voit qu'on peut ramener à trois le nombre des classes caractérisées ainsi qu'il suit :

1re classe. — Habitation spéciale, régime spécial.

2e classe. — Habitation commune, régime spécial.

3e classe. — Habitation commune, régime commun.

Toute autre subdivision introduirait dans la comptabilité des complications qui nuiraient à sa clarté. Les stipulations exceptionnelles, en dehors de ces données générales, peuvent faire l'objet d'un abonnement pour chauffage, éclairage, entretien du trousseau, surveillance spéciale, supplément d'habitation, etc. Le produit de ces conventions constitue dans le budget des recettes des articles spéciaux et distincts du produit des journées.

85. Excédants de recettes. — Ces indications sommaires, dont la valeur ressortira de calculs ultérieurs, nous montrent déjà comment, en tenant compte des fluctuations qui surviennent dans les prix des denrées, on peut réserver à l'établissement l'éventualité d'un excédant annuel de recettes qui se compose de l'habitation des pensionnaires, du travail des aliénés, et de la plus-value qu'une bonne gestion peut donner aux produits intérieurs. Calculé dans ces conditions, le prix de journée n'est que le prix de revient pour les malades entretenus par le fondateur. Pour les autres départements, il s'augmente de l'évaluation de l'habitation, et pour les pensionnaires, il est subordonné aux autres conditions du régime. Nous ferons deux parts dans cet excédant de recettes. L'une constituera ce qu'on est en général convenu d'appeler le fonds de roulement, au moyen duquel l'asile évite une dette flottante, et obtient, par l'acquittement immédiat de ses dettes, des conditions plus avantageuses pour ses marchés. La destination de l'autre constitue une réserve dont l'emploi varie suivant les circonstances. Elle assure d'abord la stabilité du tarif lorsque de mauvaises années le rendent inférieur au prix de revient; elle pourvoit aux améliorations de l'immeuble, à son agrandissement quand l'accroissement de la population l'exige; et enfin, quand il n'y a lieu de lui donner aucune de ces destinations, elle peut contribuer à accroître la fondation, soit par des achats de rente, soit par l'extension donnée à la culture.

Du moment que nous connaissons l'origine de ces excédants, ainsi que les indications qu'ils sont destinés à satisfaire, on comprend facilement que l'on méconnaîtrait le caractère essentiel de l'institution, si on laissait absorber ces bénéfices parmi les ressources départementales. Outre qu'une prétention de ce genre serait illégale, elle irait en outre contre le but qu'on se proposerait en la mettant en pratique. Peu de mots suffiront pour mettre cette vérité en évidence. En effet, le département n'est pas constitué comme les communes et les hospices, il ne peut thésauriser; il fait face au service courant, mais il ne peut rien faire en prévision de l'avenir. L'économie d'une année ne profite pas à l'année suivante, et, quoiqu'il ait pu épargner sur un exercice, tout surcroît de dépense est un sacrifice onéreux pour l'année suivante. Un tarif moyen est donc, à ce point de vue, bien préférable au tarif mobile, qui a toujours été ruineux pour les finances publiques, sous quelque forme qu'on l'ait employé. L'individualité hospitalière, au contraire, est plus compétente pour connaître les besoins de ses administrés, et surtout pour les satisfaire avec opportunité; elle peut prévoir l'avenir, constituer une réserve pour les temps difficiles, et assurer le département contre des augmentations de dépense d'autant plus désastreuses qu'elles se manifesteraient au moment même où il aurait à supporter plus de charges onéreuses. On a voulu comparer la situation faite par la loi de 1838 aux anciens marchés conclus à forfait avec les communautés religieuses. Nous avons déjà démontré plus haut que ces corporations, pour se soumettre aux mêmes obligations, auraient au moins les mêmes exigences. Il nous reste maintenant à bien déterminer la différence essentielle des deux systèmes. Aujourd'hui les ressources de l'asile ont, en conservant leur spécialité d'application, tous les caractères de deniers publics. L'administration doit non-seulement rendre compte de leur emploi, mais cet emploi est subordonné au règlement qui en est fait par décision de l'autorité publique. Une gestion régulière a remplacé une spéculation mercantile, qui, en tous cas, réalisait des bénéfices d'autant plus abusifs qu'ils n'étaient soumis à aucun contrôle. En détruisant ce système profitable aux entrepreneurs, la loi n'a pu vouloir qu'on le rétablît en faveur des départements, sous quelque forme que ce soit; et il ne faut jamais oublier que l'asile, qui avant tout doit être une institution hospitalière, ne saurait jamais être transformé en une industrie départementale dont on ne règlerait la marche qu'en vue des bénéfices qu'elle rapporterait. Il est du devoir du directeur de bien faire ressortir le danger des opinions qui tendraient à éluder l'application de la loi, et même de résister à la pression morale qu'on chercherait à exercer sur lui à cet égard. Il peut être contraint de subir une réduction abusive, quand le préfet ne se souvient pas assez qu'il est, dans ce cas, non le représentant du département, mais le délégué de l'autorité publique; mais il commettrait une faute grave en lui donnant un imprudent assentiment.

86. Amortissement de la dette de l'assistance. — En établissant, dans le paragraphe qui précède, la nécessité légale de maintenir le tarif au niveau du prix de revient, nous ne nous sommes pas moins préoccupés des moyens d'atténuer les charges publiques, ou au moins d'en prévenir l'accroissement. La production intérieure, et surtout le travail agricole, peuvent concourir à ce résultat; mais nous ne saurions partager l'illusion de quelques-uns de nos confrères qui ont cru pouvoir promettre l'amortissement du contingent départemental. D'abord, l'exploitation agricole, quels que soient ses avantages, ne peut dépasser les limites imposées par la virtualité des forces vives de la population, et ces limites sont toujours au-dessous de tous les besoins de l'agglomération. Nous verrons plus tard que, dans ces forces vives, on compte des non-valeurs résultant des nécessités du traitement rationnel, qui existe malgré les dénégations de notre excellent et habile confrère le docteur Belloc. Nous croyons avec lui à l'efficacité du travail; mais ce travail doit être subordonné au traitement, et son chef jardinier ne saurait jamais avoir la virtualité médicale. Les résultats qu'il obtient dans son asile posent une limite aux

chances d'amortissement, qu'il exagère parce qu'il ne calcule
pas exactement la portée des moyens d'action. Mais, quelle que
soit la portée de l'atténuation des frais d'assistance par le travail, on se demande avec raison : Pourquoi exonérer le département plutôt que les communes, dont les ressources sont plus
limitées? Le seul résultat auquel on puisse tendre, c'est l'amortissement graduel et progressif des frais généraux par l'accroissement des produits intérieurs, l'achat annuel de rentes sur
l'Etat, et surtout par l'extension des libéralités de la charité
privée, toujours bien disposée en faveur des établissements
hospitaliers, mais se resserrant bien vite quand on la sollicite
pour concourir à une industrie départementale. On ne peut,
d'ailleurs, récolter qu'en semant, et l'indifférence sera longtemps
encore le résultat des dispositions hostiles qui se manifestent
contre les asiles. On n'aboutit pas à fonder l'avenir quand on
met le présent en question; et mieux vaut développer l'application de la loi dans le sens d'un progrès réel, que d'en réclamer
inutilement l'abrogation. L'unité hospitalière est donc le seul
moyen d'amortissement virtuellement contenu dans la loi, qui a
voulu un système de prévisions déterminées, au lieu des éventualités capricieuses de subventions qui arrivent toujours trop
tard. S'il est des mesures qu'on peut ajourner, la maladie ne
saurait attendre, parce que la mort est toujours le résultat de
la temporisation.

87. Répartition de la dépense d'assistance. —
Aux termes de la loi, quand la famille n'acquitte pas directement le prix intégral du tarif, c'est le département qui devient
le principal débiteur du prix fixé pour les malades placés en
vertu des articles 18 et 25, sauf son recours de droit contre la
famille et la commune du domicile du malade. Ce principe est
maintenant hors de discussion, il est consacré par les traités
passés entre les asiles et les départements ; mais il n'a pas une
sanction pratique suffisante dans la forme des budgets départementaux, où la dépense ne ressort qu'après déduction faite du
concours des communes et des familles. Aussi arrive-t-il sou-

vent que si la recette générale met de la lenteur dans le recouvrement de ces cotisations, on voit alors s'accumuler un arriéré
qui embarrasse la marche du service de l'asile. Il n'en serait
pas ainsi si la prévision de la dépense des journées était intégralement portée au budget départemental, et si on faisait
figurer parmi les ressources éventuelles de ce budget la part
réclamée aux familles et aux communes.

La proportion du concours de ces dernières avait été primitivement fixée sur des bases variant suivant que l'aliéné était
ou non considéré comme dangereux. Mais cette distinction
créait pour la répartition de la dépense des embarras tels, qu'on
y a renoncé dans un grand nombre de départements. Tout fait
présumer que ce système finira par se généraliser. Il est des
départements où les communes ont été entièrement exonérées
par le conseil général : leur contingent est alors imputé sur les
centimes facultatifs. Lors de la discussion de la loi, on avait
proposé d'appeler toutes les communes à concourir, au moyen
d'un fonds commun, dans un rapport exact avec la totalité de la
dépense. On a craint l'empressement des communes à se dé-
barrasser de leurs indigents. Mais aujourd'hui que la charge
du département s'accroît chaque année, on pourrait peut-être
emprunter quelque chose à cette idée première, en intéressant
toutefois la commune du domicile par l'imposition d'une subvention qui serait, par exemple, égale au dixième du prix de
journée. La dépense de l'assistance serait ainsi moins lourde
pour chaque partie, et l'assistance elle-même ne pourrait qu'y
gagner. Une disposition législative aurait seule la puissance
d'inaugurer ce système qui sauvegarderait tous les intérêts.

Lorsque les familles concourent, la répartition entre le département et la commune s'opère sur le reliquat; quand c'est
une fondation qui entre en ligne de compte, elle atténue exclusivement la part de celui au profit de qui la fondation a été
faite. C'est le plus ordinairement une commune qui en profite.
En cas de libéralité faite à l'asile, c'est l'acte de donation qui
en détermine l'affectation. Quant au concours des familles, la

8

quotité en est ordinairement fixée sur le montant des revenus ; mais il est des cas où l'on peut prendre sur le capital, qui, surtout après décès, peut être revendiqué pour rembourser les avances faites par le département et la commune. Mais quand la pension est réclamée à des ascendants ou à des descendants, nous pensons qu'on ne saurait dépasser les limites dans lesquelles le tribunal restreindrait les droits à la pension alimentaire.

88. Recouvrements. — Après avoir défini l'assiette de la recette à recouvrer par l'asile, nous allons terminer par quelques observations sur le mode de recouvrement.

En ce qui concerne les aliénés indigents entretenus par les départements et les administrations publiques, le titre principal consiste en un arrêté du préfet ou une décision d'une autorité compétente constatant cette condition financière de l'admission. Des décomptes trimestriels établissant nominativement le nombre des journées de présence avec indication des dates d'entrée et de sortie constatent la quotité des sommes dues à l'asile, et constituent, quand ils ont reçu l'approbation du préfet, le titre de recette en vertu duquel le comptable de l'asile opère le recouvrement de ces valeurs occupant une place importante dans le budget de l'établissement.

L'administration de l'asile reste étrangère à la répartition de la dépense sur les communes et les familles, dont la cotisation est recouvrée par la recette générale pour le compte du département, responsable des non-valeurs qui pourraient s'y produire. C'est un mandat délivré par le préfet qui en fait passer le montant dans la caisse de l'établissement.

Autrefois les pensions dues par les familles étaient fixées à un taux annuel, et se recouvraient d'avance par coupures trimestrielles toujours acquises à l'établissement, quelle que fût la date de la sortie ou du décès. Ce système, qui était une source de difficultés dans la comptabilité, a donné lieu à des réclamations nombreuses fondées sur ce qu'il imposait, dans certains cas, aux familles un sacrifice hors de proportion avec la durée du séjour dans l'asile. Pour remédier à ces inconvénients, on a généralement adopté des mesures qui, en facilitant les liquidations, sauvegardent tous les intérêts.

Le tarif des pensions stipule un prix de journée dans chaque classe.

L'échéance est toujours ramenée au premier de chaque mois par le payement, au moment de l'admission, du nombre des journées à courir de ce jour au dernier jour du mois suivant.

Le mois commencé reste acquis à la maison.

Le montant de la recette est justifié par les stipulations comprises dans la demande d'admission, ou quelquefois aussi par l'arrêté préfectoral ordonnant le placement d'office à défaut de l'intervention directe de la famille.

Le remboursement des dépenses accessoires en dehors du prix de la pension, telles que surveillance spéciale, chauffage, éclairage, s'effectue sur décompte à part, et constitue au budget des articles spéciaux distincts de ceux qui représentent les prix de journée. Quand nous nous occuperons du budget, nous aurons soin de faire ressortir la nature de ces éléments compensateurs.

On s'est demandé si, comme dans les hospices ordinaires, on pouvait admettre des aliénés leur vie durant moyennant la cession d'un capital devenant la propriété de l'asile. En principe, l'admission d'un pensionnaire aliéné n'est faite qu'en vue d'un séjour temporaire dont la guérison marque le terme légal. Mais il est des cas où la maladie est telle, soit par ses antécédents ou sa marche actuelle, que l'incurabilité en est évidente. On ne saurait donc alors se refuser aux instances que ferait une famille pour la constitution d'un capital en faveur d'un malade destiné à passer sa vie entière sous l'influence d'une affection notoirement incurable. Ce n'est pas sous forme de donation que cette constitution de capital doit être établie, mais sous celle d'un traité qui, dans tous les cas, doit être soumis à l'approbation préfectorale (art. 1069 de l'instruction générale).[1]

Les conventions ordinaires passées avec les familles ne sont pas soumises à l'approbation des préfets, parce qu'elles sont conformes aux fixations de tarif arrêtées par ces magistrats ; mais en cas de conventions extra-réglementaires, l'autorisation du préfet est nécessaire pour les valider.

Les dépenses des journées des marins et militaires placés dans l'asile sont remboursées sur des états trimestriellement produits par le directeur, arrêtés par le sous-intendant militaire, et dont le montant est ordonnancé par les ministères de la guerre et de la marine au nom du receveur de l'établissement. Ces relevés numériques sont soumis au timbre de 50 centimes comme les pièces relatives aux placements volontaires.

Les condamnés font l'objet de décomptes à part dont le montant est payé par les fonds spéciaux du ministère de l'intérieur.

Réservant pour quelques cas particuliers l'intervention de l'administration de l'enregistrement, à laquelle on avait d'abord donné une grande extension, les instructions qui régissent la matière permettent aux receveurs d'asiles, surtout quand les débiteurs des établissements résident dans un autre arrondissement, de recourir, par l'intermédiaire du receveur général, à l'intervention du percepteur de la commune habitée par le débiteur. Le décompte, soumis au timbre de 50 centimes, et rendu exécutoire par le préfet, contient en outre mention des remises que le percepteur aura à prélever pour s'indemniser de ses démarches. Le taux de cette remise est ordinairement de 5 p. 0[0. Ces recouvrements se font ordinairement sans aucunes poursuites. Mais dans le cas où celles-ci deviendraient nécessaires, elles ne seraient entreprises qu'après nouvel avis de l'administration de l'asile (instruction du 20 juin 1859, art. 1059 à 1064). Nous pensons néanmoins que dans les cas où les poursuites présenteraient des difficultés sérieuses, les agents de l'enregistrement et des domaines ne sauraient refuser un concours déterminé par la loi sans distinction de la qualité des débiteurs et de la nature des placements.

Au moment de l'organisation du service des aliénés, l'administration de l'enregistrement et des domaines, considérant comme baux à nourriture les demandes d'admission relatives

aux placements volontaires, avait voulu leur imposer un droit
proportionnel à prélever sur le capital représentant au de-
nier vingt le prix de la pension. Sur les réclamations motivées
qui lui ont été adressées, le ministre des finances n'a pas admis
cette prétention, que repoussaient le caractère et les causes habituelles de l'isolement, la durée légalement limitée de la séquestration, la fixation légale d'un tarif qui enlève à la demande de placement toute signification d'un bail à nourriture.

CHAPITRE V.

ADMINISTRATION.

89. Définition. — Avant d'examiner quels sont les
moyens d'administrer et les attributions des agents appelés à
concourir à la marche de cette administration, l'enchaînement
logique des idées nous prescrit d'abord d'étudier le but à atteindre, les conditions à remplir pour l'atteindre, et les indications diverses qu'il faut satisfaire, en un mot, de définir l'administration comme résultat pour arriver à formuler l'administration
comme force impulsive initiale. Administrer un asile, c'est en
développer la virtualité vitale; c'est en élever la valeur morale;
c'est en diriger toutes les forces vives soit dans le sens du pro-

grès constant de l'institution, soit vers l'amélioration progressive de la situation des malades. Constater les besoins, en étudier la corrélation intime; multiplier les ressources, en ménager le développement; préparer l'avenir, pourvoir au service courant; rendre compte de tous ses actes; veiller à la scrupuleuse exécution des lois et règlements; diriger et soutenir tous les agents dans l'accomplissement de tous leurs devoirs; exercer une vigilance incessante sur tous les détails d'un service complexe, en harmoniser tous les éléments, fortifier leur action en la faisant converger vers le même but : telle est l'idée qu'on doit se faire de l'administration d'un asile.

90. Actes d'administration. — La rédaction des budgets et des comptes; l'étude des travaux devant aboutir à l'entretien ou à l'amélioration de l'immeuble; les cahiers des charges, clauses et conditions relatives à l'exécution de ces travaux ou à la fourniture des denrées nécessaires au service; l'adjudication de ces fournitures; la direction du régime intérieur dans toutes ses parties; l'emploi opportun des crédits ouverts; la liquidation des dépenses, leur mandatement; la surveillance périodique de la comptabilité deniers; la surveillance et la direction constante de tout le service économique; les formalités légales à remplir pour les admissions et les sorties; la nomination des employés et agents du service intérieur; le maintien parmi eux d'une discipline intelligente d'autant plus indispensable qu'elle sert de régulateur à ce qu'on est convenu d'appeler la police médicale; la fixation des éléments du régime alimentaire suivant les saisons et la constitution médicale; suivre les indications du régime physique et moral telles que la science les a établies et sous la forme que les instructions ont prescrite; diriger le travail intérieur de manière à ce que, profitable aux intérêts de l'établissement, il ne soit pas moins utile pour la santé des malades; en un mot, concilier les conditions essentielles du traitement avec la régularité réglementaire de toutes les opérations : tel est l'ensemble des actes qui constituent l'administration d'un asile.

91. Bases de l'organisation. — Indiquer les principaux détails de ce programme, c'est démontrer que le législateur, tout en appliquant aux asiles d'aliénés la réglementation hospitalière conforme à leur essence, devait tenir compte de certaines indications spéciales. L'art. 16 de l'ordonnance du 18 décembre 1839 porte, en effet :

« Les lois et règlements relatifs à l'administration générale
» des hospices et établissements de bienfaisance, notamment en
» ce qui concerne l'ordre de leurs services financiers, la surveil-
» lance de la gestion du receveur, les formes de la comptabilité,
» sont applicables aux établissements publics d'aliénés en tout
» ce qui n'est pas contraire aux dispositions qui précèdent. »

Ces dispositions, qu'on a combattues dans l'origine et dont on a même voulu contester la légalité, ressortent tout naturellement de l'essence même du service, des obligations qui s'y rattachent, et de la responsabilité légale ou administrative qui en découle. C'est pourquoi la direction des asiles ne pouvait être confiée à des commissions administratives, autorité collective sans résponsabilité saisissable, et qui, en raison de la gratuité de ses fonctions, laisserait à des agents secondaires le soin de remplir des formalités importantes dont l'omission peut entraîner une pénalité sérieuse. L'autorité, collective en principe, ne tarde pas, dans la pratique, à s'individualiser entre les mains d'un seul pour tous les détails du régime intérieur et pour l'action disciplinaire. Il n'y a sans doute aucun inconvénient quand l'institution hospitalière n'est soumise qu'à la tutelle du gouvernement ; mais il en est autrement pour les asiles d'aliénés, dont le ministre de l'intérieur a la haute direction, ainsi que l'indique l'art. 2 de la loi cité au commencement de ce travail. Cette prescription légale, base fondamentale du service, donnait donc au gouvernement le droit de réglementer l'organisation et le devoir d'assurer la responsabilité qui lui était imposée par la loi, en se faisant représenter à la tête de chaque institution par un fonctionnaire responsable qui, sous le titre de directeur, accomplisse, conformément aux règles tracées, tous les actes d'administration qui, dans un asile d'aliénés, réclament, pour atteindre leur but, l'unité d'action, une étude approfondie, et une réunion de connaissances dont l'ensemble constitue aujourd'hui une véritable science.

C'est conformément à ces principes que l'article 1er de l'ordonnance élaborée par le conseil d'Etat prescrit que :

« Les établissements publics consacrés aux aliénés seront » administrés, sous l'autorité du ministre secrétaire d'Etat au » département de l'intérieur et des préfets des départements, et » sous la surveillance de commissions gratuites, par un directeur » responsable, dont les attributions seront ci-après déterminées. »

92. Autorité publique. — L'action directe de l'autorité ministérielle sur toutes les branches du service en général, l'action immédiate du préfet, soit comme délégué du gouvernement, soit comme représentant de son département, caractérisent parfaitement l'institution, dont la personnalité a pour-représentant légal le directeur, tandis que le concours de la commission locale de surveillance conserve à l'administration des asiles le patronage moral et le caractère charitable que la législation générale a donné aux asiles d'aliénés.

La nomination des directeurs, les mutations fondées sur les nécessités de l'ensemble du service, la promotion de ces fonctionnaires d'une classe à l'autre, la désignation des médecins et médecins adjoints qui sont à la nomination des préfets, les décisions rendues à l'occasion des projets de construction qui tendent à modifier le régime intérieur des établissements d'aliénés, les décisions qui règlent les comptes administratifs ou contrôlent les budgets, celles qui déterminent l'organisation et la réglementation du service intérieur, le droit de dissoudre les commissions ou de révoquer certains fonctionnaires, et enfin la solution des questions de jurisprudence administrative que soulèvent les incidents du service, sont les manifestations les plus constantes de la direction dont la loi a chargé l'autorité publique. L'institution de l'inspection générale a été la conséquence nécessaire de ces prescriptions légales.

La nomination des médecins, des comptables, des membres de la commission de surveillance; le règlement des budgets; l'approbation donnée à toutes les transactions ayant pour objet soit la gestion des biens, soit les marchés pour fournitures, soit l'association avec d'autres départements; la fixation du tarif des prix de journée; les décisions intervenant soit pour rappeler à l'exécution des règlements, soit pour rendre exécutoires des règlements particuliers; la fixation du cadre des employés chargés de la surveillance ou préposés à divers services, celle des allocations en nature, etc., constituent en général la part prise à l'administration des asiles par les préfets, qui se prononcent en outre par voie d'avis ou de proposition directe sur les questions soumises à la décision ministérielle.

Après ces dispositions tutélaires qui dominent l'organisation générale, nous allons examiner celles qui en sont le corollaire et qui se rattachent plus intimement aux détails de la vie propre de l'institution.

93. Commission de surveillance. — Tous les détails de l'administration intérieure se rattachent par trop de points à la responsabilité de l'autorité supérieure, pour qu'on ait négligé d'assurer un contrôle sérieux de toutes les parties de cet important service. Si l'action doit être unitaire, les actes préparatoires doivent être mûrement délibérés, et il est indispensable que le conseil soit collectif. D'un autre côté, si l'art. 4 de la loi a institué une surveillance protectrice de la liberté individuelle, l'organisation administrative devait assurer un contrôle non moins sérieux, garantissant l'exécution des règlements et prévenant les abus. C'est à cette double indication que correspond l'institution des commissions de surveillance, dont l'idée première se trouve dans un décret de 1808, et qui, depuis, sous des dénominations diverses, a été appliquée à d'autres administrations.

94. Formation de la commission. — L'article 4 de l'ordonnance précitée porte :

« Les commissions de surveillance seront composées de cinq

» membres nommés par les préfets, et renouvelés chaque année
» par cinquième.

» Les membres des commissions de surveillance ne pourront
» être révoqués que par le ministre de l'intérieur, sur le rapport
» du préfet.

» Chaque année, après leur renouvellement, les commissions
» nommeront leur président et leur secrétaire. »

L'instruction ministérielle du 25 mai 1859, régularisant
l'exécution de ces dispositions, les complète par les prescriptions
ci-après :

« Quand une commission a été intégralement constituée,
» l'ordre du renouvellement annuel est fixé par le sort, puis
» ensuite à l'ancienneté. »

C'est dans la séance ordinaire du mois de décembre que la
commission, par une délibération dont copie est immédiatement
adressée au préfet, désigne celui de ses membres dont le temps
d'exercice est accompli. (Instruction du 20 mars 1857.)

La nomination est faite directement par le préfet, et sans
présentation.

« Cette mesure, dit l'instruction du 25 mai 1859, donne à
» l'autorité le pouvoir d'entretenir dans le sein de ces assem-
» blées l'activité et le dévouement nécessaires, soit en les for-
» tifiant par l'introduction d'éléments nouveaux, soit en confir-
» mant les pouvoirs des membres dont l'utile concours serait
» garanti par des services éprouvés.

» En cas de remplacement dans le cours d'une année, les
» fonctions du nouveau membre expirent à l'époque où auraient
» cessé celles du membre remplacé. S'il en résulte que des
» membres soient nommés pour un court espace de temps, et
» qu'il paraisse utile de les maintenir, le préfet peut, à l'expi-
» ration de leurs fonctions, leur donner une investiture nou-
» velle.

» Mais je vous rappelle, dit le ministre, que le § 3 de
» l'article 2 du décret du 23 mars 1852 n'établit, quant à
» la continuation du mandat, qu'une simple faculté, et que le

» renouvellement réel doit être la règle. S'en écarter, ce serait
» éluder une prescription imposée par le législateur dans un
» esprit de sage prévoyance et dans le but d'éviter des luttes
» d'autorité et des difficultés d'administration qui ne sont pas
» sans exemple. »

95. Tenue des séances. — L'instruction du 20 mars
1857, complétant les prescriptions du 1er paragraphe de l'art. 5
de l'ordonnance réglementaire, statue que, dans la 1re séance
de l'année, la commission de surveillance fixe le jour et l'heure
des réunions mensuelles obligatoires, et que ces réunions auront lieu dans l'intérieur de l'asile.

« Ce n'est que là, en effet, dit l'instruction, que la commis-
» sion peut consulter tous les documents et recourir à tous les
» moyens de contrôle nécessaires à l'accomplissement conscien-
» cieux de sa mission. »

Les réunions extraordinaires pourront se tenir en dehors de
l'asile. Elles sont provoquées par le préfet. Nous pensons toutefois qu'on ne saurait considérer comme telles les séances supplémentaires consacrées à terminer la délibération sur une
question dont la discussion n'aurait pu être achevée dans la
séance mensuelle ordinaire.

Enfin, d'après le même article de l'ordonnance, le directeur
de l'établissement « et le médecin chargé en chef du service
» médical assisteront aux séances de la commission; leur voix
» sera seulement consultative.

» Néanmoins le directeur et le médecin en chef devront se
» retirer de la séance au moment où la commission délibèrera
» sur les comptes de l'administration et sur les rapports qu'elle
» pourrait avoir à adresser directement au préfet. »

Le rapport qui précède l'ordonnance précitée fait suffisamment ressortir les motifs de ces mesures, en démontrant que,
par suite de leur exécution, « les commissions des asiles
» d'aliénés trouveront plus d'intérêt dans leurs attributions;
» elles exerceront une surveillance plus réelle et plus active;
» elles connaîtront mieux les besoins des maisons auprès des-

» quelles elles sont placées; elles apprécieront mieux la manière
» dont ces maisons sont administrées, les améliorations à intro-
» duire, les abus à détruire, et donneront, enfin, sur toutes les
» parties du service, des avis plus éclairés. »

En ce qui concerne l'assistance du directeur et du médecin,
le même rapport constate « que leur présence est indispensable
» pour fournir les renseignements, les éclaircissements qui
» peuvent être demandés. Elle y est également nécessaire pour
» répondre aux objections et aux critiques qui seraient faites
» de leur administration. »

Les délibérations ne sont valables qu'autant que trois membres
au moins assistent à la séance.

96. Attributions. — Les attributions de la commission
sont de deux sortes, et sont définies tant par l'article 4 de l'ordonnance réglementaire que par l'instruction ministérielle du
20 mars 1857.

« Les commissions instituées par l'article 1er, chargées de la
» surveillance générale de tous les services des établissements,
» sont appelées à donner leur avis sur le régime intérieur, sur
» les budgets et les comptes, sur les actes relatifs à l'ad-
» ministration, tels que le mode de gestion des biens, les pro-
» jets de travaux, les procès à intenter ou à soutenir, les
» transactions, les emplois de capitaux, les acquisitions, les
» emprunts, les ventes ou échanges d'immeubles, les accepta-
» tions de legs, de donations, les pensions à accorder, s'il y a
» lieu, les traités à conclure pour le service des malades. »

En ce qui concerne la surveillance générale, l'instruction
établit que, dans la séance ordinaire de janvier, la commission
répartit entre ses membres, après la nomination du président
et du secrétaire, les attributions de surveillance à exercer par
chacun d'eux, dans l'intervalle des séances, sur les diverses
parties du service. Les effets de cette surveillance sans limites
se traduisent, s'il y a lieu, en rapports présentés dans la séance
ordinaire de la commission, qui, par des délibérations spéciales,
signale les infractions aux lois et règlements, et donne son avis

sur les améliorations à introduire, sur les abus à réprimer, ou sur les mesures à prendre dans l'intérêt des malades.

C'est également par voie de délibérations motivées que la commission formule son avis sur les propositions présentées par le directeur, qui, avant de les soumettre à l'approbation du préfet, doit consulter la commission à leur sujet. On comprend donc que l'action de la commission s'épuise quand elle a émis son avis, attendu que la décision est réservée au préfet, et que le directeur seul peut être chargé de l'exécution. Mais, si cette action administrative est nécessairement restreinte, celle de la surveillance proprement dite est sans limites, et constitue une inspection permanente d'une utilité incontestable, quand elle s'étend indistinctement à tous les éléments du service et qu'elle s'exerce directement et surtout personnellement.

La communication, faite mensuellement par le directeur, des faits principaux qui se sont passés pendant le mois précédent, l'examen du mouvement de la population, de la situation de la caisse et des magasins, enfin la discussion des budgets et des comptes, initient la commission à tous les détails d'un service qu'elle contrôle, à l'administration duquel elle concourt sans l'administrer directement, puisqu'elle n'a, sous ce rapport, aucune responsabilité.

Les délibérations de la commission sont transcrites sur un registre spécial signé par les membres présents et confié à la garde du directeur. Ce fonctionnaire fait faire par les employés de l'asile les écritures résultant des travaux de la commission.

97. Direction médico-administrative. — Nous avons vu, dans les articles qui précèdent, tout ce qui contribue à préparer, à guider, à légaliser la marche de l'administration ; mais toutes ces garanties seraient restées une lettre morte si les moyens d'action n'avaient pas été mis en rapport avec le but à atteindre. Cette action exigeait une responsabilité sérieuse qui ne pouvait être imposée à une commission pouvant facilement exprimer un conseil éclairé sur des propositions nettement for-mulées, mais se pliant difficilement aux obligations d'une étude constante tant des données scientifiques que des indications dont elles posent les bases. Cette mission ne pouvait être confiée à un agent secondaire, dont l'influence aurait été inefficace au dedans, et qui, au dehors, n'aurait pu, par l'infériorité de sa position et le peu d'étendue de ses connaissances, conquérir la considération qui fait la force d'une administration. Cette tâche ne pouvait donc incomber qu'à un fonctionnaire dépendant de l'autorité publique dont il doit exécuter les décisions, ayant une responsabilité directe et saisissable, possédant des connaissances spéciales pour diriger personnellement, efficacement un service aussi complexe, pouvant, par son expérience, sa situation sociale, son caractère moral, ses aptitudes bien constatées, imposer à tous le respect de son autorité et de sa personne, obtenir, enfin, de tous les fonctionnaires et employés placés sous ses ordres l'accomplissement rigoureux du devoir et la ponctuelle exécution des lois et règlements. C'est à ces indications précises qu'a répondu l'article 1er, déjà cité, de l'ordonnance du 18 décembre 1839, plaçant à la tête de l'établissement un directeur responsable dont les articles subséquents déterminent les attributions.

Par l'article 6, « le directeur est chargé de l'administration » intérieure de l'établissement et de la gestion de ses biens et » revenus.

» Il pourvoit, sous les conditions prescrites par la loi, à l'ad-» mission et à la sortie des personnes placées dans l'établis-» sement.

» Il nomme les préposés de tous les services de l'établisse-» ment; il les révoque s'il y a lieu. Toutefois, les surveillants, » les infirmiers et les gardiens doivent être agréés par le » médecin en chef. Celui-ci pourra demander leur révocation » au directeur. En cas de dissentiment, le préfet prononcera. »

En vertu de l'article 7, « le directeur est exclusivement » chargé de pourvoir à tout ce qui concerne le bon ordre et la » police de l'établissement, dans les limites du règlement du » service intérieur.

» Il résidera dans l'établissement. »

98. Attributions administratives. — L'instruction du 20 mars 1857, commentant et interprétant ces dispositions générales, précise et définit les attributions du directeur, détermine ses devoirs, et complète ainsi l'ensemble des mesures qui doivent donner la vie à l'institution et développer sa virtualité.

La préparation des budgets, l'obligation de rendre compte de la marche de tous les services, la surveillance des comptabilités deniers et matières, l'ordonnancement des dépenses, l'étude préalable de tous les projets de travaux, la rédaction des cahiers des charges pour les adjudications auxquelles il procède, l'obligation de suivre journellement tous les détails du régime intérieur, d'assurer la régularité des divers services, indiquent suffisamment la place assignée à ce fonctionnaire dans l'organisation de l'asile qu'il représente et dont il doit être l'âme. Cela est si vrai, que, dans bien des cas, l'avis de la commission de surveillance, l'autorisation du préfet, ne dégagent pas le directeur de sa responsabilité directe vis-à-vis de l'autorité supérieure, soit qu'il propose, soit qu'il s'abstienne, soit qu'il fasse acte de condescendance; car l'autorisation qui régularise un acte, ou l'avis qui le conseille, ne préjugent rien relativement au mérite de cet acte, dont la responsabilité morale incombe toujours à celui qui l'a proposé ou qui en a partagé l'initiative.

99. Leur caractère médical. — Quand on examine superficiellement les actes les plus importants de la direction administrative, on y distingue une forme et des corrélations qui, au premier abord, semblent ne rien avoir de médical et ne pas différer de ce qui se passe dans toute agglomération. Mais, pour peu qu'on étudie de près les éléments du problème que chacun de ces actes doit résoudre, on voit leur caractère se modifier essentiellement; et, comme le dit si bien le docteur Falret, « j'ai beau y chercher la part du directeur, je n'y rencontre que » celle du médecin. » En effet, si l'article 7 de l'ordonnance confère aux directeurs des attributions qui leur sont nécessaires pour mettre leur responsabilité à couvert, l'article 8 leur enlève presque toutes les garanties, en prononçant que le service médical, en tout ce qui concerne le régime physique « et moral, » ainsi que la police médicale et personnelle des aliénés, est » placé sous l'autorité du médecin dans les limites du règlement » du service intérieur.

» Les médecins adjoints, les élèves, les surveillants, les infir-» miers et les gardiens sont, pour le service médical, sous l'au-» torité du médecin en chef. »

Cette limite entre la police générale et la police médicale n'a jamais pu être définie : presque toujours elles se confondent, et cette confusion nuit à l'une ou à l'autre autorité. Des mesures prises par le directeur pour prévenir des accidents dont il est responsable, se trouvent en désaccord avec des indications médicales qu'il n'a pu prévoir, et les agents inférieurs se trouvent quelquefois placés entre deux consignes contradic-toires. Exécuter l'une, c'est s'exposer à la révocation; exécuter l'autre, c'est courir le même danger. Entrant dans l'examen du budget, nous y rencontrons, dans les allocations les plus impor-tantes, l'expression des conditions les plus essentielles du régime physique et moral; et si, pour le régime alimentaire surtout, les indications médicales sont sacrifiées, l'abus des régimes ex-ceptionnels ne tarde pas à détruire un équilibre péniblement établi. Le règlement du service intérieur attribue au directeur l'initiative de la proposition des travaux; et comme, sous un point de vue ou sous un autre, ils intéressent de près ou de loin le service médical, l'avis du médecin doit prévaloir dans leur exécution. L'autorité supérieure, à laquelle viennent aboutir tous ces dissentiments, ne peut pas mettre d'accord deux partis qui ne parlent pas la même langue, et qui, par situation, puisent leurs convictions à des sources différentes. Sacrifier le directeur au médecin, c'est compromettre le principe d'autorité, c'est mettre à découvert une responsabilité légale. Sacrifier le médecin au directeur, c'est compromettre le traitement, c'est mécon-naître le caractère essentiellement médical de l'institution, dont, comme on l'a dit bien souvent, le médecin doit être l'âme. Dans tous les cas, c'est lutte et désordre, à moins que l'un ou l'autre ne s'efface volontairement.

Cela est si vrai, que le rapport cité plus haut sur l'ordonnance réglementaire prévoyait déjà ces inconvénients. « Si, dit ce » rapport, dans les asiles consacrés aux affections mentales, il » était possible de réunir dans les mêmes mains les attributions » de directeur et de médecin, il n'est pas douteux qu'il n'en » résultât plus d'unité et d'ensemble dans la direction de ces » maisons, plus d'harmonie et d'appropriation dans les détails » de tous les services. Dans les grands établissements, cette » réunion est difficile, parce que des fonctions trop nombreuses » excéderaient les forces d'un homme, quels que fussent son » zèle et sa capacité. Mais partout où l'étendue des maisons et » l'importance du service administratif et du service médical le » permettent, il est à désirer que cette réunion soit effectuée.»

Ce sont ces motifs qui ont dicté l'article 13, en vertu duquel « le ministre de l'intérieur pourra toujours autoriser et même » ordonner d'office la réunion des fonctions de directeur et de » médecin. »

Nous ferons remarquer en outre qu'il est facile de comprendre qu'à une époque où le nombre des médecins aliénistes était insuffisant, où leurs habitudes leur faisaient refuser une position sédentaire exclusive de toute clientelle, on n'ait pas posé dès l'abord un principe absolu, parce qu'il fallait, avant tout, organiser le service. Mais aujourd'hui les hommes ne manquent pas, les connaissances administratives sont plus répandues, et le moment approche d'appliquer généralement un principe préconisé depuis près d'un demi-siècle par Fodéré, et dont l'expérience a démontré la valeur. On ne saurait, en effet, admettre aujourd'hui l'objection de l'extension d'un asile, et nous pensons que, quelle que soit son étendue, son administration doit être toujours confiée à un directeur-médecin ; qu'il faut associer d'une manière intime la direction morale et la direction matérielle, et que la réunion des fonctions médicales et administratives, loin d'être un cumul, est au contraire la consécration de l'unité de pensée et d'action, qui seule peut assurer la marche régulière de tous les services. En partant de cette donnée, on comprend parfaitement que l'extension de l'asile ne soulève plus qne des questions d'état-major ou d'employés secondaires, et que l'harmonisation hiérarchique, en prévenant des abus de plus d'un genre, supprime les chances de tiraillements et de rivalités qui ont compromis les services les mieux organisés du reste. Il est bien entendu que la résidence réelle, la renonciation à toute clientèle, et une surveillance effective et permanente, sont les corollaires obligés de ces prérogatives. Car jamais on ne doit séparer les attributions et les devoirs, et c'est surtout du directeur d'asile qu'on doit toujours dire : « *Vir probus, medendi peritus.* »

Cette question, fort controversée tant qu'elle n'a pas été examinée dans son essence, a été de nouveau l'objet d'une savante discussion dans le sein de la commission instituée par le préfet de la Seine pour étudier les moyens d'organiser le service des aliénés de ce département. Toutes les opinions y ont été passées successivement en revue, et l'éminent rapporteur, en résumant ces débats, admet le principe tout en se demandant si le directeur, tel que nous l'indiquons, sera facile à trouver, c'est-à-dire à la fois médecin studieux, attentif, dévoué à son art ; « et » administrateur appliqué aux détails, vigilant, ferme dans le » maintien de la discipline intérieure, économe des deniers, » habile à créer des ressources, etc...................... »
« .... Cet homme rare, lorsqu'il se rencontre, est une » insigne bonne fortune..... et lorsque l'autorité croira qu'elle » peut, pour le bien du service, confier aux mêmes mains » l'autorité médicale et l'autorité administrative, elle aura rai- » son de le faire, car elle approchera d'une direction parfaite. » Cette adhésion nous est précieuse ; elle nous assure que ce qui est facultatif aujourd'hui, deviendra plus tard une obligation. Avec une telle perspective, les hommes ne seront plus rares, car ce sont les bonnes institutions qui les forment, et nous ver-

rons plus loin les moyens pratiques d'éviter que les soins administratifs nuisent à la science.

100. Esprit de la direction. — L'exposé que nous venons de faire du principe fondamental d'organisation et la délimitation bien tranchée des attributions ferait croire au premier abord qu'il n'y a place ni pour les tiraillements ni pour les luttes. Presque partout, cependant, c'est l'écueil contre lequel se sont heurtés les directeurs-médecins. Le docteur Falret, dont nous avons plus d'une fois constaté la sûreté du coup d'œil avait pressenti dès le début et la portée pratique de la loi et les difficultés à vaincre pour en conquérir tous les bienfaits. Ce penseur profond, dans une lettre adressée au docteur Evrat, manifestait ses opinions dans des termes dont tout directeur-médecin doit apprécier la justesse, soit qu'il se reporte vers le passé, soit qu'il considère une actualité qui, malgré le progrès accompli, n'est pas encore sans difficultés.

« La loi sur les aliénés, dit le savant médecin de la *Salpê-*
» *trière*, est une loi sans précédent et sans analogue de quelque
» nature que ce soit. Elle apparaît tout à coup, et réglemente
» non-seulement le sort d'une classe d'infortunés laissés jus-
» qu'ici dans l'oubli et l'abandon les plus complets ; mais elle
» réglemente encore l'administration des établissements qui vont
» être consacrés aux aliénés, et même le traitement qui convient
» à ces malades. C'est-à-dire que, dans la carrière qui s'ouvre,
» tout est neuf, tout est vague, indéfini et presque inconnu.
» Les hommes qui osent entrer dans cette carrière seront for-
» cément tenus pendant 15 à 20 ans dans une sphère d'action
» et de dépendance féconde en hésitations, en obstacles, en
» résistances et en luttes de toute espèce. Vous avez accepté la
» direction d'un asile d'aliénés : préparez-vous à une vie de la-
» beur, de suspicion, d'entraves et de dévouement quand
» même, de persévérance à toute épreuve et d'abnégation. Il
» vous faudra tout supporter : ce n'est qu'à ce prix que vous
» vous montrerez le vrai défenseur de la cause des plus malheu-
» reux des hommes, des aliénés, et que vous parviendrez à

» faire triompher cette cause : Persévérance, dévouement, ab-
» négation. »

Quel enseignement dans ces paroles, prophétisant en quelque
sorte le programme historique de la naissance et de l'évolution
régénératrice des asiles. Ces luttes, ces résistances ont été la
protestation de l'esprit local contre le pouvoir central, des abus
contre la force qui devait les détruire, des préjugés et de l'erreur contre la vérité, des intérêts de corporation contre l'esprit
de charité, des priviléges contre l'autorité de la loi, et enfin,
dans bien des cas, de l'ignorance contre les connaissances acquises par une étude sérieuse et approfondie. C'est surtout à la
vigueur de ces résistances que nous avons mesuré le *quantum*
de bien que nous voulions faire et que nous sommes parvenus
parfois à réaliser, soutenus que nous étions par les encouragements des maîtres illustres qui nous avaient précédés sur la
brèche. Depuis lors, bien des progrès se sont accomplis, des
règles précises ont remplacé la vague indécision des premiers
temps ; le but est toujours le même, mais on a multiplié les
moyens d'y parvenir. Peu à peu les passions se sont calmées,
les préventions s'effacent, la vérité se fait jour ; mais à chaque
instant quelques incidents nous prouvent que le génie du mal
n'est qu'endormi, et tout autant qu'autrefois nous devons inscrire sur notre drapeau :

« Persévérance, dévouement, abnégation. »

101. Administration intérieure. — Après avoir
parlé de la virtualité administrative, nous avons maintenant à
examiner avec quelques détails les actes par lesquels se manifeste cette virtualité. Suivant le point de vue auquel nous nous
placerions, le plan de notre étude serait susceptible de se modifier, selon que nous passerions successivement en revue les
diverses sections dont se compose le règlement du service intérieur, ou que nous présenterions un commentaire du budget de l'a-
sile dont chaque article est, pour ainsi dire, la formule numérique
des indications du service. C'est à cette dernière idée que nous

nous sommes rattaché comme étant plus pratique, attendu que c'est dans la rédaction du budget que le directeur-médecin trouve l'occasion naturelle de tracer le programme administratif. C'est en outre le meilleur moyen de réunir dans un ordre méthodique des commentaires plus instructifs et d'une recherche plus facile. J'ai d'ailleurs cherché à résumer les données essentielles de la législation hospitalière, en m'inspirant surtout de l'instruction du 20 mars 1857 et de celle du 20 juin 1859 sur la comptabilité générale.

Mais, avant d'aborder ces détails, il est nécessaire que, de même que nous avons envisagé plus haut l'administration sous le rapport de son influence morale, nous l'étudiions ici sous celui des garanties qu'elle offre pour la régularité de la gestion. La comptabilité française est, sans contredit, la plus parfaite. Ses principes fondamentaux s'appliquent à tous les services, et les modifications de détails nécessitées par les applications spéciales sont encore une déduction logique des principes généraux qui dominent la matière. La bonne tenue de la comptabilité a une influence marquée sur la prospérité d'une institution hospitalière; et si les asiles d'aliénés ont obtenu en général des résultats impossibles dans les hospices ordinaires, c'est parce que la comptabilité y est mieux organisée, mieux contrôlée, et dépend d'une direction plus homogène et chargée d'une responsabilité plus sérieuse. Là où, au contraire, la comptabilité fait défaut, il n'y a que désordre et anarchie. De tout temps cet élément essentiel a manqué dans quelques établissements. C'est à cela surtout que doivent être attribuées les nombreuses et permanentes perturbations qui y ont enrayé la marche régulière du service. Le désordre matériel engendre toujours le désordre moral. Aussi ne faut-il pas s'étonner si nous donnons ici aux détails de cette comptabilité une attention toute particulière.

102. Budgets. — Ce que nous avons dit plus haut des principes administratifs, nous explique comment le contrôle de l'autorité supérieure s'exerce non-seulement sur les faits accomplis, mais encore sur les prévisions relatives à ces faits. Quoique le programme puise ses données dans le règlement du service intérieur; quoiqu'il résume l'application des enseignements de la science, il ne peut être mis en pratique qu'autant qu'il a été encadré dans une formule établissant un rapprochement entre les dépenses et les ressources, de manière à ce que l'autorisation nécessaire pour la rendre exécutoire puisse être exprimée d'une manière simple et précise.

C'est cette formule qu'on désigne sous le nom de budget.

Ce budget est, en d'autres termes, l'état des prévisions de tout ce qui doit s'accomplir dans le service pendant les douze mois de l'année qui donne son nom à cet acte.

Cette durée constitue ce qu'on appelle un exercice. Il commence au 1er janvier et finit au 31 décembre.

C'est le directeur qui prépare et propose le budget. Il le soumet d'abord à l'examen de la commission de surveillance, qui exprime son avis dans une délibération indiquant ou son adhésion ou les modifications qui lui semblent devoir être apportées à telle ou telle proposition.

Les propositions du directeur et la délibération de la commission doivent être transmises au préfet deux mois au moins avant l'ouverture de l'exercice.

C'est au préfet qu'il appartient de régler cet acte et de le rendre exécutoire par une décision qui n'est définive qu'après avoir été sanctionnée par S. E. M. le Ministre de l'intérieur.

Le budget comprend deux titres : *Les Recettes et les Dépenses.*

Chaque titre comprend deux chapitres, le service ordinaire et le service extraordinaire.

Chaque spécialité de dépense ou de recette constitue un article auquel on donne le nom de crédit.

En ce qui concerne les recettes, le crédit n'est qu'une prévision approximative qui peut s'accroître. Il est limitatif, au contraire, quant aux dépenses, et son insuffisance ne peut être couverte que par une autorisation supplémentaire dont nous aurons occasion de parler plus loin.

Le directeur motive ses propositions dans un rapport spécial, et la quotité des crédits est justifiée par un état des consommations présumées d'une part, et, de l'autre, par le détail des dépenses qui ne font pas partie de la comptabilité matières.

Les propositions de recettes reposent soit sur des titres de créances, soit sur des prescriptions légales et réglementaires, soit sur le tarif des pensions arrêté par le préfet. La prévision même du produit des journées se déduit de la population moyenne calculée d'après les fluctuations connues.

Si des décisions relatives à l'organisation générale déterminent une partie des dépenses, il ne faut pas moins produire à l'appui de la proposition un état du personnel avec l'indication détaillée des traitements alloués à chaque emploi. Des devis ou un état des matériaux à employer ou des ustensiles à renouveler justifient les dépenses d'entretien. Quant aux dépenses personnelles proprement dites, la quotité s'en établit par la corrélation qui existe entre le nombre des consommateurs et celui des sections et allocations déterminées par le réglement. L'examen que nous ferons de chaque crédit nous fournira l'occasion de démontrer l'application de ces données.

103. Forme du Budget. — La forme du budget a été déterminée par des instructions ministérielles, et notamment par celle du 5 mai 1852, spéciale aux asiles d'aliénés. Elle offre, outre la nomenclature des crédits, l'effectif moyen de la population, le rapport du prix de revient avec le prix fixé par le tarif, le cadre du personnel, en même temps qu'elle permet d'établir un rapprochement entre les résultats de l'exercice clos et les propositions faites au budget. Plus nous avançons, plus l'organisation des asiles se régularise ; aussi, depuis l'adoption du réglement du service intérieur, voyons-nous hors de discussion des dépenses que, dans le principe, les directeurs avaient beaucoup de peine à faire admettre, et dont l'allocation ne résultait souvent que de la décision d'office du ministre dans le réglement du budget.

La nomenclature des recettes a été établie ainsi qu'il suit :

RECETTES ORDINAIRES.

1. Fermage en argent des biens ruraux.
2. Rentes sur l'Etat.
3. Intérêts des fonds placés au Trésor.
4. Aliénés au compte du département dans lequel l'asile est situé.
5. Aliénés au compte d'autres départements.
6. Aliénés militaires.
7. Aliénés au compte des familles (1re classe).
8.   Id.   (2e classe).
9.   Id.   (3e classe).
10. Domestiques au compte des familles.
11. Produit de la vente des os et objets hors de service.
12. Montant de la vente des produits excédant les besoins de l'asile.
13. Recettes accidentelles.
14. Remboursement par les familles des dépenses faites en dehors du régime ordinaire de la classe.
15. Evaluation des produits en nature, partie réservée à la consommation intérieure.
16. Evaluation du travail des aliénés.

On range parmi les recettes extraordinaires tous les recouvrements qui ne rentrent point dans les catégories ci-dessus énoncées. Des legs, des donations, des remboursements de capitaux, des aliénations de rentes, des emprunts, des subventions, etc., sont les principaux éléments de ces recettes, qui figurent rarement dans nos budgets, mais dont la place ne doit pas moins être marquée dans le cadre des prévisions.

La nomenclature des dépenses a été fixée ainsi qu'il suit :

DÉPENSES ORDINAIRES.

1. Traitement du directeur.
2. Traitement du receveur-économe.
3. Traitement des employés de l'administration.

4. Traitement des fonctionnaires et employés du service médical.

5. Traitement de l'aumônier.

6. Vestiaire et nourriture des sœurs.

7. Solde des préposés et servants.

8. Frais de culte.

9. Frais de sépulture.

10. Frais d'administration, de bureau, d'impression et d'école.

11. Contributions.

12. Assurance contre l'incendie.

13. Pain ou farine.

14. Viande.

15. Vin, cidre ou bière.

16. Comestibles.

17. Dépenses de la pharmacie.

18. Tabac.

19. Lingerie et véture.

20. Dépense du coucher.

21. Entretien et renouvellement des meubles et ustensiles.

22. Blanchissage.

23. Chauffage ou combustibles.

24. Eclairage.

25. Entretien des bâtiments et murs.

26. Entretien des propriétés. Frais de culture.

27. Gratifications aux travailleurs.

28. Fourrages et litières.

29. Dépenses imprévues.

30. Restitution de trop perçu.

31. Consommation des produits en nature.

32. Evaluation du travail des aliénés.

Nous trouvons parmi les dépenses extraordinaires :

1° Les secours que l'administration accorde à des employés ou à leurs veuves, à défaut de la retraite à laquelle ils n'ont pas encore droit;

2° L'achat de rentes sur l'Etat ;

3° Les constructions et grosses réparations ;

4° Les achats de terrains ;

5° Les achats extraordinaires de mobilier ;

6° Les frais de procédure ;

7° Les dépenses accidentelles qui ne sauraient trouver place au chapitre 1er.

Cette nomenclature renferme tous les éléments du service d'un asile ; mais il reste quelque chose à désirer sous le rapport de la distribution des articles, qui n'indiquent pas assez la ligne de démarcation qui doit distinguer les dépenses du personnel, les frais généraux et les dépenses individuelles.

104. Exécution du budget. — Quoique la durée légale de l'exercice ne soit que de douze mois, néanmoins il est accordé, pour en compléter les opérations, un délai qui est fixé au 31 mars de l'année suivante. A cette époque, l'exercice est clos définitivement (article 813 de l'Instruction générale). Il faut bien remarquer que ce délai n'est accordé que pour consommer des faits constatés, recouvrer des sommes dues, ou solder des dépenses faites avant le 31 décembre précédent.

Régulateur des recettes et des dépenses, le budget doit être remis avant l'ouverture de cet exercice au directeur, pour le guider, soit dans l'harmonisation des dépenses, soit dans leur ordonnancement. Une expédition de ce document doit être aussi remise au receveur, par l'intermédiaire du receveur général.

S'il arrivait que le budget d'un exercice ne fût pas approuvé et remis tant au directeur qu'au receveur avant l'ouverture de cet exercice, les dépenses continueraient à être faites jusqu'à l'approbation de ce budget, conformément à celui de l'année précédente. C'est dire assez que, dans ce cas, les consommations sont proportionnées à l'effectif, mais qu'il faut surseoir à toute modification dans l'organisation, et à toute amélioration entraînant à une dépense extraordinaire.

105. Chapitres additionnels. — Nous avons dit plus haut que les crédits alloués pour dépenses sont essentiellement limitatifs; mais, quelque précision qu'on ait mise dans leur évaluation, quelque soin qu'on ait apporté dans la coordination des prévisions, les éléments du service sont trop complexes; l'époque même de la présentation du budget précède de trop loin l'application, pour que, dans l'intervalle, il ne se manifeste pas un imprévu dépendant soit d'un accroissement d'effectif, soit d'une augmentation dans le prix des denrées. De là des lacunes dans les prévisions; de là la nécessité d'autorisations supplémentaires pour l'ouverture de nouveaux crédits, dont la nécessité doit être justifiée dans la forme indiquée pour les crédits primitifs. Tel est l'objet du budget supplémentaire prescrit par l'instruction ministérielle du 10 avril 1835, qu'on désigne aussi sous le nom de chapitres additionnels, attendu que, dans le compte, ils forment le chapitre 3 à la suite des deux premiers chapitres du budget primitif.

Le chapitre des recettes contient : 1° le report de l'excédant de l'exercice clos, comprenant implicitement les crédits annulés, faute d'emploi, au budget primitif. Cet excédant est d'autant plus fort que les recouvrements ont été faits plus exactement, ou que les paiements ont été plus en retard. Il peut, dans quelques cas, si les recettes ont été en retard, se transformer en déficit qui figure au chapitre des dépenses;

2° Les restes à recouvrer de l'exercice clos;

3° Enfin, les recettes supplémentaires non prévues au budget primitif, telles que legs ou donation, subvention extraordinaire, remboursement de capitaux.

Quant au chapitre des dépenses, nous rencontrons d'abord, s'il y a lieu, le déficit ou excédant des dépenses constaté au compte précédent;

2° Les dettes des exercices antérieurs constatées quelquefois, soit par suite d'irrégularités dans la comptabilité, soit parce que les créances non réclamées en temps utile ont été annulées à la clôture de l'exercice;

3° Les restes à payer de l'exercice clos;

4° Les crédits supplémentaires destinés à couvrir les insuffi-

sances constatées dans les crédits primitifs de l'exercice courant;

5° Des crédits nouveaux pour pourvoir à des dépenses qui,
pouvant être imputées soit sur des ressources spéciales, soit sur
l'excédant de l'exercice clos, auraient produit un déficit dans
le budget primitif si on les y avait comprises;

6° C'est également dans le chapitre 3 qu'il y a lieu de comprendre le report de crédits alloués dans le budget de l'exercice
clos, mais annulés faute d'avoir été employés en temps utile.
C'est surtout ce qui arrive pour des travaux extraordinaires
dont l'exécution est répartie sur plusieurs exercices, ou qui ont
été autorisés trop tard pour être exécutés dans le cours de
l'exercice auquel ils appartenaient dans le principe. Ce mode
de procéder a l'avantage de n'apporter aucune modification aux
crédits ouverts par le budget primitif, les allocations supplémentaires demeurant distinctes du chiffre des premières prévisions, avec lesquelles elles ne se confondent plus comme autrefois. Aussi l'instruction précitée recommande-t-elle « de
» supprimer, comme étant désormais inutile, dans le modèle du
» compte, la colonne qui, à côté du crédit primitif du budget,
» sert à indiquer les crédits supplémentaires qui s'y rapportent
» et en ont modifié la somme. »

Si l'institution de ces chapitres additionnels indique qu'il est
plus régulier et plus convenable de réserver pour l'époque à
laquelle ils sont proposés les demandes de crédits supplémentaires, afin d'éviter un surcroît d'écritures ou le défaut de
corrélation des actes avec l'ensemble, les instructions ont fait la
part de l'imprévu, qui se manifeste souvent dans le service
hospitalier le mieux organisé. Ainsi, dit encore l'instruction
précitée « elle ne fait pas d'obstacle à ce qu'avant ou après la
» formation du titre spécial, l'administration pût demander et
» obtenir, en cas d'urgence, les crédits qui lui seraient indis-
» pensables pour pourvoir à une dépense qu'il ne serait pas
» possible d'ajourner sans inconvénients. » Il est dès lors évident que, soit à la formation du titre spécial, soit dans le

compte suivant, ces demandes isolées, antérieures ou posté-
rieures à la présentation du document, viendront se rattacher,
dans l'ordre indiqué plus haut, au chapitre additionnel, avec
mention de la décision qui les a autorisées.

En général, comme le budget primitif, les chapitres additionnels doivent se solder avec un excédant de recettes; mais les
circonstances peuvent quelquefois entraîner à un déficit qui ne
saurait être admis qu'autant qu'il serait couvert par un excédant de recettes dans le budget primitif. Car nous devons rappeler ici que l'équilibre des budgets est une rigoureuse obligation pour les asiles d'aliénés. C'est ainsi que l'administration
marche d'un pas sûr, puisque ses propositions s'appuient toujours sur une situation parfaitement définie.

106. Compte administratif. — Prévoir avec exactitude; constater les modifications que les événements font subir à ces prévisions : tels sont les deux points essentiels de la
gestion administrative proprement dite. Mais, de même que l'autorité supérieure a exercé une action directe sur les prévisions,
elle doit exercer un contrôle sérieux sur les faits accomplis dont
le directeur est appelé à rendre compte en en précisant la valeur
morale et en en démontrant la portée financière. D'un autre
côté, les instructions, tout en posant le principe de la spécialité
des exercices, ont voulu établir entre eux un lien que représentent l'excédant de l'exercice clos, les restes à recouvrer et
les restes à payer. Le compte administratif présenté après la clôture de l'exercice, c'est-à-dire postérieurement au 31 mars de
l'année qui le suit, remplit ces diverses indications.

Les instructions ont déterminé d'une part la forme du tableau
résumant les détails du compte, et de l'autre celle des justifications qui doivent être produites à l'appui : nous allons essayer
d'en faire saisir l'esprit, en nous reportant aux principes posés
par l'ordonnance du 1er mars 1835, qui a été le point de départ
des réformes accomplies depuis dans la réglementation de la
gestion administrative des établissements de bienfaisance.

Comme éléments préparatoires de ce compte, nous voyons

d'abord la constatation régulière, dès les premiers jours de janvier, des droits acquis, tant en recette qu'en dépense, dans le cours de l'année qui précède. Les premiers ressortent des titres de recette, et principalement des décomptes des journées de présence; les seconds ressortent, d'une part, du relevé de la comptabilité matière, d'autre part, du règlement des services faits en dehors de cette comptabilité. Aucun mandat n'étant délivré après le 15 mars, il est facile, de ce moment au 31, de dresser les états de restes à recouvrer et de restes à payer qui, devant être reportés aux chapitres additionnels, servent de droit de point de départ à la liquidation immédiate dès le 1er avril, mais à la condition de n'y mêler aucune dépense dont la constatation aurait été omise, ou qui, même étant constatée, dépasserait les crédits primitivement ouverts. Des crédits nouveaux ouverts au budget supplémentaire peuvent seuls autoriser la liquidation de ces dépenses et de celles qui, ayant déjà été reportées, n'ont pas été soldées dans le délai du 2e exercice.

Cette première opération terminée, on dresse le compte proprement dit, qui présente les mentions ci-après, conformément aux décisions du budget.

EN RECETTES :

1° Le numéro de l'article correspondant au budget;

2° La désignation de la nature de la recette;

3° L'évaluation admise par le budget;

4° La fixation définitive des sommes à recouvrer d'après les titres justificatifs;

5° Les sommes recouvrées pendant l'année du budget et pendant le 1er trimestre de la 2e année;

6° Les sommes restant à recouvrer au 31 mars.

EN DÉPENSES :

1° Le numéro de l'article correspondant au budget;

2° La désignation des articles de dépense;

3° La quotité des crédits alloués par le budget;

4° La fixation définitive du montant des dépenses dans la limite des crédits ouverts;

5° Le montant des sommes payées sur ces crédits soit dans la première annnée, soit dans le premier trimestre de la seconde;

6° Les restes à payer à reporter au chapitre additionnel de l'exercice courant;

7° Enfin les crédits ou portions de crédits annulés faute d'emploi.

La situation financière de l'asile se présente ici sous deux formes principales : l'une, différence entre les sommes recouvrées et les sommes payées, est la situation de caisse formant le premier article du chapitre additionnel; l'autre, au contraire, différence entre les droits acquis, tant en recette qu'en dépense, est la véritable expression de la situation financière, comprenant, outre le restant en caisse, les restes à recouvrer diminués des restes à payer.

Les pièces à produire à l'appui de ce compte, qui doit parvenir au ministre dans le courant du mois de juin au plus tard, ont été déterminées par une circulaire du 5 mars 1859, et ont surtout pour but de faire ressortir les résultats économiques du règlement intérieur adopté conformément à l'instruction du 20 mars 1857, principalement en ce qui concerne l'organisation du personnel, le régime alimentaire, la rémunération du travail, etc., et d'établir des termes de comparaison entre le compte administratif et les résultats de la gestion des comptables.

Ces pièces consistent principalement :

1° En un état de situation des recettes et dépenses de l'exercice, dressé par le receveur;

2° Un état des restes à recouvrer;

3° Un état des restes à payer, dressé par le même comptable;

4° Le compte moral;

5° Le rapport médical dont nous parlerons plus loin;

6° La délibération de la commission de surveillance;

7° État détaillé des revenus et des consommations en nature, en ayant soin de distinguer la vente des produits excédant les besoins;

8° Tarif des pensions;

9° Produit des journées;

10° État de développement des autres recettes;

11° Contingent proportionnel des départements, des communes, des hospices et des familles;

12° Tableau du personnel;

13° Débet des frais de sépulture;

14° Situation financière en fin d'exercice, indiquant la valeur des bâtiments, du mobilier et de la lingerie, l'évaluation des ressources disponibles de l'asile, les charges présentes et à venir, et l'importance des travaux projetés ou en cours d'exécution.

107. Compte moral. — Raconter ce qui a été fait, en exposer les motifs, établir un rapprochement entre les résultats obtenus et les prévisions du budget, indiquer l'influence que ces résultats peuvent avoir sur les prévisions de l'avenir : tel est l'objet du cahier d'observations qui doit accompagner ce compte.

Les instructions n'ont rien spécifié relativement à la rédaction de ce document : nous ne saurions nous-même avoir la prétention de tracer à cet égard des règles que chacun doit trouver dans son expérience ; mais nous croyons utile d'appeler l'attention de nos confrères sur certains détails qui ne sont pas sans quelque importance. Le texte de ce document doit nécessairement varier suivant les circonstances. Développé pendant une période d'organisation, il se réduit à de bien simples proportions quand le service est dans des conditions normales de stabilité.

La population étant le principal élément de recette et de dépense, c'est par l'exposé de son mouvement qu'il importe de commencer ce rapport, en ayant soin de comparer les résultats avec ceux de l'exercice antérieur.

On peut passer ensuite aux considérations relatives à la marche générale du service, aux faits qui l'ont compliquée ou embarrassée, aux obstacles qui se sont opposés à sa régularité, aux erreurs qu'il a fallu combattre, aux luttes qu'il a fallu soutenir contre des abus; mais nous ne saurions trop insister sur la nécessité de maintenir notre argumentation sur le terrain de la pratique, et de préférer toujours la méthode expérimentale, qui doit avoir le pas sur les théories hasardées.

L'organisation du personnel, les fluctuations auxquelles elle a pu être soumise, les mutations survenues dans son effectif, la manière dont le service a été fait, les infractions à la discipline, les mesures prises pour le maintien du bon ordre, enfin la mention des lacunes qui ont pu être observées, doivent être l'objet d'observations courtes, mais précises.

La comptabilité deniers et matières se liant intimement à la prospérité de l'institution, l'examen de la gestion financière et économique doit trouver place dans un rapport où le directeur doit en fixer la valeur morale. C'est quelquefois le côté faible de l'organisation ; et on constate encore trop souvent combien sont préjudiciables la négligence, l'incurie, ou même le mauvais vouloir de comptables dont le caractère ou l'aptitude n'est pas au niveau de la tâche qui leur est confiée. Si une surveillance assidue, si les conseils dictés par l'expérience, ne modifient pas ces mauvaises dispositions, le directeur, pour mettre sa responsabilité à couvert, ne doit pas hésiter à signaler l'insuffisance ou l'opposition de collaborateurs qui s'écartent de leurs devoirs.

Ces questions préliminaires et fondamentales ayant été examinées, la revue des dépenses peut se faire dans l'ordre des articles du budget, de manière à constater l'exécution des prescriptions réglementaires et à expliquer les causes qui ont produit les différences remarquées entre les prévisions et les faits accomplis. Chaque fait essentiel doit être commenté, chaque fait nouveau doit être signalé et interprété, et, de même que les explications ressortent plus claires par la comparaison avec le passé, de même aussi l'expérience est un jalon pour l'avenir. Il n'est pas un seul détail du service, il n'est pas une amélioration, qui n'aient leur expression numérique dans le compte administratif. La sollicitude pour les malades, l'activité intérieure de l'asile, sa tenue, le régime disciplinaire, l'efficacité de la surveillance, l'état sanitaire, sont les commentaires naturels des crédits dépensés ou des économies réalisées. Aussi ne faut-il pas omettre de constater dans ce rapport toutes les innovations utiles, mécaniques, hygiéniques ou économiques introduites pendant l'année dans le service de l'établissement.

C'est, enfin, du compte administratif analysé dans ses moindres détails, que résultent l'appréciation du prix de revient dans chaque catégorie et la constatation des ressources dont l'administration peut disposer.

Quels que soient son zèle et son dévouement, et quelquefois à cause de cela, le directeur peut rencontrer sur sa route des hostilités, des difficultés sérieuses qui embarrassent sa marche ou l'arrêtent, et tendent même à compromettre sa responsabilité; mais il ne faut pas qu'il se décourage. Avec un sincère amour du bien, avec une ponctuelle exactitude dans l'accomplissement de tous ses devoirs, il peut rendre son compte moral confident des obstacles qu'il a rencontrés, et il peut être sûr que justice lui sera rendue tôt ou tard.

L'exposé sommaire que nous avons fait des trois actes importants qui résument toute l'administration d'un asile, l'intervention de la commission de surveillance dans l'examen de ces actes, qui ne deviennent définitifs que par l'approbation de l'autorité publique, indiquent assez les garanties dont on a entouré cette institution, et la part que doivent y prendre les principaux éléments de son organisation.

108. Rapport médical. — Le point de vue sous lequel, d'accord avec les maîtres de la science, nous avons envisagé l'asile d'aliénés, conduit tout naturellement à ne pas séparer l'observation médicale des appréciations financières. Le compte administratif serait donc incomplet sans un rapport

circonstancié sur tous les détails du service médical. L'instruction du 20 mars 1857 insiste sur le caractère spécial de ce
travail, qui doit offrir un résumé complet et méthodique des
faits qu'il importe à l'administration et à la science de connaître
et de recueillir.

Si, en ce qui concerne le compte moral, il est presque impossible d'adopter un plan général, à plus forte raison l'ordre
des idées, dans le rapport médical, dépend-il surtout de l'in-
spiration du moment. Néanmoins nous pouvons y signaler
quelques parties en quelque sorte obligatoires.

La statistique spéciale de la circonscription pour laquelle la
fondation est faite est aujourd'hui un sujet trop important pour
être négligé; la proportion des sexes, la recrudescence des
admissions, la répartition des aliénés entre les villes et les campagnes, sont des faits dont la valeur se déduit surtout de la
comparaison avec ce qui s'est passé dans les périodes antérieures. On voit le nombre des aliénés s'accroître dans les asiles;
les charges publiques deviennent plus lourdes, et c'est dans de
telles conditions surtout qu'il importe à l'administration supérieure d'avoir des renseignements précis, dont la science médicale seule peut fournir les éléments.

C'est pourquoi rien ne doit être négligé pour bien caractériser
la constitution médicale du moment, les conditions pathogéniques prédominantes, la marche de l'affection, les formes
qu'elle affecte, ses terminaisons par la guérison ou par la mort,
les crises qui se manifestent, etc. Les observations journalières
fournissent de précieux matériaux à ce travail; mais, comme il
est peu d'asiles où il ne se présente soit des faits rares, soit des
cas de nature à démontrer ou à confirmer quelque point de
doctrine, la citation *in extenso* des observations qui les relatent
ajoute un intérêt de plus au rapport, et fournit à la science de
précieux documents. Les internes étant en général chargés de
cette rédaction, c'est pour eux un moyen de se faire connaître,
et pour le chef du service une occasion de signaler leurs progrès
à l'attention de l'autorité supérieure.

L'étude des maladies incidentes, leurs rapports avec la marche de l'aliénation mentale, les causes générales auxquelles elles se rapportent, la physionomie qu'elles ont présentée, les complications qui s'y sont manifestées, fournissent encore des données intéressantes, non-seulement dans le cours d'une année, mais encore par le rapprochement qui peut être fait entre plusieurs années. C'est à cette occasion surtout qu'on peut se livrer à une appréciation raisonnée du régime physique et moral sous l'influence duquel les malades sont placés. On doit d'autant moins négliger ces utiles considérations, qu'elles justifient les demandes d'améliorations accueillies trop souvent avec une regrettable indifférence.

Enfin, l'histoire des guérisons, des sorties et des décès, complète cette revue clinique, sur l'utilité de laquelle nous n'avons pas besoin d'insister.

Esquirol a dit depuis longtemps que l'asile est un instrument de traitement. C'est à ce titre que l'appréciation de son organisation peut trouver place dans le rapport médical. Mais cette appréciation ne doit jamais dégénérer en une critique stérile, et on doit, au contraire, y trouver le germe d'améliorations utiles. Signaler une lacune, c'est en même temps indiquer les moyens pratiques de la combler, et le médecin, plus que tout autre, doit se rappeler constamment que le diagnostic n'a de valeur qu'autant qu'il révèle les indications du traitement.

Ces différents travaux dont nous avons cherché à démontrer l'importance auront une valeur plus grande quand ils ne seront plus enfouis sous la poussière des archives. Aussi formulons-nous le vœu de voir ces documents surgir à la lumière de la publicité. Nous désirons même que cette publicité devienne obligatoire. Ce serait le seul moyen vraiment efficace de détruire les préjugés et les erreurs, et de faire enfin triompher la vérité.

109. Adjudications. — Deux faits importants complètent la série des actes généraux d'administration : assurer le service de l'exercice en pourvoyant l'asile de toutes les fournitures nécessaires, puis procéder à la liquidation des dépenses. Nous allons successivement étudier les règles applicables à ces deux opérations.

Depuis longtemps déjà la publicité et la concurrence avaient été considérées comme les conditions essentielles des marchés à faire pour le service des établissements hospitaliers. L'ordonnance du 14 novembre 1837, commentée par l'instruction ministérielle du 9 juin 1838, en traçant les règles de l'adjudication et généralisant l'application de ce mode, a déterminé les cas où un autre mode peut être admis par exception, et c'est elle qui fixe aujourd'hui la jurisprudence sur la matière. Nous allons analyser ses dispositions essentielles et celles des règlements qui en déterminent l'application. Pour être complète, l'adjudication comprend les éléments ci-après.

Le cahier des charges stipule d'abord la nature des fournitures; la distribution de ces fournitures en lots correspondant aux usages commerciaux du pays; les conditions spéciales de la fourniture; le mode de livraison, de réception, de vérification, et de l'appréciation de la qualité de chaque objet; les limites inférieure et supérieure de cette fourniture; les garanties que les fournisseurs ont à produire, soit pour être admis aux adjudications, soit pour répondre de l'exécution de leurs engagements; l'action que l'administration peut exercer sur ces garanties en cas d'inexécution de ces engagements; le mode de liquidation et de paiement du montant de ces fournitures; enfin, l'indication des cas de résiliation du marché, les conditions de cette résiliation, et les formalités pour y parvenir. Le cahier des charges est soumis à l'approbation du préfet.

L'avis des adjudications à passer est publié, sauf les cas d'urgence, un mois à l'avance, par la voie des affiches, des journaux, et par les moyens ordinaires de publicité. Cet avis fait connaître, outre l'indication et la composition des lots, le fonctionnaire qui doit procéder à l'adjudication, le lieu où l'on peut prendre connaissance du cahier des charges, le jour et l'heure fixés pour cette opération. Un modèle de soumission et la mention des conditions essentielles y trouvent aussi convenablement leur place.

110. Fonctionnaire qui y procède. — Les adjudications à faire pour le compte des asiles d'aliénés sont passées par le directeur, assisté du receveur, de l'économe, et de deux membres de la commission de surveillance. Cette attribution lui a été contestée dès le principe, et la question, portée devant le ministre, a été résolue de la manière suivante par une décision ministérielle du 8 janvier 1844, dont nous extrayons les passages ci-après :

« Le droit du directeur d'un asile d'aliénés à procéder aux
» adjudications des fournitures est fondé sur la qualité même
» de ce fonctionnaire, véritable délégué de l'autorité publique,
» et par les attributions qui lui sont conférées par l'article 6,
» § 1er, de l'ordonnance du 18 décembre 1839.

» Il est fondé en outre sur l'analogie qui existe, quant à la
» nature et à l'étendue de ces attributions, entre les fonctionnaires
» de cet ordre et les commissions administratives des établis-
» sements hospitaliers. En effet, les premiers sont, comme les
» seconds, investis de l'administration intérieure, et de la gestion
» des biens et revenus des établissements confiés à leurs soins
» respectifs. Si, à côté du directeur de l'asile, l'ordonnance de
» 1839 a placé une commission de surveillance, c'est comme
» comité consultatif, et non comme autorité dirigeante. Or, les
» commissions administratives ayant incontestablement droit,
» aux termes de l'art. 8 de la loi du 16 messidor an VII, de
» procéder seules aux adjudications de fournitures, il suit né-
» cessairement que les directeurs, qui, pour les asiles d'aliénés,
» ont les mêmes attributions que celles dévolues aux commis-
» sions administratives quant aux hospices, peuvent procéder
» aux mêmes adjudications sans l'assistance d'aucun délégué
» de l'autorité administrative. . . . .

» . . . .

» Le directeur étant l'autorité qui doit procéder à l'adjudication
» des fournitures, il est évident que c'est à lui seul qu'il ap-

» partient de fixer le maximum de prix ou le minimum de
» rabais. »

Cette question, controversée depuis lors, a été définitivement
tranchée dans le même sens par le décret du 25 mars 1852; et
la circulaire du 5 mai suivant constate en outre que, puisqu'il
appartient au préfet d'approuver les procès-verbaux d'adjudication, et le plus souvent les marchés de gré à gré, c'est le
directeur qui doit procéder aux adjudications et passer les marchés de toute nature pour le service des aliénés.

111. Formalités. — Rien ne s'oppose à ce que l'adjudication se fasse dans l'asile; mais, comme en général la situation
excentrique de l'établissement rend difficile le déplacement des
soumissionnaires, on a l'habitude d'y procéder dans le centre
de population le plus proche, et surtout au chef-lieu, afin d'augmenter la concurrence.

Les soumissions doivent toujours être remises cachetées en
séance publique. Un maximum de prix, arrêté d'avance par le
directeur, doit être déposé cacheté sur le bureau à l'ouverture
de la séance. Les instructions recommandent d'éviter les évaluations qui, trop au-dessous des cours, rendraient l'opération
nulle; comme aussi de ménager les intérêts de l'établissement
en prenant des précautions contre les surélévations abusives des
prix résultant de coalitions. C'est surtout à l'occasion de la
fourniture de la viande que le fait se produit le plus souvent.

Dans le cas où plusieurs soumissionnaires ont offert le même
prix, il est procédé séance tenante à une réadjudication entre
ces soumissionnaires seulement, soit sur de nouvelles soumissions, soit à l'extinction des feux.

Le lot ne peut être adjugé si le montant de la soumission la
plus basse est supérieur au maximum de prix fixé par l'administration. Toutefois, quoique les instructions gardent le silence
à cet égard, nous pensons que le soumissionnaire dont les offres
se rapprochent le plus du maximum peut être admis séance
tenante, s'il l'accepte, à faire sur ses offres un rabais qui les
fasse descendre au-dessous du maximum. Dans le cas où il

s'élèverait quelque incident en dehors des prévisions, le bureau doit le vider séance tenante, et en faire mention au procès-verbal.

Ce procès-verbal, constatant les résultats de chaque adjudication, relate toutes les circonstances de l'opération. Il est signé par l'adjudicataire pour le lot qui lui est échu ; et à sa clôture, il est signé par le fonctionnaire qui a présidé, ainsi que par les membres de la commission et le comptable qui ont assisté.

L'adjudication, subordonnée à l'approbation du préfet, ne devient définitive qu'après cette approbation. Cette réserve doit toujours être mentionnée dans un article du cahier des charges.

C'est après cette approbation, que le procès-verbal doit être, dans les vingt jours qui suivent, soumis à la formalité de l'enregistrement.

Nous n'avons presque pas besoin d'ajouter que le cahier des charges, les soumissions et le procès-verbal doivent être écrits sur papier timbré.

Si, en principe, la concurrence doit être aussi étendue que possible, il importe cependant que l'administration se mette en mesure de ne traiter qu'avec des personnes présentant toutes les garanties désirables de solvabilité, de capacité et d'honorabilité. C'est pourquoi elle se réserve le droit d'arrêter par lot la liste des soumissionnaires dès l'ouverture de la séance, et de rejeter ceux dont les antécédents ou la situation bien connue démontreraient qu'ils ne remplissent pas toutes les conditions exigées.

Le cahier des charges détermine en outre les garanties qu'on exige pour assurer l'exécution de toutes les clauses du marché, quelle que soit la cause qui menace de la suspendre : tel est le but du cautionnement, fixé ordinairement au vingtième du montant de la fourniture, mais qui, suivant les circonstances, pourrait être d'une valeur supérieure.

C'est à l'administration qu'il appartient de juger s'il est ou non nécessaire d'imposer aux concurrents le versement préalable d'un dépôt de garantie ayant pour objet de constater que l'adjudicataire est sérieux, et répondra, s'il y a lieu, des résultats de la folle enchère à laquelle il pourrait être nécessaire de recourir. Il est peu d'asiles où cette mesure soit adoptée, la révision de la liste des soumissionnaires suffisant du reste à toutes les indications.

Il n'en est pas de même du cautionnement, qui, à la diligence du receveur de l'asile, doit être versé pour garantir les faits de l'adjudication pendant toute la durée des opérations qu'elle a stipulées. Ce cautionnement est fourni en numéraire, versé directement à la recette générale, et porte au profit des fournisseurs un intérêt de 3 0ʃ0.

Le cautionnement sera remboursé dès que la fourniture sera accomplie régulièrement. Il pourrait être également stipulé que le remboursement en aura lieu lorsque la fourniture faite aura dépassé le taux fixé pour ce dépôt de garantie, en stipulant alors que le solde des créances aura lieu de manière à ce que, jusqu'à l'achèvement du service, ce cautionnement en nature conserve toujours sa valeur.

Il ne faut pas négliger d'exiger que le soumissionnaire fasse élection de domicile dans le lieu de situation de l'asile, quand il n'y réside pas.

Il faut stipuler encore dans le cahier des charges que la quotité des denrées n'est qu'approximative ; mais, tout en réservant les intérêts de l'asile dans l'éventualité de certaines fluctuations, il faut aussi que le fournisseur soit sûr de fournir et de ne pas dépasser une limite supérieure. En un mot, il faut que, tout en conservant une certaine élasticité, le marché soit bien défini. C'est pourquoi il faut fixer la limite d'oscillation entre le quart en moins et le quart en plus. Cette précaution est d'autant plus nécessaire, que, sans elle, la cour des comptes rejetterait des dépenses tout ce qui excéderait la quantité indiquée au cahier des charges.

Les frais d'adjudication sont à la charge des fournisseurs, qui doivent acquitter en outre tous les droits ainsi que les dépenses de transport. Les frais de l'adjudication comprennent ceux d'affiche, d'insertion, de chauffage de la salle, du personnel de service, ceux de timbre, d'expédition, ainsi que le droit d'enregistrement. Les uns sont généraux, et se répartissent au marc le franc de la valeur de chaque lot; les autres sont personnels, et sont en rapport avec l'étendue de l'expédition.

L'époque de l'adjudication importe au succès de l'opération. Faite trop tôt, elle coïncide avec une période de l'année où il règne une grande incertitude sur les cours, et où la spéculation n'a pas pris son assiette. Faite trop tard, elle ne laisse pas aux fournisseurs un temps assez long pour se préparer à leur aise à exécuter leur marché dès l'ouverture de l'exercice, ou pour profiter des occasions favorables résultant de certaines fluctuations dans les cours. Chaque pays présente à cet égard des particularités qui lui sont propres; mais en général on trouve un certain avantage à faire l'adjudication dans le cours du mois de novembre.

L'adjudication par lots réunissant toutes les denrées d'un même commerce ou comprises dans le même crédit, présente dans la pratique des avantages incontestables, puisque c'est sur la valeur totale du lot qu'elle est consentie. Dans les asiles peu populeux surtout, la division par lots permet l'application plus large de l'adjudication à des fournitures peu importantes en elles-mêmes, et acquérant une certaine valeur par la manière dont on les groupe; elle attire la concurrence quand la composition des lots est en rapport avec les habitudes commerciales du pays, et met les fournitures à la portée du moyen commerce, dont l'intervention prévient l'influence de la monopolisation par le haut commerce.

112. Utilité des adjudications. — Nous avons rencontré, même dans le sein de commissions de surveillance, des adversaires déclarés de l'adjudication; les communautés religieuses sont hostiles à ce mode de procéder quand elles sont chargées des services économiques; et on a vu des économes faire tous leurs efforts pour y faire trouver des inconvénients. C'est en vain qu'on nous objecte des faits dont nous ne saurions admettre la valeur : l'adjudication publique est le mode qui présente toutes les garanties qu'on peut désirer. L'établissement d'un prix ferme pour toute l'année donne aux prévisions un degré de certitude qui fixe la valeur réelle du crédit, permet de prévoir soit les annulations, soit les insuffisances, et donne ainsi à l'harmonisation des détails des services une base certaine. Cependant cette donnée, qui constitue la règle générale, souffre quelques exceptions à l'égard de certaines denrées : la farine, les pommes de terre, dont quelquefois on ne saurait prévoir les fluctuations dépendant des chances de la récolte suivante. Dans ces cas, au lieu d'être faite pour un an, l'adjudication pourrait se restreindre à une période plus courte, et ne stipuler que des quantités invariables.

L'adjudication, en permettant de s'approvisionner au fur et à mesure des besoins, fait des fournisseurs de véritables entrepositaires qui épargnent à l'asile des frais dispendieux de manutention et la construction de vastes magasins dans des bâtiments mieux employés à loger les malades. Les déchets sont plus rares, et la vérification est beaucoup plus facile. On ne peut accuser l'administration d'accorder des préférences ou de manifester des prédilections injustifiables. Dès qu'elle appelle la concurrence, son impartialité est au-dessus de tout soupçon, et on peut encore moins l'accuser de sacrifier l'intérêt général à des convenances personnelles. Tout milite donc pour que l'adjudication soit la règle. On a dit encore que l'adjudication fournissait généralement des denrées d'une qualité médiocre, ou même des fonds de magasin. C'est une erreur : car, pour éviter cet inconvénient, très-fréquent surtout dans les acquisitions faites sans contrôle, il ne faut choisir que de bons échantillons, et avoir un économe qui, possédant les connaissances nécessaires, et consciencieux observateur de ses devoirs, apprenne aux fournisseurs ce qu'il en coûte de ne pas remplir les conditions d'un marché, et apporte dans cette partie importante de ses fonctions une droiture à l'abri de toute atteinte.

113. Observations sur le mode d'adjudica-

tion. — Pour prévenir toute cause de contestation, il faut surtout éviter un mode d'adjudication que j'ai vu employer quelquefois au préjudice de l'exactitude des écritures et de la régularité des fournitures. Ce mode consiste à faire connaître à l'avance une évaluation totale et approximative du lot, à fixer dans un paquet cacheté un minimum de rabais de n %, et à adjuger la fourniture au soumissionnaire qui a fait le plus fort rabais ou qui a proposé le total le moins fort. Les prix de détail des denrées sont alors ou inconnus quand on n'a que le total du lot, ou inexacts quand on veut appliquer le rabais à chacune d'elles. En fixant ce prix en quelque sorte typique, on a encore l'inconvénient d'en faire, suivant le cours, le critérium de la qualité de la denrée, et c'est alors le cas de dire qu'on n'en a que pour son argent. Indiquer des échantillons, qui seuls doivent fixer le fournisseur dans la supputation des prix qu'il offre pour chaque denrée, appliquer ces prix aux quotités indiquées par le cahier des charges, et arriver à un total qui représente la valeur du lot dans ses détails et dans son ensemble; exclure du prix de l'unité de poids ou de mesure toute fraction de centime; enfin, adjuger la fourniture à celui qui donne à la fois le total le plus bas en même temps qu'inférieur au maximum fixé : tels sont les éléments essentiels d'une bonne adjudication garantissant tous les intérêts et tous les droits.

On ne saurait donc sans inconvénient appliquer aux fournitures la méthode suivie pour les adjudications de travaux dont le montant approximatif résulte d'un devis sur lequel l'entrepreneur a à proposer un rabais qui doit être supérieur au minimum fixé par l'administration et aux rabais présentés concurremment. Dans ce cas les conditions générales du cahier des charges correspondent aux mêmes indications spécifiées par l'ordonnance ; mais pour les asiles d'aliénés, il importe d'y stipuler les mesures d'ordre propres à assurer la police des chantiers au point de vue du service de l'établissement.

Le mode de liquidation des créances est en outre stipulé par le cahier des charges, qui détermine les époques de paiement et les formalités à remplir pour que l'administration puisse être mise en demeure de remplir ses engagements.

Aussitôt que l'adjudication a été rendue définitive par l'approbation du préfet, une expédition en forme tant du cahier des charges que du procès-verbal doit être remise au receveur, chargé de poursuivre la réalisation des cautionnements, et de se conformer, pour l'acquittement des dépenses, aux stipulations contenues dans ces actes.

114. Marchés de gré à gré. — Si l'adjudication est la règle, les circonstances obligent quelquefois de déroger à cette règle avec l'autorisation de l'autorité compétente. L'ordonnance du 14 novembre 1837 a elle-même indiqué d'autres exceptions, qui concernent : 1° les objets dont la fabrication est exclusivement attribuée à des porteurs de brevets d'invention ou d'importation ; 2° à ceux qui n'ont qu'un possesseur unique; 3° aux matières et denrées qui, à raison de leur nature particulière et de la spécialité de l'emploi auquel elles sont destinées, doivent être achetées ou choisies sur les lieux de production ou livrées sans intermédiaire par les producteurs eux-mêmes ; 4° pour les fournitures qui n'auraient été l'objet d'aucune offre aux adjudications, ou à l'égard desquelles il n'aurait été proposé que des prix inacceptables ; 5° pour les fournitures qui, vu l'urgence, ne pourraient pas subir les délais d'adjudication, sans qu'il en résultât un préjudice réel pour le service ; 6° enfin, il est des cas où certaines fournitures ne pourraient être sans inconvénients livrées à la concurrence illimitée. Alors l'administration se réserve le droit de subordonner à certaines conditions l'admission des concurrents. Elle peut toujours, d'ailleurs, comme elle le fait pour les travaux de construction, stipuler dans le cahier des charges les garanties préalables de capacité et de solvabilité qu'elle exige des soumissionnaires, et exclure, avant l'ouverture des soumissions, ceux qui ne les remplissent pas. Nous avons indiqué plus haut l'opportunité d'appliquer cette réserve à toutes les adjudications de fournitures.

La dispense d'adjudication doit également s'étendre tant aux travaux ordinaires de réparation qu'à ceux dont le montant ne dépasse pas 3,000 francs. Au-dessous de cette valeur, les frais d'adjudication dépassent la proportion généralement admise, et il en résulte des lenteurs qu'il faut éviter avec soin, surtout quand il y a urgence.

On s'est encore demandé à cette occasion si, au lieu de recourir à l'adjudication, l'administration hospitalière ne trouverait pas plus d'avantages à traiter directement avec les producteurs ou premiers détenteurs aux sources mêmes de la production : on économiserait, dit-on, le bénéfice réalisé par les intermédiaires. Il y a au premier abord quelque chose de spécieux dans cette observation ; mais il est facile de comprendre que les inconvénients font presque disparaître les avantages qu'on s'en promet. Une avance considérable de fonds, un emmagasinement dispendieux, des déchets, des frais de manutention, des démarches nombreuses, des discussions interminables, des voyages fréquents, démontrent bientôt que si, par exception, on peut recourir à ce mode, on ne saurait jamais en faire une application générale. D'ailleurs, le service d'un asile n'est jamais assez considérable pour qu'on ait à agir sur des quantités de chaque denrée assez fortes pour produire un bénéfice sensible. Pour le commerçant, la fourniture de l'asile est un débouché de plus qui atténue ses frais de gestion et lui permet quelquefois de se contenter du bénéfice que lui donne l'escompte. Pour l'asile, au contraire, ce système augmenterait les frais de gestion, multiplierait les chances de pertes en vue d'un bénéfice très-incertain. Je n'en veux pour preuve que les rabais obtenus eu égard au prix que paient les particuliers, et la nécessité où l'on est souvent de compliquer les lots pour leur donner une valeur suffisante.

Le marché de gré à gré, réservé pour les cas auxquels le procédé d'adjudication n'a pu être appliqué, n'exige pas moins qu'on se renferme dans un maximum de prix ou dans un minimum de rabais fixé d'avance. Il se rattache, du reste, au cahier des charges, stipule spécialement les conditions de la fourni-

ture, le mode de livraison et de paiement, et ne devient définitif qu'après avoir reçu l'approbation du préfet.

**115. Acquisitions directes. — Menues dé-
penses.** — En dehors des acquisitions effectuées par le mode
ci-dessus indiqué, il en est d'autres qui ne constituent pas
un commerce spécial, dont le cours est trop variable, dont le
prix s'accroîtrait si on recourait à un intermédiaire, ou trop
encombrantes pour être livrées immédiatement. Il faut se les
procurer au marché auprès du producteur lui-même : tels sont
le foin, la paille, certains légumes. L'achat direct et le paiement immédiat sont alors les seuls moyens de pourvoir aux
besoins du service. Mais il y aurait abus si on étendait au
beurre, aux œufs, au poisson, un mode qui doit être exceptionnel.

Certains objets mobiliers, les matériaux à employer dans les
ateliers de l'asile, la mercerie, ont souvent assez peu d'importance, ou sont tellement variés qu'on ne saurait les prévoir même
dans un marché de gré à gré.

Enfin, il y a encore, dans un service comme celui-ci, de minutieux détails qu'on range dans la catégorie des menues dépenses, dont nous aurons occasion de parler plus loin.

En faisant ici un résumé analytique des prescriptions légales
et réglementaires relatives aux approvisionnements, nous ne
prétendons pas avoir traité la question dans tous ses détails, pour
lesquels nous renvoyons à l'instruction générale du 20 juin 1859,
articles 1020 et suivants.

116. Liquidation des dépenses. — Si dans la
comptabilité deniers la dépense consiste en la sortie des fonds
de la caisse pour un but déterminé, sous le rapport administratif elle s'entend de services faits, ou de fournitures livrées, donnant droit à un paiement après l'accomplissement de formalités prescrites par les règlements.

C'est pour ce motif que le directeur doit seul autoriser les
achats que l'économe est chargé de faire, et qu'aucun autre
employé ne peut engager l'établissement vis-à-vis des fournis-

seurs, qui ne doivent livrer leurs marchandises que d'après un bon de commande de l'économe visé par le directeur.

Ces achats ne peuvent être faits qu'auprès des fournisseurs avec lesquels l'administration a traité, ou qui, à défaut de traité, sont nominativement désignés dans le bon de commande. Aucune denrée ne doit être reçue, aucun travail ne doit être exécuté, avant que le prix en ait été préalablement établi.

L'état des consommations présumées, la fixation des sommes affectées à chaque genre de réparation, où les crédits ouverts pour travaux, servent de guide pour indiquer les limites qu'il ne faut pas dépasser, ou la nécessité de recourir à des autorisations supplémentaires.

Comprises ainsi que nous venons de l'expliquer, les dépenses sont effectuées d'une part en vertu des crédits ouverts au budget suivant le détail indiqué par le cahier d'observations, et d'autre part conformément aux règles tracées pour les approvisionnements. On ne saurait donc imputer sur un crédit une dépense pour laquelle il n'a pas été ouvert, les virements n'étant pas autorisés d'article à article.

117. Ordonnateur. — Mandats. — C'est le directeur qui remplit les fonctions d'ordonnateur, non-seulement à l'égard des dépenses propres de l'asile, mais encore pour les dépenses à faire à titre d'avance aux pensionnaires, ou à titre d'emploi de l'avoir de ces pensionnaires.

Pour qu'une dépense soit ordonnancée, il faut d'abord qu'elle soit constatée, reconnue et liquidée après que la régularité en a été établie. Le mandat qui constate cet ordonnancement, relate le crédit sur lequel la dépense est imputée, le nom du créancier de l'établissement, la nature et le montant de la dépense. Cette dernière indication doit être énoncée en toutes lettres et en caractères bien distincts. On y indique également les pièces produites à l'appui.

Les pièces justificatives constatent que la dépense a été faite pour un service régulièrement autorisé et dans les formes prescrites par les lois, règlements et instructions. Nous renvoyons à l'article 1542 de l'instruction générale pour leur nomenclature détaillée. Mais, en général, elles se rapportent aux indications ci-après. Des états d'émargement, appuyés des décisions fixant les traitements, justifient les mandats portant payement des émoluments du personnel. Pour les fournitures, il y a lieu de produire à l'appui du mandat le mémoire réglé du fournisseur, copie, s'il y a lieu, du procès-verbal d'adjudication ou du marché dûment approuvé, et enfin le certificat de réception, et, s'il s'agit du mobilier, du numéro du catalogue d'inventaire. S'il est question de travaux, les devis, décomptes de réception, ou les mémoires réglés par l'architecte, doivent accompagner le mandat. Il est d'autant plus urgent de joindre aux mandats toutes les justifications exigées, que les comptables n'ont pas qualité pour apprécier le mérite des faits, et que leur responsabilité n'est couverte que par la production des pièces visées et certifiées par le directeur. Si le comptable a néanmoins des raisons de croire que le directeur a été trompé, il doit lui en référer pour vérification et rectification, dans le cas où il y aurait une erreur matérielle propre à faire rejeter la dépense des comptes du receveur.

Pour le payement des dépenses de l'exercice précédent, aucun mandat ne peut être délivré après le 15 mars. Tout mandat non payé à la clôture de l'exercice doit être annulé, sauf réordonnancement ultérieur.

Les avances aux économes sont faites en vertu d'une autorisation de l'ordonnateur. Le chiffre en est fixé par le règlement intérieur, et pour un asile de 400 malades, il ne saurait dépasser 150 fr. par mois. A la fin du mois, la justification de l'emploi est faite par bordereaux correspondant aux divers articles du budget, et appuyés autant que possible de quittances. Ces bordereaux sont joints aux mandats de l'ordonnateur, qui permettent de les passer en écriture au compte de l'asile. Aucune nouvelle avance ne doit être faite qu'après la liquidation de l'avance précédente. L'économe commettrait en outre une faute grave, s'il faisait des achats dépassant le montant des avances qui lui ont été faites, sauf à couvrir cet excédant de dépenses par une avance ultérieure. Cette manière d'agir irait contre la lettre et l'esprit de l'instruction, qui a eu surtout pour objet de prévenir la trop grande extension des menues dépenses, mode exceptionnel de liquidation.

Quant à ce qui concerne le timbre, nous ne pouvons que renvoyer aux articles 1012 et suivants de l'instruction générale du 20 juin 1859.

118. Conclusion. — Nous venons de passer successivement en revue les principaux actes d'administration ; nous venons d'indiquer comment ils se succèdent, le contrôle auquel ils sont soumis, le mode suivant lequel ils se préparent et s'accomplissent ; et, en donnant une idée exacte des procédés administratifs, nous avons réfuté bien des erreurs et bien des objections ; nous avons prémuni nos collègues contre bien des ennuis ou des hésitations, et nous avons en même temps, par la définition exacte des attributions administratives, prévenu ces regrettables conflits qui n'ont souvent leur raison d'être que parce qu'on a négligé des règles protectrices dont nous avons surtout cherché à bien faire saisir la véritable signification. Nous avons maintenant à continuer par l'examen des dépenses, tant sous le rapport administratif que sous celui de la coordination réglementaire des services. Les considérations que nous allons successivement développer formeront en même temps et le cahier d'observations à l'appui des prévisions, et les appréciations du compte moral. Pour rendre nos arguments plus précis, nous les traduirons en chiffres qui, reproduction de ceux que nous rencontrons à Dijon pendant cette année, sont moins une donnée invariable qu'une formule générale dont les éléments doivent nécessairement varier suivant les indications ou les nécessités locales. Sous le bénéfice de ces observations, l'examen des dépenses se répartira sous les titres ci-après :

Dépenses du personnel.

Frais généraux.

Dépenses individuelles.

Dépenses d'ordre. Prix de revient.

Nous passerons ensuite à l'exposé sommaire du budget des recettes.

—∘∘◦◦◦◦—

CHAPITRE VI.

DÉPENSES DU PERSONNEL.

119. Effectif de la population. — 120. Directeur-médecin. — 121. Décret du 24 mars 1858. — 122. Dépense. Traitement et allocations. — 123. Médecin adjoint. — 124. Internes. — 125. Employés de l'administration. — 126. Surveillant en chef. — 127. Comptabilité. — 128. Cautionnement. — 129. Receveur-économe. — 130. Ecritures du receveur. — 131. Economat. Gestion. — 132. Ecritures. — 133. Employés de l'économat. — 134. — Culte. — 135. Résumé. — 136. Caisse des retraites. — 137. Préposés. — 138. Services généraux. — 139. Services spéciaux. Soins personnels. — 140. Division des hommes. — 141. Division des femmes. — 142. Communauté religieuse. — 143. Clauses du traité. — 144. Reposants. — 145. Résumé.

———

119. Effectif de la population. — La vie de l'institution, dans son ensemble et dans ses détails, devant surtout se manifester par tout ce qui peut contribuer au traitement des aliénés, et sa prospérité ayant surtout pour résultat de multiplier ces moyens, il en résulte que ces malades doivent être le pivot de l'organisation, tant sous le rapport des indications collectives que sous celui de la satisfaction des besoins individuels. Le programme des dépenses serait donc une abstraction stérile, si on ne le rattachait pas à un effectif déterminé servant de base aux prévisions ou de contrôle pour les faits accomplis. Nous devons donc commencer par déterminer cet effectif dans les proportions d'un asile moyen, sauf à indiquer subsidiairement comment ces prévisions se modifient suivant les augmentations ou les diminutions que subit le chiffre de la population.

Nous supposerons donc un asile consacré aux deux sexes, et contenant 450 malades répartis ainsi qu'il suit :

	Hommes.	Femmes.	Total.	NOMBRE de journées.
1re classe. — Familles.......	10	10	20	7300
2e classe. Id.	15	15	30	10950
3e classe. Id.	20	20	40	14600
Id. Indigents du département.	150	170	320	116800
Id. Id. autres départem.	30	10	40	14600
	225	225	450	164250

C'est sur ces données que vont être basées toutes nos évaluations.

120. Directeur-médecin. — Nous avons indiqué plus
haut l'opportunité, et même la nécessité d'établir dans un asile
l'unité d'autorité, en en confiant l'administration au médecin,
qui est le seul directeur possible d'un établissement de ce genre.
Ces fonctions sont délicates et touchent à des difficultés nombreuses. Il faut au titulaire beaucoup de tact et d'expérience
pour les traverser sans compromettre sa responsabilité et sans
porter atteinte aux attributions de ses coopérateurs légaux. Il
ne faut ni hésitation ni entraînement, et c'est toujours avec un
calme réfléchi que ce fonctionnaire doit prévenir les résistances
de l'intérieur et les attaques du dehors. Je n'ai pas à revenir ici
sur les indications générales que j'ai exposées plus haut ; mais
je tiens à dire quelques mots d'une objection qui date de loin,
et qui se reproduit encore faute d'autre argument. On a dit et
on répète encore que ces fonctions ont, dans bien des cas, une
importance qui excède les forces d'un seul homme. Pour avancer
ce paradoxe, il faut, ou ne pas connaître la nature intime des
fonctions, ou se rendre un compte inexact de ce dont est capable
un homme sérieux et instruit.

Il y a dans l'administration générale des fonctions plus importantes auxquelles un homme suffit, sans qu'il soit venu la
pensée de les scinder. Impulsion unique, action synergique et
multiple : tel est le principe sur lequel reposent les organisations
les plus importantes et les mieux assises. Un département n'a
qu'un préfet, quelle que soit son étendue ; mais c'est le nombre
de ses collaborateurs qu'on détermine d'après l'importance et

la multiplicité des affaires. Pourquoi donc le médecin, par cela seul que ses études sont plus fortes et plus sérieuses, serait-il considéré comme moins capable d'un effort qui n'excède pas les forces d'un autre homme? De même que tout médecin n'est pas nécessairement aliéniste, de même tout médecin n'est pas nécessairement administrateur. Il en est ici comme ailleurs : les aptitudes sont variables ; mais l'expérience nous prouve que c'est parmi les médecins seuls qu'on rencontre et qu'on a rencontré les véritables administrateurs d'asiles. Une démonstration complète de cette assertion ne saurait trouver place ici ; mais elle ressort d'une manière évidente quand on observe que le corps médical seul a fourni les inspecteurs généraux, cette expression la plus élevée de la virtualité administrative.

Quand ce premier argument fait défaut, on prétend que l'administration et la science sont inconciliables, qu'on ne peut les faire marcher de front, et qu'on est instinctivement porté à sacrifier l'une à l'autre. C'est une erreur que nous pourrions réfuter par de nombreux exemples. Les directeurs-médecins, quoique souvent placés dans des conjonctures difficiles, ont pris au mouvement scientifique une très-large part. Astreints, par nécessité et par devoir, à une résidence plus assidue, obligés de compter plus sérieusement avec une responsabilité réelle, ils fixent leur attention sur tous les détails, et sont ainsi conduits à établir une corrélation intime entre l'idée et son application pratique. En étudiant mieux l'être collectif, ils s'identifient davantage avec les éléments de cette agglomération, l'observation est plus approfondie, et le directeur-médecin est, si nous pouvons nous exprimer ainsi, devenu plus médecin en raison de ses obligations administratives. Mais on se ferait une idée fausse de ses obligations, si on les appréciait d'après les difficultés que font naître des comptables au-dessous de leur mission, ou se laissant entraîner à certaines hostilités systématiques, ou bien une inintelligente parcimonie dans l'organisation du cadre des employés. On ne se tromperait pas moins si on faisait une déplorable confusion entre l'intelligence qui donne l'impulsion au service, dont elle embrasse tous les détails, et les travaux matériels qui sont en quelque sorte la forme plastique de cette impulsion. C'est la tenue de toutes les écritures qui excéderait les forces d'un seul homme, et c'est l'insuffisance des employés qui est la cause la plus ordinaire de fatigues stériles qui ne sont nulle part imposées aux chefs d'administration. On est disposé à juger la position par ce que l'ont faite souvent et le mauvais vouloir d'opposants passionnés, et certaines nécessités de la période d'organisation que beaucoup d'asiles traversent encore aujourd'hui. Mais tous ces embarras disparaissent dès que l'on comprend que le directeur est surtout responsable de l'impulsion qu'il donne, et qu'il faut le faire seconder par des collaborateurs sérieux, chargés, chacun en ce qui le concerne, d'exécuter les prescriptions administratives et médicales, où d'en assurer l'exécution.

121. Décret du 24 mars 1858. — Ce que nous avons dit plus haut de la nature des actes administratifs, les observations auxquelles donnera lieu l'examen successif des dépenses, nous dispense de faire ici une nouvelle énumération des attributions et des devoirs du directeur-médecin, dont la position est mieux dessinée et dont la carrière trouve de précieuses garanties dans le décret du 24 mars 1858, qui détermine le classement de ces fonctionnaires. La distribution en quatre classes; la fixation du traitement entre le minimum de 3,000 fr. et le maximum de 6,000 fr.; les conditions exigées pour passer d'une classe à une autre; l'appréciation des services exclusivement confiée à l'autorité publique, qui seule peut efficacement défendre tous les droits : tels sont les résultats d'une mesure que nous devons regarder comme un immense progrès dans l'organisation d'un corps appelé à rendre de grands services. Néanmoins nous pensons que, si cette organisation répond aux besoins actuels, un moment viendra où elle réclamera une amélioration qui, sans modifier le système en lui-même, contribuerait au contraire à le fortifier. Peu de mots suffiront pour expliquer notre pensée à ce sujet.

La somme de 3,000 francs à laquelle est fixé le traitement des directeurs ou médecins de quatrième classe ne représente aujourd'hui ni la position hiérarchique de ces fonctionnaires qui n'arrivent qu'après de fortes études, ni les dépenses auxquelles ils sont obligés de satisfaire, quel que soit le service à la tête duquel ils sont placés. C'est une carrière qui ne conduit pas à la fortune, mais qui ne doit pas non plus conduire à la gêne, qui, trop souvent, est le but atteint par une vie de labeur et de dévouement. Aussi pensons-nous que, si on peut admettre ce chiffre comme inhérent au début dans la carrière, si même il était surtout attribué à une classe spéciale de médecins ordinaires placés à la tête de quartiers d'hospices, il serait à regretter que ce pût être pour un certain nombre de nos confrères une limite qu'ils ne pourraient pas franchir, attendu que les mutations sont peu nombreuses, et que, dans l'intérêt du service, on recule autant que possible l'admission à la retraite. Il suffirait, pour combler cette lacune, d'élargir le cadre de la troisième classe, à laquelle arriveraient de droit tous les directeurs-médecins, après un maximum déterminé d'années de service.

122. Dépense. — Comme le grade est un attribut personnel indépendant de l'étendue de l'asile, et comme des directeurs de première classe sont attachés à des établissements dont la population ne dépasse pas le chiffre indiqué ci-dessus, c'est sur le taux de 6,000 francs (1) que nous établirons nos prévisions budgétaires, en mentionnant en outre que ce fonctionnaire a droit aux allocations de chauffage et d'éclairage, qui nous paraissent devoir être réglées ainsi qu'il suit :

Bois de 1re qualité.	18 stères à 12 f. 50 c. =	225 f. » c.
Huile à brûler.....	60 kil. à 1 40 =	84 »
Bougie...........	10 id. à 2 50 =	25. »
	Total...........	334 f. » c.

---

(1) Il serait à désirer que, comme cela se pratique dans d'autres administrations, une indemnité de résidence fût allouée aux directeurs d'asiles situés au voisinage de certains grands centres de population.

Ce premier article, appliqué au nombre des journées ci-dessus indiqué, représente pour chacune d'elles une part proportionnelle de 0,0386; pour une population de neuf cents malades, elle descendrait à 0,0193. A douze cents malades, elle ne serait plus que de 0,0145.

123. Médecin adjoint. — Quoique l'ordonnance du 18 décembre 1839 ait prévu les médecins adjoints dans le cadre du personnel d'un asile, c'est seulement depuis peu que leur position a été définitivement fixée par les décrets des 24 mars 1858 et 28 avril 1860, qui en déterminent le cadre, les divisent en trois classes dont le traitement est fixé à 1,800 f., 2,000 f. et 2,500 f., et stipulent en outre que, pour être nommés à une classe supérieure, les médecins adjoints doivent avoir passé au moins deux ans dans la classe inférieure. Outre les appointements, que nous supposerons encore être de première classe, le médecin adjoint, comme le directeur-médecin, a droit au chauffage et à l'éclairage, qu'on peut régler ainsi qu'il suit :

Bois de 1re qualité.	12 stères à 12 f. 50 c. =	150 f.	» c.
Huile à brûler	40 kil. à 1 40 =	56	»
Bougie	6 id. à 2 50 =	15	»
	Total...........	221 f.	» c.

La valeur de cette dépense, dans le prix de journée, est de 0,0166. Pour 900 malades, il faut deux médecins adjoints, et la part du prix de journée ne change pas. Pour 1,200 malades, l'organisation ne change pas, et le prix de revient descend à 0,0124.

Ce que nous avons dit ailleurs des obligations légales du directeur-médecin et des indications du service médical justifie pleinement l'adjonction d'une collaboration sans laquelle les forces d'un seul homme ne pourraient suffire à tout, et qui est nécessaire, non-seulement pour la surveillance efficace des détails multipliés de ce service, mais encore pour assurer une observation permanente et des soins persévérants. Un simple résumé suffit pour mettre cette vérité en évidence.

Les obligations imposées aux médecins par la loi du 30 juin 1838, le règlement du mode de placement, de surveillance et de traitement des aliénés, leur application au travail suivant leur aptitude ou les indications thérapeutiques, la régularité la plus ponctuelle dans la visite journalière de tous les malades, la tenue des cahiers destinés à constater les prescriptions alimentaires, pharmaceutiques, hygiéniques ou disciplinaires, la direction intelligente des soins personnels confiés aux préposés, le recueil des notes destinées à la rédaction des observations, la rédaction des annotations à inscrire au registre matricule, les divers rapports ou bulletins destinés soit à l'autorité, soit aux familles, une correspondance très-étendue, la rédaction des rapports semestriels et du compte rendu annuel, constituent, avec bien des éventualités imprévues et les relations avec le public, un ensemble de faits dont le directeur-médecin assume la responsabilité, qu'il harmonise en leur donnant l'impulsion, mais dont l'exécution matérielle ne peut résulter que de la division du travail. Cette observation est d'autant mieux fondée, qu'outre le service réglementaire, il y a, dans le corps médical, une part à faire aux investigations scientifiques, et que si l'activité intellectuelle peut être sans limites, la fatigue corporelle a des bornes qui, dans l'intérêt d'une bonne direction morale, ne doivent pas être dépassées.

D'une utilité incontestable quant à l'organisation du service de l'asile, l'institution des médecins adjoints n'est pas moins importante au point de vue de l'avenir du service en général. Il faut, pour diriger un asile, acquérir une expérience, une sûreté de coup d'œil et d'appréciation qu'un sérieux noviciat peut seul donner. C'est surtout dans ces fonctions que toute hésitation est fatale et devient souvent la source de difficultés insurmontables. C'est par ces motifs que nous exprimons le vœu de voir les médecins adjoints autorisés à assister aux séances de la commission de surveillance, pour apprendre à bien se pénétrer de l'importance de toutes les questions qu'on y discute.

Nous devons en outre faire observer que, si la fixation du

traitement de ces utiles auxiliaires, quoique peu élevée, suffit cependant en raison des conditions d'âge où ils se trouvent ordinairement, et des chances d'avancement qui rendent cette position le plus souvent transitoire, puisqu'ils forment la pépinière des chefs de service, nous pensons qu'il y aurait lieu de tenir compte des difficultés qui retardent quelquefois le passage d'un grade à l'autre. On peut même être médecin adjoint très-distingué, et manquer encore de certaines qualités essentielles dans la direction d'un service. « Il serait alors désirable, comme » dit le Ministre dans son rapport à l'Empereur, que l'adminis- » tration pût accorder à ces praticiens un encouragement dans » le cadre même où elle se voit forcée de les maintenir. Elle fa- » ciliterait ainsi le recrutement d'un personnel qui ne saurait » être choisi avec trop de discernement, ni être trop stimulé » (Bulletin du ministère de l'intérieur, 1860, page 104). La création du grade de médecin ordinaire aux appointements de 3,000 francs, ou une indemnité allouée pour le service chirurgical dont le règlement du service intérieur autorise l'institution dans les grands asiles, satisferaient à ce besoin. Il serait en outre à désirer qu'une autre garantie fût ajoutée à celles dont la sollicitude du gouvernement vient d'entourer l'institution des médecins adjoints. Il faudrait qu'ils fussent la pépinière exclusive des chefs de service, et ils se décourageraient tôt ou tard s'ils se voyaient distancés, dans des fonctions importantes, par des praticiens qui n'ont pas été soumis à ce noviciat.

Dans les asiles ordinaires, l'organisation d'un service spécial de chirurgie n'a pas sa raison d'être : le médecin en chef et le médecin adjoint doivent suffire aux cas ordinaires. Quant aux circonstances exceptionnelles et spéciales, rien ne s'oppose à ce que le directeur-médecin recoure à l'expérience du praticien le plus renommé dans le pays pour pratiquer certaines opérations. Les honoraires sont alors à la charge de l'asile s'il s'agit d'un indigent, ou de la famille s'il s'agit d'un pensionnaire. C'est une dépense à imputer sur le crédit ouvert au budget pour dépenses imprévues.

124. Internes. — Le service médical est complété par les internes, qui tiennent les cahiers de visite, veillent à l'exécution spéciale des prescriptions, surveillent l'administration des bains, tiennent les notes relatives aux observations, font les pansements, et, dans les asiles où le dépôt pharmaceutique est confié à une sœur, surveillent la préparation et la distribution des médicaments. Ces obligations, y compris celle d'assister à la visite journalière du matin, constituent le service permanent. Le service de garde pendant vingt-quatre heures, l'administration des médicaments dangereux, l'exécution des prescriptions médicales qui ne peuvent être confiées aux préposés, telles que l'administration des douches et des bains d'affusion, l'assistance à la visite du soir, l'assistance quelquefois nécessaire aux visites des parents, les secours à donner d'urgence en cas d'accident imprévu, la constatation des décès, les autopsies sous la direction du médecin adjoint, constituent la partie périodique du service. C'est dire assez qu'on ne peut fixer à moins de deux, dans la prévision d'effectif indiquée plus haut, le nombre de ces utiles auxiliaires du service médical. Cette fixation est indiquée non-seulement par la nécessité de la permanence du service, mais encore par celle de permettre aux élèves de consacrer un certain temps à l'avancement de leur instruction et à la préparation des examens terminant la scolarité médicale. C'est, du reste, une condition essentielle d'un bon recrutement de ce personnel. On ne saurait attendre une efficace coopération d'un interne sans avenir, et ce serait compromettre le service que de ne pas en concilier l'obligation avec les moyens de poursuivre des études sérieuses. Nous devons faire observer en outre que l'obligation d'aller passer des examens près d'une des trois facultés nécessite des absences pendant lesquelles le service doit être assuré.

Cette appréciation des fonctions de l'internat est, du reste, parfaitement d'accord avec celle qui ressort de certaines dispositions réglementaires. C'est à partir de la dixième inscription que la candidature est admise; et d'une autre part, un arrêté du ministre de l'instruction publique du 4 novembre 1862, assimilant les internes des asiles d'aliénés aux élèves nommés internes au concours dans un hôpital, décide qu'ils seront admis comme ces derniers à compter la durée de leurs services dans l'internat pour un temps équivalent de stage, même en dehors du temps de la scolarité exigée par les règlements, sauf à justifier de leur assiduité dans les asiles par des certificats trimestriels émanant de leurs chefs de service. Le séjour dans l'asile est donc un véritable stage comprenant à la fois le service et le temps à consacrer à l'étude.

Les internes sont nommés pour trois ans par le préfet du département, sur la présentation du directeur-médecin, et après production des notes relatives à leur scolarité.

Ils peuvent se faire recevoir docteurs dans cet intervalle, sans être forcés de renoncer à leurs fonctions. Une prolongation de la durée de l'internat pour une ou plusieurs années peut être accordée par le préfet sur la proposition du directeur-médecin. Nous pensons qu'une première période de trois ans étant suffisante pour subir les épreuves du doctorat, cette décision n'est applicable qu'aux internes docteurs, parmi lesquels l'administration tient à choisir les candidats aux places vacantes de médecins adjoints. C'est dans ce but que la circulaire du 20 mars 1857 recommande aux préfets de transmettre au ministère de l'intérieur, dans le cours du mois de janvier de chaque année, un rapport spécial sur chacun des internes de l'asile, accompagné des observations du directeur-médecin. Ces rapports permettent à l'administration de dresser les listes de candidature sur lesquelles les préfets nomment les médecins adjoints.

Les appointements des internes sont fixés par le budget de chaque asile ; mais il s'est établi en quelque sorte une règle uniforme à cet égard. 600 francs tant qu'ils sont élèves, 800 francs quand ils sont docteurs : tel est le taux adopté presque partout. Nous supposons ici un interne de chaque catégorie. On leur alloue en outre la nourriture, le blanchissage, le chauffage et l'éclairage.

Le montant de la dépense, pour l'effectif que nous avons supposé, comprendra donc les éléments ci-après :

Traitement des deux internes...... 1,400 f. »

Allocations.
- Nourriture....................... 1,000   »
- Bois de 1re qualité, 12 st. à 12 f. 50= 150   »
- Huile à brûler,   50 kil. à 1   40=   70   »
- Bougie......... 6 kil. à 2   50=   15   »
- Blanchissage   10   »

Total .... 2,645 f. »

Ce qui constitue dans le prix de revient une valeur de 0,0161. Le personnel devant être doublé pour 900 malades, cette évaluation ne se modifie pas dans ce cas. Pour 1,200 malades, elle est de 0,0121.

Après avoir assuré le service médical, nous avons à examiner l'organisation des collaborateurs du service administratif.

125. Employés de l'administration. — Les règlements, en spécifiant la responsabilité qui incombe à chacun des fonctionnaires, ont également admis en principe que l'accomplissement de ces obligations multiples exige l'intervention d'employés secondaires. Mais jusqu'alors aucune disposition spéciale n'a précisé les éléments de cette partie de l'organisation, que, par des motifs d'économie, on cherche souvent à réduire. Il en résulte alors dans la marche du service des difficultés sérieuses que préviendrait une appréciation plus exacte des devoirs et de la possibilité de les remplir. S'il faut éviter avec soin d'exagérer les frais généraux, il est néanmoins indispensable d'assurer l'exécution des lois et règlements. Au directeur personnellement la pensée dirigeante, l'impulsion morale, le programme intellectuel du service ; et de même qu'au service médical nous attachons des aides intelligents pour l'exécution des prescriptions, de même il faut au directeur des employés pour le travail du bureau, dont une exposition sommaire fait suffisamment apprécier l'importance.

L'accomplissement de toutes les formalités relatives aux admissions, aux sorties et aux décès, l'expédition de toutes les pièces prescrites à ce sujet par les lois et règlements, la correspondance avec l'autorité et les familles, la tenue du registre de correspondance, celle des registres prescrits par l'art. 12 de la loi du 30 juin 1838, les écritures relatives au mouvement de la population constatant jour par jour, mois par mois, année par année, les fluctuations de l'effectif, ainsi que le nombre des journées de présence pour toutes les catégories de personnes nourries dans l'établissement, la tenue du registre du personnel, du registre des décès prescrit par l'article 80 du Code Napoléon, le sommier constatant l'actif de l'asile, le répertoire des archives, la préparation des titres de recettes, comme décomptes trimestriels, états de recouvrement, la vérification des mémoires et la liquidation des dépenses, la délivrance des mandats et leur inscription tant au journal qu'au livre de détail de l'ordonnateur, l'expédition des budgets et des comptes ainsi que des délibérations de la commission de surveillance, la réunion des documents servant à la statistique, l'expédition des rapports semestriels, la rédaction des bulletins journaliers de population et d'alimentation, et enfin tout ce que présente en éventualités imprévues un service administratif embrassant la vie complète d'une communauté, sont de nature à occuper deux employés, dont l'un surtout, désigné sous le nom de secrétaire de la direction, doit être animé d'un zèle actif et intelligent, et posséder une instruction pratique assez variée.

C'est quand, au début de l'organisation, le directeur-médecin s'est trouvé seul pour remplir ces obligations, ou qu'on a cru pouvoir les imposer à l'économe, qu'il est arrivé que l'administrateur a effacé le médecin ou que la comptabilité s'est évanouie.

Le secrétaire de la direction doit être un employé capable, au courant de la comptabilité et des actes administratifs. C'est une position sans issue qui ne peut qu'exceptionnellement conduire à celle de comptable. Aussi, pour rencontrer les qualités convenables et pour donner à cet emploi toute la stabilité désirable, nous pensons que le traitement de cet employé doit être fixé à 2,000 francs.

Quant à l'expéditionnaire, on ne saurait guère fixer ses appointements à moins de 1,000 francs. La nature du service, l'imprévu de certains détails, rendent permanente l'action de ces employés, et font de la résidence une nécessité pour eux.

La dépense comprend les éléments ci-après :

Traitements.........................	3,000 fr.	
Allocations. { Bois à brûler, 10 stères à 12 fr. 50..................	125	
Huile à brûler, 30 kil. à 1 fr. 40	42	
Blanchissage	10	
Total................	3,177 fr.	

ce qui entre dans le prix de revient pour 0,0193.

L'adjonction d'un second expéditionnaire pour une population de 900 malades, porterait la dépense à 4265,50, et le prix de revient descendrait à 0,0130. Une population de 1,200 malades n'apporterait aucun changement à l'organisation, et alors le prix de revient serait de 0,0098.

126. Surveillant en chef. — Après avoir assuré les détails du service médical et du service administratif, il fallait pourvoir aux indications d'une partie non moins importante de la direction. La police générale de l'asile, le maintien de la discipline parmi les préposés et servants, l'exécution des prescriptions relatives à la police personnelle des malades, la distribution journalière du service intérieur dans tous ses détails, la surveillance des rapports des malades avec les personnes du dehors, la direction et le contrôle des ateliers professionnels et travaux manuels de tout genre auxquels les aliénés peuvent être occupés, la conservation du matériel de sa division, la surveillance des distributions alimentaires et autres, en s'assurant qu'elles sont conformes aux prescriptions ; en un mot, l'observation active, intelligente et continue de tous les actes des aliénés, qu'il faut régulariser conformément aux indications médicales, sont autant d'obligations qui nécessitent dans chaque division un employé spécial d'une aptitude toute particulière, d'un caractère qui impose l'obéissance par le bon exemple, et joignant à l'intelligence de sa situation un profond sentiment du devoir.

Quand l'asile est desservi par une communauté religieuse, c'est la supérieure qui remplit les fonctions de surveillante en chef dans la division des femmes : aussi nous n'en parlerons que plus tard.

La circulaire ministérielle du 20 mars 1857 a justement fait ressortir l'utilité de ces fonctions et la nécessité de les confier à des agents capables que les travaux publics et l'industrie particulière disputent aux asiles, et qu'il importe d'attacher au service des aliénés en leur y assurant une position convenable. C'est d'autant plus important, qu'il n'y a là aucune chance d'avancement ultérieur.

La dépense peut en être évaluée ainsi qu'il suit :

Traitement du surveillant en chef.	1,500 f.	»
Allocations. { Bois à brûler, 5 stères à 12 fr. 50	62	50
Huile à brûler, 15 kil. à 1 fr. 40	21	»
Bougie, 2 kil. à 2 fr. 50 . .	5	»
Blanchissage	5	»
Tenue d'uniforme	85	»
Total	1,678 f.	50

La part dans le prix de journée sera de 0,0103. Pour 900 malades elle sera de 0,0052, et sur 1,200 malades elle descendra à 0,0039.

Après avoir présenté le tableau des trois éléments de la direction médico-administrative, nous avons, pour compléter le cadre de l'organisation, à examiner les règles de la comptabilité et les conditions d'une bonne gestion tant en deniers qu'en matières.

127. Comptabilité. — Une comptabilité bien organisée et fonctionnant avec une rigoureuse régularité, constitue dans l'asile un service important, dont les résultats sont appréciés par ceux-là même qui ne sauraient en suivre les détails. C'est un élément essentiel du contrôle auquel le service des aliénés est soumis ; c'est là que sont consignés, avec leur valeur numérique, tous les faits qui se sont accomplis ; et c'est là surtout que la commission de surveillance peut faire les plus fructueuses investigations. C'est un élément de prospérité ; car le bon ordre dans les recettes et les dépenses conduit au judicieux emploi de toutes les ressources, à l'appréciation des mesures importantes, et à l'amélioration, s'il y a lieu, des diverses parties du service. C'est dire assez que le directeur-médecin ne saurait rester étranger aux connaissances variées qu'elle réclame. Familier avec la tenue des écritures, il doit pouvoir en suivre la marche, déterminer la portée financière des mesures qu'il propose, prévenir l'invasion des abus, les réprimer au besoin, et déduire des résultats numériques les considérations morales qui dominent toute l'organisation. C'est dire assez aussi que, tout en ayant une responsabilité propre, le comptable ne saurait se mettre en dehors de l'organisation hiérarchique et se soustraire soit au contrôle, soit à la direction, dans le cercle des instructions, de l'autorité administrative à laquelle il doit son concours loyal.

La comptabilité, dans un asile comme dans tous les établissements hospitaliers, se rapporte à deux ordres de faits, les deniers et les matières. De là deux gestions distinctes ayant chacune une formule spéciale, des règles particulières, mais ayant des points de rapprochement assez nombreux. La comptabilité deniers est confiée à un receveur ; la comptabilité matières est dans les attributions d'un économe. Ces comptables sont nommés par le préfet. Séparées dans de grands établissements, ces fonctions sont avantageusement réunies dans un asile ordinaire. Elles exigent des qualités spéciales, des connaissances variées, une certaine expérience pratique, qui ne s'acquièrent que par un noviciat préalable. Aussi a-t-on toujours lieu de regretter la nomination à ces emplois d'hommes entièrement neufs dans cette partie, arrivés à un âge où on se plie très-difficilement à de nombreuses obligations, et surtout aux exigences de la hiérarchie administrative. On n'obtient de bons résultats qu'autant que ces emplois sont la récompense d'anciens services, et sont confiés à des employés choisis plutôt parce qu'ils conviennent à la place que parce que la place leur convient. La résidence du comptable dans l'asile, si elle n'a pas été rendue obligatoire dans toutes les circonstances, est au moins d'une incontestable utilité. Du reste, il ne peut être intéressé dans une autre gestion, ou participer à l'exploitation d'une industrie quelconque.

128. Cautionnement. — Le comptable régulièrement nommé ne peut être installé dans ses fonctions qu'après avoir réalisé le cautionnement auquel il est assujetti pour la garantie de sa gestion.

Ce cautionnement, fixé au dixième des recettes calculées sur la moyenne des trois derniers exercices, est réalisé soit en rentes sur l'Etat, soit en immeubles. Dans ce dernier cas, le comptable doit justifier que ces immeubles sont libres de tous priviléges et hypothèques, et possèdent réellement la valeur qu'il leur assigne.

Ces justifications admises comme régulières, tant par l'avis du directeur que par une délibération de la commission de surveillance et par la décision préfectorale à intervenir, le comptable consent par-devant notaire l'affectation de l'immeuble à la garantie de sa gestion.

L'inscription hypothécaire est prise au nom de l'établissement, à la diligence du receveur, qui doit en justifier avant son entrée en fonctions.

Quand le cautionnement est fourni en immeubles, sa valeur doit excéder d'un tiers au moins la fixation en deniers stipulée plus haut.

S'il est réalisé en rentes sur l'Etat, le comptable remet, soit par lui-même, soit par un mandataire, ses inscriptions de rentes au directeur du contentieux des finances, pour être déposées à la caisse du Trésor. L'acte de cautionnement est immédiatement dressé en double sur papier timbré, dans la forme arrêtée par l'administration des finances.

S'il s'agit de rentes départementales, le directeur de l'enregistrement remplit à cet égard les mêmes fonctions que le directeur du contentieux.

Ces formalités remplies, le comptable est admis à prêter serment entre les mains du préfet; et il est procédé, d'après les règles établies, à la remise du service, dont il est dressé procès-verbal par le directeur, avec l'assistance du receveur général ou de son délégué, s'il s'agit de la gestion en deniers.

Depuis que le décret du 14 juillet 1856 a transformé en traitement fixe le traitement par remises alloué autrefois aux receveurs, nous pensons que cette mesure devrait entraîner après elle quelque modification dans la quotité du cautionnement, dont le taux nous paraît trop élevé, surtout si on le rapproche de ce qu'on exige des autres comptables des deniers publics.

129. Receveur-Économe. — La réunion des deux comptabilités dans les mêmes mains nous paraît une mesure utile qui concilie les intérêts de l'établissement avec ceux du comptable, dont la position peut s'améliorer sans imposer des sacrifices sérieux à l'asile. Dans la plupart de ces maisons, du reste, surtout dans celles dont l'importance nous a servi de type, la gestion des deniers donne lieu à un travail peu considérable, et moins important que dans les hospices ordinaires. Elle n'est, en quelque sorte, qu'un épisode dans leur existence, que les fonctions d'économe contribuent à compléter et à animer davantage, sauf quelques détails d'organisation, comme nous l'indiquerons plus loin. Le receveur-économe de l'asile touche donc un traitement fixe qui, ainsi que le prescrivent les instructions, ne doit jamais dépasser celui qui est assigné au médecin de quatrième classe. La dépense qui en résulte peut être évaluée ainsi qu'il suit :

Traitement . . . . 2,800 fr.

Allocations. { Bois de 1re qual., 12 stères à 12 f. 50   150
Huile à brûler,   40 kil. à 1 40   56
Bougie,   6 kil. à 2 50   15

Total . . . . 3,021 fr.

Ce qui, dans le prix de revient, constitue une part proportionnelle de 0,0184. Pour un asile de 900 malades, exigeant deux comptables, l'évaluation de la part du prix de revient reste la même, et pour 1,200 malades, la fixation du traitement de chaque comptable à 3,000 francs fixe la quote-part de la journée dans ce service à 0,0147.

130. Écritures du receveur. — Ces écritures ont pour but d'établir le mouvement et la situation de la caisse; de spécifier les valeurs dont elle se compose, en distinguant les comptes au profit desquels chaque opération a été faite; de constater l'imputation régulière des recettes et des dépenses sur les articles du budget; et enfin de présenter la situation de tous les débiteurs de l'asile. Pour arriver à ce résultat, les instructions prescrivent la tenue obligatoire :

1° Du livre à souche, sur lequel les recettes sont inscrites immédiatement au moment du versement, et en présence de la partie versante, qui requiert ou non quittance de la somme versée. Dans le dernier cas, la mention du talon suffit. Dans le premier, au contraire, et si la somme dépasse dix francs, la quittance est détachée d'un livre à souche timbré au coût de 50 centimes par quittance. Le livre à souche, qui a reçu mention de toutes les sommes perçues, doit être totalisé par jour et par page pour être rapproché ;

2° Du journal général, destiné à l'enregistrement jour par jour de toutes les opérations effectuées soit en recettes, soit en dépenses. Ces opérations sont reportées,

3° Au grand livre, où elles sont réparties entre les divers comptes qui y sont ouverts, de telle sorte que les recettes inscrites au débit du compte caisse, sont portées en outre au crédit du compte au profit duquel elles ont été réalisées; tandis que les dépenses, créditant le compte caisse, débitent en même temps les comptes qu'elles affectent spécialement. Le compte caisse, le compte asile, les comptes d'avances, du pécule, du trésor, des retenues, sont ceux qui se partagent ordinairement le grand livre.

Quant aux comptes individuels, ils font l'objet,

4° D'un livre auxiliaire qui donne la situation détaillée des comptes de dépôt et de pécule, fait connaître le débit de chaque compte, et dirige le receveur dans les réclamations à adresser aux débiteurs de l'asile.

5° Le livre de détail consiste en comptes ouverts à chaque article du budget, tant en recettes qu'en dépenses.

Les livres indiqués plus haut s'ouvrent au 1er janvier pour se fermer au 31 décembre. Le livre de détail, au contraire, est ouvert pour tout l'exercice, dont les opérations ne sont closes qu'au 31 mars.

Le comptable appuie ses perceptions de pièces justificatives ou titres de recettes qui lui sont transmises par le directeur, et il ne paie que sur la remise de mandats délivrés par le même fonctionnaire, et appuyés de pièces justificatives dont nous avons déjà parlé plus haut. Il peut même en refuser le paiement dans les cas où la liquidation serait reconnue inexacte ou irrégulière, où la somme ordonnancée ne porterait pas sur un crédit ouvert ou excéderait ce crédit, en cas d'insuffisance de fonds ou d'opposition dûment signifiée contre le paiement réclamé. Le comptable n'a pas qualité pour apprécier le mérite des faits auxquels se rapportent les pièces à l'appui de chaque mandat. Il suffit, pour garantir sa responsabilité, qu'elles soient visées et attestées par l'ordonnateur. Mais c'est à lui qu'il appartient de constater l'identité des parties prenantes (Instruction générale, article 999 et suivants). C'est également au receveur qu'incombe la responsabilité de l'exécution des lois sur le timbre.

Quoique, aux termes des règlements sur la comptabilité, le

receveur, assimilé aux autres comptables publics, soit sous la surveillance du receveur général et des inspecteurs des finances, il ne saurait décliner celle du directeur, qui peut et doit, à des époques indéterminées, vérifier la caisse et les écritures du comptable. Celui-ci doit, de son côté, soumettre au visa du directeur, en lui en laissant copie, les pièces justificatives de sa situation. Ces pièces consistent dans une balance mensuelle des comptes du grand livre, constatant la situation de toutes les valeurs dont le receveur a le maniement, et dans un bordereau trimestriel résumant en même temps et les opérations du livre de détail, et les opérations de caisse.

La circulaire du 20 mars 1857, rappelant en cela des prescriptions déjà anciennes, mais trop souvent oubliées, interdit à toutes les personnes attachées au service de l'asile de toucher aucune somme à titre de dépôt pour le compte ou l'usage des pensionnaires. Les instances des familles ne sauraient justifier ces dépôts, qui doivent toujours être versés dans la caisse du receveur, qui en donne quittance. Ces quittances ne sont pas assujetties au timbre.

Le versement de ces fonds ainsi que leur emploi rentrent dans cette partie de la comptabilité connue sous le nom d'opérations hors budget (Instruction générale, art. 1011 et 1542).

Elle comprend en général :

Cautionnements pour adjudications et marchés ;

Retenues à opérer pour le service des pensions de retraite ;

Les recettes effectuées sur les pensions d'aliénés par anticipation et avant l'échéance ;

Les fonds appartenant aux malades ;

Le produit du pécule ;

Les avances pour dépenses au compte de divers.

Ces recettes et dépenses hors budget sont soumises aux mêmes justifications que les autres opérations effectuées par le receveur pour le compte de l'asile. L'infraction à cette règle constituerait ce qu'on appelle une comptabilité occulte, et engagerait gravement la responsabilité du comptable qui s'y prêterait.

Le directeur doit, le 31 décembre de chaque année, arrêter les écritures du receveur, constater la situation de la caisse, et dresser, avec l'assistance d'un membre de la commission de surveillance, un procès-verbal qui est adressé au préfet et au receveur général, et dont une copie reste déposée aux archives de la direction.

Dans le premier trimestre de l'année, le comptable remet une copie de son compte de gestion au directeur, qui le soumet avec son avis à la commission de surveillance, et le transmet ensuite au préfet. Ce compte, qui résume toutes les opérations faites du 1er janvier au 31 décembre, se compose de deux parties : l'une est le compte final de l'exercice précédent, l'autre est le compte provisoire au 31 décembre pour l'exercice courant. Aussi, lors de la clôture de l'exercice, le comptable doit-il fournir au directeur, pour être joint au compte administratif, un état de situation des opérations effectuées jusqu'au 31 mars.

Nous n'avons pas la prétention d'avoir indiqué ici toutes les règles de la comptabilité : nous n'en avons exposé les principes généraux que pour démontrer ses rapports constants et intimes avec la direction, dont elle ne saurait être entièrement indépendante, comme quelques comptables ont voulu le prétendre. Le comptable en deniers est justiciable de la cour des comptes.

131. Economat-Gestion. — La gestion économique touche de plus près à tous les détails du service intérieur de l'établissement. La prospérité de l'institution y est attachée ; car, si le receveur paie les dépenses faites, c'est l'économat qui fait la dépense, laquelle ne peut résulter que de l'impulsion administrative. Aussi est-elle placée plus directement sous l'autorité du directeur, qui doit non-seulement en surveiller la marche, mais encore en suivre attentivement toutes les opérations.

Cette gestion exige des aptitudes toutes spéciales, une assiduité de tous les instants, et une activité intelligente qui ne se ralentit jamais. Ces qualités sont tellement essentielles, que chez un receveur-économe la régularité de la comptabilité deniers ne saurait faire pardonner l'incurie de la gestion économique. Il y a solidarité intime entre les deux positions quand elles sont réunies.

L'économe doit donc être considéré comme comptable au même titre que le receveur. Sa résidence est indispensable : car son intervention est de tous les instants et se confond avec toutes les phases d'existence de la communauté et des individus; et de plus, sa responsabilité est trop étendue pour rendre périodique une action qui doit être permanente.

C'est sur ces données que s'est fondée la circulaire ministérielle du 20 mars 1857, en mettant l'économe et le receveur sur le même pied et en prescrivant de leur allouer les mêmes appointements. L'économe est, du reste, assujetti à fournir un cautionnement calculé sur les mêmes bases; il est nommé par le préfet, et remplit des fonctions dont l'utilité est incontestable. Dans le cas de réunion des deux comptabilités, la gestion deniers ne doit jamais effacer la gestion matières, dont nous allons faire connaître sommairement les parties essentielles.

En recevant, d'après les règles établies plus haut, les denrées des mains des fournisseurs, en constatant qu'elles remplissent les conditions prescrites par le cahier des charges, l'économe prend la responsabilité de leur conservation, de leur manutention et de leur emploi. Il faut qu'il justifie la consommation et les transformations, et le principe de ces justifications est identiquement le même que celui qui régit la gestion des deniers. De même que les crédits ouverts au budget sont les régulateurs des paiements à effectuer, de même aussi l'état des consommations présumées sert de guide, avec le règlement, pour l'emploi des denrées de toute nature. Le chiffre présumé des consommateurs, les conditions réglementaires propres à chaque catégorie, le taux d'allocation pour chaque denrée, constituent, avec une appréciation approximative des éventualités exceptionnelles, la base fondamentale des prévisions à inscrire dans cet état, qui est, quant aux matières, le développement des articles du budget, et doit, par conséquent, être distribué dans le même ordre, pour pouvoir établir un rapprochement de l'un à l'autre.

Aussitôt les denrées reçues, elles doivent être mises en magasin et conservées jusqu'au moment où les besoins du service en réclament l'emploi. C'est dire assez que l'économe doit seul tenir les clefs de ces magasins, et n'en laisser sortir les denrées qu'aux conditions ci-après indiquées.

Toute sortie doit être justifiée par une autorisation préalable de l'ordonnateur, basée sur la constatation d'un besoin déterminé, et par le reçu de la partie prenante chargée de l'application au service. Des bons de sortie constituent donc, en ce qui concerne les denrées, de véritables mandats qui seuls peuvent décharger l'économe.

Quant aux denrées en elles-mêmes, elles se divisent en deux catégories.

On range dans la première celles qui sont immédiatement fongibles.

Dans la seconde, au contraire, nous rencontrons celles qui, avant d'arriver à leur destination, subissent diverses transformations qui doivent être suivies et constatées avec la plus scrupuleuse exactitude.

La situation des magasins de l'économe doit être l'objet de vérifications fréquentes de la part du directeur ou des membres de la commission de surveillance ; mais sa constatation est obligatoire au 31 décembre. Le directeur, avec l'assistance d'un membre de la commission désigné à cet effet, en même temps qu'il arrête les écritures, fait dresser un état des restants en magasin, établit un rapprochement entre le résultat de sa vérification et celui des écritures, se fait rendre compte des déficits et des excédants, et dresse de cette opération un procès-verbal qu'il signe avec le comptable et le membre de la commission. C'est dans la même forme que doivent être constatés les déchets et avaries qui se manifestent dans le cours de l'année.

L'économe est, à l'exclusion de tout autre, chargé des achats à faire pour le compte de l'asile ou pour celui des pensionnaires. Il reçoit tous les produits récoltés, vend les objets hors de service ou dépassant les besoins de la consommation intérieure.

Il doit donc, dans tous les actes que nous venons de mentionner, intervenir personnellement; il ne peut déléguer à personne le soin de sa gestion, ou l'abandonner à la supérieure de la communauté, comme j'ai eu l'occasion de le voir.

En terminant l'énumération des principaux éléments de la gestion de l'économe, nous ne devons pas négliger de faire remarquer que, comme le receveur, il n'a pas à contrôler les actes de l'administration, et encore moins à refuser l'exécution des ordres qui lui sont régulièrement donnés dans une forme qui met sa responsabilité à couvert. Son immixtion dans la discipline intérieure, des ordres donnés au personnel de surveillance, des correspondances avec les familles, etc., constituent des infractions graves que quelques comptables se sont permises, et qui ne peuvent être tolérées.

132. Écritures. — L'ensemble des opérations de la gestion économique donne lieu à des écritures dont les principes reposent sur les mêmes données que nous avons indiquées à l'occasion de la comptabilité deniers. Il y a seulement quelques différences dans la forme. Nous y voyons :

1° Le livre à souche destiné à l'inscription, au moment de leur entrée, de toutes les denrées récoltées, confectionnées, ou livrées par les fournisseurs avec lesquels l'administration a traité. La quittance qui en est détachée est remise à la partie versante, lui sert de titre, et doit être rapportée par elle à l'appui du mémoire des fournitures faites. Le livre à souche doit être totalisé jour par jour et page par page.

2° Le livre journal est destiné à l'inscription journalière des entrées et des sorties. L'inscription des premières reproduit exactement le livre à souche; et quant aux autres, leur inscription a pour base les diverses pièces de dépenses visées par l'ordonnateur. Ces pièces, totalisées jour par jour, servent de contrôle à la totalisation des dépenses au journal.

3° Le grand livre, où un compte spécial est ouvert à chaque denrée, dont la quotité dans les magasins peut être à chaque moment contrôlée par la balance des entrées et des sorties.

Outre les comptes ouverts aux diverses denrées, les transformations subies par quelques-unes d'entre elles donnent lieu aux comptes de confectionnement, où l'objet confectionné crédite, conformément à un tarif, l'atelier auquel la denrée a été remise pour être confectionnée.

Le compte des avances du receveur à l'économe, et leur emploi pour solder les menues dépenses, doit encore être ouvert pour ordre au grand livre.

4° Chaque mois l'économe est appelé à résumer dans un relevé récapitulatif la balance des comptes du grand livre, qui, en indiquant le mouvement des entrées et des sorties, conduit à la constatation des restants en magasin. Ce relevé mensuel, remis au directeur dans les cinq premiers jours de chaque mois, permet en outre à l'administrateur de se rendre un compte exact de la marche des dépenses intérieures dans leurs rapports avec l'état des consommations présumées, et la quotité des crédits ouverts au budget, de juger l'influence des éventualités qui ont pu surgir, et de pourvoir, par la demande d'allocations supplémentaires, aux insuffisances que l'expérience a révélées.

Si, par l'évaluation du montant des denrées reçues, la comptabilité matières se rattache à la comptabilité deniers pour la constatation régulière des droits des fournisseurs, elle se réduit à un compte de quantités pour les sorties, sans acception de la nature hétérogène de ces quantités. On avait, dans le début, multiplié les comptes sans quantité, mais les médicaments sont aujourd'hui les seules denrées constituant un compte sans quantité.

5° L'économe doit aussi dresser mensuellement, en même temps que le relevé dont il vient d'être question, les états au moyen desquels le receveur peut passer écriture de la recette d'ordre des produits en nature, ou poursuivre le recouvrement des sommes dues, soit pour vente de produits, soit pour fournitures faites aux pensionnaires, en dehors du régime ordinaire, sur les approvisionnements de la maison.

6° C'est encore à l'économe que le règlement impose l'obligation de dresser journellement les états justificatifs du régime alimentaire d'après le bulletin par lequel le directeur-médecin a fixé la composition de ce régime. Le relevé des cahiers de visite, l'état des consommateurs distribués par section et par service, le tarif réglementaire, forment la base de ce calcul, dont les résultats, pour les aliments aussi bien que pour les condiments, régularisent la remise des denrées aux agents qui doivent les préparer. C'est à cet état général de la consommation journalière que se rattachent les bons relatifs aux sorties d'autres denrées, dont la destination et l'emploi doivent toujours être indiqués avec soin. Nous avons vu des comptables reculer devant ce travail, ou en éluder les dispositions les plus essentielles, substituer des distributions à long terme aux distributions journalières, ou même, après avoir abandonné leurs clefs à des agents secondaires, ne constater les sorties que par les restants en magasin. Le désordre n'a pas tardé à s'introduire dans ces services, où la dépense s'est accrue, et où, pour dissimuler ce résultat du désordre, on a fait subir au régime des indigents des réductions inintelligentes.

7° Les écritures de l'économat sont le contrôle naturel des mémoires présentés par les fournisseurs. Aucune fourniture ne saurait être soldée si les écritures n'en constatent pas l'entrée. Cette vérification précède nécessairement la liquidation, et il en résulte que l'économe est appelé à viser les mandats relatifs aux fournitures constatées par lui ; mais en même temps qu'il appose ce visa, il transcrit *in extenso* les mémoires sur le carnet d'enregistrement des mandats, dont les numéros, reportés au journal et au grand livre, permettent, au 31 décembre,

8° De faire état des fournitures qui restent à solder dans les trois mois qui sont accordés pour clore les opérations de l'exercice.

9° L'économe, comme le receveur, est tenu chaque année de rendre compte de sa gestion. C'est dans le premier trimestre de chaque année que ce compte doit être remis au directeur, qui y puise les principaux éléments d'une partie de son compte administratif. Ce compte, dressé dans l'ordre des articles du budget, résume toutes les opérations d'entrée et de sortie, constate les restants en magasin, et, rapproché du procès-verbal dressé au 31 décembre, fait ressortir les excédants et les déficits, dont la balance constitue le premier article de report des écritures de l'année suivante. Les pièces justificatives de ce compte consistent principalement dans les relevés mensuels indiqués plus haut, un état récapitulatif mois par mois des entrées et des sorties, l'état général des prix de toutes les denrées fournies par adjudication ou par marchés de gré à gré, le nombre mensuel des journées de consommateurs distribués par classe et par catégorie, la copie de l'état des consommations présumées. Enfin des annotations établissent un rapprochement entre les prévisions et les faits accomplis.

10° Aux attributions dont nous venons de faire l'énumération, l'économe joint encore celle de conservateur du matériel en général, dont il doit dresser inventaire tous les ans, en même temps que chaque chef de service doit prendre en charge les objets qui lui sont confiés, conformément à un carnet d'inventaire qui n'est qu'un extrait de l'inventaire général. Mais ce récolement annuel ne saurait suffire ; chaque objet, au moment de sa mise en service, doit être immédiatement inscrit à l'inventaire sous un numéro dont mention doit être faite au grand livre en même temps qu'on y relate toutes les mutations intérieures. Parmi celles-ci, les mises hors de service doivent être régulièrement constatées par des procès-verbaux dressés dans la forme indiquée plus haut pour les déchets et les avaries. Le mouvement des effets que renferment la lingerie et le vestiaire doit être suivi avec un soin non moins scrupuleux ; leur remise aux agents du service intérieur, le passage à la buanderie, et leur rentrée au magasin central après réparation dans les ateliers, sont des faits dont la constatation fait naturellement partie des écritures destinées à tenir l'inventaire au courant.

11° Si le matériel de l'asile exige une surveillance soutenue, celle-ci ne doit pas être moins active en ce qui concerne le trousseau des pensionnaires, confié aussi à la garde de l'économe. Un compte spécial doit être ouvert à chaque malade pour y mentionner les effets qu'il apporte, ceux qui viennent s'y ajouter plus tard, et les mises hors de service successivement constatées. Cette mesure s'applique à tous les malades, qui, en général, emploient une partie de leur pécule à l'achat de vêtements ou d'objets de toilette non alloués par le règlement.

12° Le règlement du service intérieur impose en outre à l'économe la tenue du registre des comptes ouverts aux aliénés pour l'enregistrement ou l'emploi de leur pécule. Cette comptabilité prend chaque jour plus d'importance, et on ne saurait apporter trop de soins dans l'harmonisation de ses minutieux détails.

13° Quoique l'économe soit surtout un comptable en matières, il est néanmoins chargé de solder certains achats dits menues dépenses, qui, en raison de leur peu d'importance, ne sauraient être assujettis aux formalités du mandatement ordinaire. C'est pour cet objet que le receveur, autorisé par le directeur, fait mensuellement à l'économe une avance dont le règlement précise la limite supérieure. Quand l'économe a fait emploi de cette somme, il le justifie par des bordereaux correspondant aux articles du budget et appuyés des quittances de parties prenantes. Le receveur en passe écriture sur l'ordonnancement du directeur. L'économe ne peut recevoir d'autres avances qu'après régularisation de celles qui lui ont été précédemment faites.

133. Employés de l'économat. — Le tableau que nous venons de tracer des obligations imposées à l'économe indique que, s'il doit diriger personnellement son service, il ne peut, surtout s'il est en même temps receveur, se charger seul du travail matériel qui en résulte. Si on signale dans certains établissements des lacunes regrettables, c'est que la gestion proprement dite y est négligée, que les écritures y sont incomplètes, et que les prescriptions de l'instruction du 20 novembre 1836 ont été méconnues ou n'ont pas pu être suivies avec un zèle intelligent. L'exposition que nous avons faite des attributions de l'économat en démontre l'importance et l'utilité. Les écritures en sont d'une remarquable simplicité. Quand elles font défaut, on constate ou des désordres graves, ou un excédant de dépenses qui dépassent de beaucoup celles d'une bonne organisation. On s'expose à perdre, quand on refuse de faire une dépense toujours utile et opportune quand elle assure un contrôle efficace. C'est quand ce contrôle est facile, qu'on voit succéder aux défiances l'exacte appréciation des choses, et alors la surveillance n'a plus pour objet qu'un progrès nouveau dans la voie des améliorations.

L'économe doit se charger personnellement de ce qui concerne la gestion et la tenue du livre à souche; mais il ne doit pas oublier que, responsable du travail de ses auxiliaires, il est dans l'obligation d'en surveiller constamment tous les détails, et d'en contrôler journellement les résultats. Il n'en est pas ici comme dans les administrations où on peut remettre au lendemain ce qu'on n'a pu faire le jour même. Tout le travail de l'économat doit être terminé dans la journée qu'il concerne, on n'y peut admettre aucun retard, et l'opportunité est la qualité essentielle qu'on doit y trouver. C'est pourquoi trois auxiliaires nous paraissent indispensables pour ce service. Un premier commis est chargé de tout ce qui se rattache à la tenue des écritures proprement dites. Les justifications de la consommation journalière, les écritures accessoires, le carnet d'enregistrement des mandats, le pécule, l'inventaire du mobilier et des trousseaux, seront confiés à un second commis. Enfin, un garde-magasin chargé de la manutention des denrées secondera l'économe dans les distributions de tout genre à tous les services.

La dépense est évaluée ainsi qu'il suit :

Appointements. — 1er commis. . . . . 1,400 fr.
2e commis. 1,200
Garde-magasin. 1,000

Total. . . . . 3,600 fr.

La nécessité de la résidence dépend de la situation de l'asile. La part de cette dépense dans le prix de journée est de 0,0219. Comme l'effectif de la population ne modifierait pas cette organisation, le prix de revient serait de 0,0110 pour un effectif de 900 malades, et de 0,0082 pour une population de 1,200 aliénés.

134. Culte. — L'organisation d'un asile serait incomplète si les besoins religieux n'y étaient pas représentés. En dehors des considérations d'ordre général que nous pourrions invoquer ici, nous devons faire remarquer que les conditions essentielles du traitement consistent à rapprocher les malades des habitudes de l'existence la plus régulière, et à réveiller ou à régulariser les sentiments éteints ou pervertis sous l'influence d'une perturbation plus ou moins étendue. Le culte doit donc occuper une place importante dans la vie de l'établissement, et il est du devoir de l'administration d'en assurer convenablement le service. La pompe des cérémonies religieuses produit en général l'impression la plus favorable, pourvu que la durée n'en soit pas trop longue. Nous voyons la majorité de nos malades y assister avec calme et recueillement, et l'assistance aux offices est quelquefois une trève dans la période d'excitation la plus vive. Utile dans le plus grand nombre des cas, la fréquentation de la chapelle peut cependant offrir quelquefois des inconvénients dont l'appréciation appartient au médecin seul, qui a le droit de l'autoriser ou de l'interdire. Mais nous devons aussi faire toute réserve contre toute exagération d'un zèle mal éclairé qui, oubliant le but de l'institution, voudrait y introduire et y faire dominer les habitudes du couvent. La religion, en effet, élément essentiel de l'activité commune, ne saurait ici l'absorber tout entière, et encore moins se mettre à la traverse d'autres indications importantes. Elle doit contribuer, au contraire, à raffermir le sentiment du devoir et à fortifier la régularité qu'on aime à rencontrer dans tous les actes de la vie.

Un aumônier, nommé par l'évêque sur la présentation du préfet, est chargé du service religieux tel qu'il est indiqué, quant aux heures et à la nature des offices, par le règlement du service intérieur. Sa situation est diversement réglée. Mais nous pensons qu'en général il convient de loger l'aumônier dans l'établissement, à la condition qu'il y ait son ménage à part. Son traitement doit être fixé à un taux convenable, puisqu'il n'a droit à aucun casuel ; il doit en outre recevoir les allocations en nature accordées aux autres fonctionnaires.

Tout le monde est d'accord pour reconnaître que ces fonctions empruntent un caractère spécial au milieu dans lequel elles s'exercent. L'ecclésiastique qui les remplit doit être doué de qualités essentielles ; et, de même qu'il occupe une place tout à fait à part dans le personnel, de même aussi il doit apporter une grande prudence dans ses rapports avec le mouvement général. Étranger à tous conflits par la nature de ses fonctions, il est dans son caractère de garder la plus stricte neutralité ; et si la force des circonstances le mêle à quelque discussion, ce doit être pour y montrer une impartialité conciliatrice.

Le bien, du reste, ne peut résulter que d'une parfaite entente entre l'aumônier et le directeur, qui se rencontrent fréquemment sur le terrain des soins que réclament les malades. Son intervention, à cet égard, doit être éclairée et prudente, et elle est nécessairement subordonnée aux avis et renseignements donnés par le médecin, qui, aux termes du règlement, est juge de son opportunité. C'est en vain que d'anciennes erreurs, faisant une inexacte distinction entre le traitement physique et le traitement moral, avaient voulu les rendre indépendants l'un de l'autre, et confier celui-ci sans contrôle à l'aumônier. C'était se méprendre sur le caractère de la maladie, sur les indications les plus élémentaires du traitement, et sur la nature intime de l'homme, chez lequel le sentiment religieux est un puissant modérateur, mais à la condition qu'il soit fait une part aux sentiments affectifs. La compétence exclusive de l'aumônier n'aurait pas sa raison d'être, puisque le dogme n'est pas en jeu, et que la morale proprement dite n'est pas même intéressée dans la question. Nuisible même dans certaines périodes de la maladie, son intervention est d'autant plus opportune que la convalescence se consolide ; et comme le désir de faire le bien doit, chez l'aumônier, dominer toute autre considération, comme il sait en outre que toute démarche n'est efficace qu'autant qu'elle est opportune, il comprend que toute action isolée ne peut avoir que des dangers. Quand ces principes sont méconnus, il y a désordre, et le mal qui en résulte suffit pour faire apprécier que l'ecclésiastique a méconnu le caractère de sa mission, qui, vis-à-vis des malades, consiste moins dans l'enseignement religieux que dans des consolations dont les formes doivent varier suivant la nature du délire.

Les offices religieux ont quelquefois été le prétexte d'infractions graves dans le service intérieur. Les exigences de ce service lui-même ont été accusées de détourner certains employés de l'accomplissement de leurs devoirs religieux ou de les contraindre à des sorties inopportunes. On concilie tous les intérêts en chargeant un prêtre auxiliaire de la célébration d'une seconde messe les dimanches et jours de fêtes. Cette mesure est même utile au point de vue des malades, qui souvent, en raison de l'exiguité de la chapelle, sont privés de la fréquentation des offices.

La solennité des cérémonies religieuses exige en outre quelques dépenses accessoires. Ce qui concourt à leur éclat, tout en réveillant le sentiment, c'est la musique religieuse, trop souvent négligée. Les orgues remplissent seules cette indication, et nous ne saurions trop insister sur l'utilité d'en doter les chapelles de tous les asiles. Un chantre, des enfants de chœur, un organiste, complètent en général le personnel du culte. Quant aux dépenses du matériel, elles sont peu considérables, surtout si l'industrie intérieure les atténue.

L'asile se rattache toujours à une paroisse ; mais il est essentiel que l'aumônerie soit installée de manière à prévenir des conflits trop fréquents ou des prétentions de fabrique qu'excluent les conditions réglementaires du service intérieur. Sans porter aucune atteinte à la discipline ecclésiastique, on peut très-bien séparer des intérêts matériels qui, sans cela, suscitent des débats d'autant plus nuisibles à la dignité de la religion, qu'ils reposent toujours sur des discussions pécuniaires.

D'après les considérations qui précèdent, la dépense du culte se compose des éléments ci-après :

Personnel. . . .	Traitement de l'aumônier.	1,600 f.
Allocations. . .	Bois à brûler, 12 st. à 12 f. 50 =150	
	Huile à brûler, 40 kil. à 1 40 = 56	
	Bougie, 6 kil. à 2 50 = 15	
	Indemnité au prêtre auxi-liaire.	200
	— au chantre. . . .	100
	— à l'organiste . . .	200
	— à l'enfant de chœur.	100
Matériel.. . . .	Entretien du linge et ornements. . . .	200
	Vin pour la messe	80
	Huile à brûler, 15 kil à 1 f. 40 = 21	
	Bougie et cierges	120
	Dépenses diverses.	88

Le premier groupe (Personnel et Allocations) : 2,421 fr.
Le second groupe (Matériel) : 509

Total. . . . . . 2,930 fr.

La part de cette dépense dans le prix de journée est de 0,0178. Comme elle ne varie pas avec la population, elle serait de 0,0084 pour un effectif de 900 malades, et pour un asile de 1,200 aliénés elle descend à 0,0067.

La circulaire du 20 mars 1857 ne fait aucune objection à ce que, si rien ne s'y oppose du reste, la chapelle de l'établissement soit ouverte au public ; mais elle y interdit formellement la perception d'un droit sur les chaises, ainsi que toutes les quêtes, quel qu'en soit le but.

135. Résumé. — Nous nous sommes étendu un peu longuement sur les éléments de l'organisation générale, sur les obligations inhérentes à chaque fonction, et sur les liens de solidarité qui les rattachent entre elles. Nous avons ainsi justifié la composition de cet état-major contre lequel se sont élevés, des l'origine, les adversaires et les détracteurs d'un système d'administration attaqué par les personnes qui n'en connaissent pas l'esprit. Nous avons surtout tenu à bien démontrer que certains reproches adressés à ce système, tant au point de vue du contrôle des actes administratifs qu'à celui de la régularité du service, ne sont pas mieux justifiés. Quand il y a perturbation, il est toujours facile d'en découvrir la cause, et on la rencontre presque toujours soit dans un empiétement au delà du cercle d'attributions bien définies, soit dans l'infraction des règles hiérarchiques, soit dans la défaillance du sentiment du devoir, soit enfin dans l'oubli des dispositions légales qui harmonisent l'action simultanée de tous ces éléments. L'indécision dans l'exercice de l'autorité où la mise en question de cette autorité, le désordre dans la comptabilité, le déplacement de la gestion économique, le relâchement de la discipline, sont des causes tout aussi appréciables, et dont il est toujours facile de prévenir les funestes résultats. Le désordre survient encore quand il existe dans l'organisation de regrettables lacunes, quand rien ne peut se faire en temps utile, quand l'activité des uns est entravée par la lenteur ou l'insouciance des autres, quand l'esprit d'intrigue souffle la révolte, et quand l'amour du bien se heurte contre un mauvais vouloir systématique. Cela suffit pour expliquer bien des faits qui ne sauraient jamais, quand ils se produisent, être mis sur le compte d'une législation qui a rendu d'importants services, et qui a mis les asiles d'aliénés bien en avant des autres institutions hospitalières.

Quant à la portée financière de cette organisation, il est facile de l'apprécier d'après les données indiquées plus haut. Avec 450 malades, les frais généraux d'administration donnent lieu à une dépense de 26,105 fr. 50 cent., qui, dans le prix de revient de la journée, compte pour 0,159. Pour 900 malades, la dépense est de 35,580 fr., prenant dans la journée une part de 0,108. Enfin, pour 1,200 malades, le montant de la dépense est de 35,980 francs, ce qui ramène à 0,083 la part dans le prix de revient. Ce calcul démontre déjà tous les avantages qui résultent de l'accroissement de la population. Je ne fais qu'indiquer ici ce principe, qui ressort surtout quand on se reporte à un asile de 350 malades, que quelques auteurs auraient voulu faire admettre comme asile maximum. Pour ne pas demander au prix de journée une part plus forte que dans l'asile de 450, il faut diminuer la dépense imputée à celui-ci d'une somme de 5,793 f. 65 c., et la ramener au chiffre total de 20,311 f. 85 c. Placer à la tête de l'asile un directeur-médecin de troisième classe, lui donner un médecin adjoint de deuxième classe, n'admettre qu'un interne, maintenir les appointements du receveur-économe au taux de 2,400 fr., ramener l'aumônier à 1,500 fr., et diminuer 1,270 fr. sur le service des bureaux : telles sont les réductions qu'il faudra faire pour assurer le service d'une manière moins complète, et ne pas empiéter de cinq centimes sur les dépenses personnelles des malades.

136. Caisses des retraites. — La position des fonctionnaires et employés des asiles d'aliénés, longtemps précaire en raison de l'exiguïté des émoluments, qui n'assuraient pas toujours le présent, ne l'était pas moins en raison de l'absence de tout droit à la retraite. Aussi le commerce et l'industrie, carrières plus lucratives et ne présentant pas les mêmes soucis, ont attiré de préférence les sujets capables. Les emplois, dans certains asiles, sont pris en attendant mieux. On y est à peine entré, qu'on fait des démarches pour en sortir, et le service, qui aurait besoin de stabilité, ne peut que perdre dans des mutations motivées presque toujours par le découragement. Parmi les moyens de mettre un terme à une aussi fâcheuse situation, nous signalons surtout la création du droit à la retraite, qui donne la sécurité dans l'avenir, ce premier besoin du fonctionnaire et de l'employé. Cette notable amélioration est de date récente, et si on n'a pas pu obtenir d'être placés sur le même pied que les fonctionnaires de l'État, si la création d'une caisse centrale de retraite pour les asiles a rencontré de sérieuses difficultés, le but a été en partie atteint par l'adjonction aux caisses départementales des fonctionnaires et employés dont nous avons fait l'énumération dans les articles précédents.

Des décrets spéciaux ont réglementé chaque caisse, établi les droits à la retraite, fixé le taux de la retenue, et déterminé la quotité du capital de fondation, de manière à ce que son revenu, joint aux retenues, constitue une somme égale au huitième des traitements. Il a été stipulé en outre qu'en cas de déplacement, les directeurs et les médecins emportent dans leur nouvelle résidence leurs droits antérieurs, moyennant le passage d'une caisse à l'autre des retenues qu'ils ont subies. Le taux de la retenue varie de 4 à 5 0|0.

Si la plupart des départements ont fondé une caisse effective, il en est où la retenue fait retour aux ressources départementales, et les retraites concédées constituent un article de dépense du budget au même titre que les secours. La création d'une caisse nous paraît offrir des garanties plus sérieuses. Trois départements, après avoir reconnu d'abord la justice et l'opportunité de la mesure, persistent encore à repousser l'admission des fonctionnaires et employés de l'asile aux charges et aux bénéfices de leur caisse de retraite. C'est une regrettable exception qui disparaîtra tôt ou tard, quand on aura dissipé les préventions d'où naît cette protestation indirecte contre le système administratif des asiles.

Nous devons consigner ici que, dès l'année 1856, le conseil général de la Côte-d'Or, sur le rapport de M. Matry, l'un de ses membres, s'associait à cette pensée par une délibération trop bien motivée pour que nous résistions au plaisir de la citer en entier.

« Le conseil général,

» Considérant que l'admission dans les associations des caisses » départementales des retraites, des fonctionnaires et employés » des asiles d'aliénés, est une mesure juste et utile ; qu'on doit » en effet assurer à ces employés une retraite, au terme d'une » carrière honorablement remplie ;

» Considérant que l'adjonction des employés de l'asile de » Dijon au bénéfice de la retraite doit être subordonnée au ver-

» sement préalable des retenues afférentes à leurs services anté-
» rieurs ; que cette obligation constituerait pour la plupart
» d'entre eux une charge onéreuse à laquelle ils ne pourraient
» faire face ; qu'en raison de leurs bons services, il y a lieu
» de les exonérer d'une partie de la somme qu'ils devraient
» verser ;

» Est d'avis que les fonctionnaires et employés de l'asile
» public d'aliénés de Dijon soient admis dans l'association de la
» caisse départementale des retraites de la Côte-d'Or, et qu'en
» cas de mutation des directeurs-médecins, les versements faits
» à cette caisse par ces fonctionnaires soient remboursés à la
» caisse du département de leur nouvelle résidence.

» Le conseil vote, à titre de subvention à la caisse départe-
» mentale des retraites de la Côte-d'Or, une allocation de
» 2,434 f. 80 c. destinée à exonérer les fonctionnaires et employés
» de l'asile des aliénés de moitié de la somme qu'ils devraient
» verser à cette caisse pour les retenues afférentes à leurs ser-
» vices antérieurs. Il décide en outre qu'un délai de cinq années
» sera accordé à ces employés pour s'acquitter de mois en mois
» par 60e de la somme de 2,434 f. 80 c. qui reste à leur charge,
» pour compléter le versement des retenues antérieures. »

Il est à regretter qu'il n'ait pas été donné suite à cette géné-
reuse pensée.

Les règles générales applicables aux retenues sont les suivantes, à peu de variations près. Elles comprennent :

1º La retenue au taux fixé 0[0 sur les émoluments personnels ;

2º Une retenue du douzième de ces émoluments, soit lors de
la première nomination, soit dans le cas de réintégration après
démission ou révocation ;

3º Une retenue du douzième de toute augmentation de traitement ;

4º Les retenues pour congés ou absences au delà d'un délai
déterminé ou par mesure disciplinaire.

Le décompte des retenues est établi sur le mandat de paiement, dont le montant total est porté en dépense par le receveur, tandis que ce comptable fait recette du produit des retenues, dont il opère ensuite le versement à la caisse du receveur général pour recevoir la destination indiquée. Il produit à l'appui de ce versement un état récapitulatif des retenues dressé par le directeur et visé par le préfet. La quittance du receveur général sert au comptable de pièce de dépense.

Parmi les employés admis au bénéfice de la caisse des retraites, il en est dont le service exige la présence permanente, et auxquels on doit accorder les allocations de nourriture. Cette allocation doit faire partie intégrante du traitement, sans quoi il résulterait pour eux un préjudice réel lors de la liquidation de la pension. Une décision ministérielle du 5 janvier 1861, adoptant une règle uniforme à cet égard, a prescrit de calculer, pour la retraite, la nourriture sur le taux annuel de 500 francs. C'est en vue de l'exécution régulière de ces prescriptions que, sauf pour l'interne, nous avons indiqué la fixation des appointements à une somme totale, sauf retenue de la valeur indiquée ci-dessus pour les allocations.

Pour les employés non compris dans le cadre que nous venons de parcourir, le règlement a créé la position de reposants, dont nous aurons occasion de parler plus loin. On s'est demandé avec raison quelle serait, eu égard à la retraite, la situation de ceux de ces employés qui viendraient à passer dans le cadre des ayants droit à la retraite. Une instruction ministérielle a décidé que tous les services seraient comptés, pourvu que l'employé ait passé au moins dix ans dans la catégorie des traitements sujets à retenue.

En appliquant aux données indiquées plus haut les principes réglementaires de la retraite, nous arrivons aux résultats ci-après :

	300 malades.	450 malades.	900 malades.	1,200 malades.
Appointements sujets à retenue	16,730 »	21,000 »	27,300 »	27,700 »
Huitième des traitem^{ts}.	2,091 25	2,625 »	3,412 50	3,462 50
Retenues opérées à 4 %	669 20	840 »	1,092 »	1,108 »

	300 malades.	450 malades.	900 malades.	1,200 malades.
Revenu du capital de fondation	1,422 05	1,785 »	2,320 50	2,354 50
Capital de fondation au denier 25	35,511 25	44,625 »	58,012 50	58,862 50
Payable en dix annuités	3,551 12	4,462 50	5,801 25	5,886 25
Compris dans la journée pour	0,0278	0,0272	0,0177	0,0135

Ces chiffres viennent encore démontrer les avantages du grand asile sur le petit. Si cette fondation assure l'avenir, si surtout elle dispense de versements rétroactifs, ce n'est qu'après dix ans qu'on peut en ressentir les heureux effets. Aussi la sollicitude de l'administration ne s'est-elle pas arrêtée là, et dans bien des cas elle a su se ménager une transition en accordant à des veuves ou à des infirmes des secours qu'on prélève sur les fonds libres de l'établissement. Ces faits sont un sûr garant des dispositions justes et bienveillantes en faveur des services rendus. Nous ferons remarquer en terminant que les employés secondaires, ne pouvant pas, comme les directeurs, transporter leurs retenues ailleurs, se trouvent placés dans une position qui enraie pour eux tout avancement; et cependant ils devraient être la pépinière des comptables. La création d'une caisse centrale pour les asiles aurait prévenu cet inconvénient, que quelque disposition tutélaire pourrait faire disparaître. Il suffirait d'appliquer à ces utiles employés la mesure indiquée plus haut, qui assure, moyennant un certain temps de service, les droits à la retraite à ceux qui ont passé par des emplois non sujets à retenue.

137. Préposés. — Si des préventions ont accueilli dans le principe l'état major, destiné à assurer la marche générale des services, nous devons constater qu'elles n'ont pas été moins vives contre les agents, collaborateurs souvent précieux et dévoués, quel que fût le costume sous lequel ils sont appelés à prendre leur part de cette grande mission. Bien des personnes, aujourd'hui encore, se font une inexacte idée du service intérieur d'un asile, et l'opinion émise à ce sujet n'est pas toujours marquée au coin d'une juste impartialité. De là quelquefois une organisation incomplète de cette partie du personnel, une rémunération insuffisante d'utiles services; de là aussi dans les choix l'absence de garanties sérieuses dont on méconnaît l'influence sur la prospérité de l'institution et sur les soins qui doivent entourer les malades. On a l'habitude de ranger dans la domesticité le personnel secondaire des hôpitaux, qui ne porte pas l'habit religieux, et la considération s'attache à tort bien plus à l'habit qu'au service rendu. Ce préjugé a passé des hôpitaux dans les asiles, où l'amour-propre des uns a quelquefois trouvé une vive satisfaction dans l'abaissement des autres. C'est un travers propre à ceux qui ne comprennent ni la nature intime du service, ni sa signification morale. A tous les degrés hiérarchiques de l'organisation, les agents sont les auxiliaires d'un service public, liés à ce service par une subordination réglementaire; ce sont les serviteurs de l'asile, et non les domestiques de ceux qui les dirigent. Nous insistons sur ce point de doctrine, qui marque toute la distance qui sépare une bonne organisation d'un mauvais service, et qui a pour but et pour conséquence d'élever le niveau moral et intellectuel du personnel. C'est dans ce sens que s'est prononcée la circulaire ministérielle du 20 mars 1857, en recommandant un soin scrupuleux dans le choix des agents, une discipline sévère et des récompenses accordées avec discernement. Une rémunération convenable est, en outre, à une époque où l'industrie rétribue largement ceux qu'elle emploie, une mesure indispensable pour améliorer un service dans lequel aucun détail n'est indifférent. C'est le parti qu'on a pris partout où on a voulu constituer sérieusement le service des aliénés, et les asiles étrangers ont, en général, réalisé sous ce rapport un progrès que certains préjugés ont retardé en France.

La rémunération des préposés est complexe, et comprend la solde d'une part, et de l'autre les allocations en nature, comme nourriture, habillement uniforme, chauffage, éclairage, etc. Nous ferons donc ici, comme pour les employés supérieurs, état de toutes les dépenses, afin qu'on puisse apprécier exactement l'influence de telle ou telle organisation sur le prix de revient. Cette organisation n'a, du reste, rien d'arbitraire : elle répond à des indications précises, et quelques-uns de ses éléments expriment même les conditions essentielles du régime intérieur. Nous aurons plus loin l'occasion de développer cette pensée ; et pour le moment nous nous bornons à établir que ce personnel se classe en trois catégories, qui sont :

    1° Les services généraux ;

    2° Le service de surveillance des hommes ;

    3° Le service de surveillance des femmes :

tenant compte des prescriptions formelles de l'article 34 de l'ordonnance du 18 décembre 1839, portant que « les établis- » sements publics ou privés consacrés aux aliénés du sexe mas- » culin ne pourront employer que des hommes pour le service » personnel des aliénés ; des femmes seules sont chargées du » service personnel des aliénées dans les établissements destinés » aux individus du sexe féminin. »

L'oubli de cette règle a toujours entraîné à des abus qu'on doit prévenir avec le plus grand soin.

138. Services généraux. — Il ne faut, dans un asile, qu'une porte principale par laquelle passent, sans exception, toutes les personnes venant du dehors, ainsi que les fonctionnaires et employés de la maison. Toute dérogation à ce principe est regrettable, même quand il s'agit de la ferme. On doit préposer à ce service un homme sûr, actif et intelligent, d'un caractère honorable, et présentant toutes garanties de moralité. Un militaire retraité convient à cette place. Il faut qu'il soit marié.

Un commissionnaire vaguemestre et un garçon de bureau complètent le personnel nécessaire au service administratif.

Le régime alimentaire nécessite un personnel spécial. Il nous a toujours paru préférable d'en confier la préparation à un chef de cuisine, toujours plus habile qu'une femme, se pliant beaucoup mieux à toutes les exigences de la responsabilité économique, et doué de plus de force pour supporter les fatigues de ce service pénible. Au-dessous de l'effectif que nous indiquons, on est dans l'habitude de mettre des sœurs à la tête de ce service, qui emprunte ses principales difficultés, non-seulement au chiffre de la population, mais encore à la multiplicité des catégories. Nous ajoutons à ce personnel un boulanger, dans le cas très-probable où l'asile fabrique son pain. A neuf cents malades, l'organisation d'un abattoir présente de sérieux avantages qu'on ne rencontre pas au-dessous de cet effectif, surtout quand l'asile est dans une ville où les règlements municipaux seraient même un obstacle à son organisation.

Les services de la lingerie, de la buanderie et du vestiaire, étant le propre des femmes, se confondent avec le service de surveillance de cette division, qu'il faut renforcer dans cette prévision.

Ce que nous avons déjà dit de la constitution d'un asile indique assez toute l'importance que nous attachons à l'extension de la culture, et surtout de la culture maraîchère. Un chef jardinier, un aide-jardinier, sont indispensables pour donner à ce travail une direction intelligente; mais cette dépense, étant essentiellement productive, ne doit pas être mise sur le compte du prix de journée, qui, soldant les produits consommés, ne saurait payer en outre les moyens employés pour les obtenir. Nous verrons plus tard comment il est fait état de cette dépense. Il en est de même de l'individu préposé à la vacherie, à la porcherie et à la basse-cour, dont la dépense est représentée dans le régime alimentaire par le lait, le lard, les œufs et autres produits. Nous en dirons autant de la rétribution péculaire des malades employés à ces divers travaux.

Le travail agricole est certainement d'une utilité incontestable dans le traitement des aliénés; mais il ne constitue pas le seul élément d'activité. Dans l'intérêt de l'asile, comme dans celui des malades, l'élément professionnel doit trouver sa place dans l'organisation de l'établissement. Mais l'application de ce principe ne produit toutes ses conséquences qu'autant que la direc-

tion du travail est confiée à des chefs d'ateliers dont la qualité
et le nombre dépendent beaucoup des circonstances locales.
Nous pensons, toutefois, qu'en général un serrurier, un me-
nuisier, un tailleur et un cordonnier doivent constituer le cadre
de ce personnel organisé non-seulement en vue du travail à
faire, mais surtout dans le but d'y appliquer les malades qui
reprennent peu à peu les habitudes de la vie ordinaire.

La dépense résultant de cette organisation se compose des
éléments ci-après :

	Solde.	Chauffage.	Éclairage.	Uniforme.	Blanchissage.	Nourriture.		Total.	
	fr.	fr.	fr.	fr.	fr.	fr.	c.	fr.	c.
1 concierge . . .	600	125	70	68	5	357	42	1,225	42
1 aide-concierge. .	»	»	»	45	5	200	78	250	78
1 commissionnaire .	500	50	28	68	5	357	42	1,008	42
1 garçon de bureau	300	»	»	68	5	251	35	624	35
1 chef jardinier. .	600	75	28	68	5	357	42	Mémoire	
1 aide-jardinier. .	300	»	»	68	5	251	35	Mémoire	
1 marcaire. . . .	300	»	»	68	5	251	35	Mémoire	
1 boulanger . . .	500	50	28	68	5	357	42	1,008	42
1 chef de cuisine .	700	50	28	»	5	357	42	1,140	42
1 aide de cuisine .	400	»	»	»	5	357	42	762	42
1 serrurier. . . .	600	50	28	68	5	357	42	1,108	42
1 menuisier . . .	600	50	28	68	5	357	42	1,108	42
1 tailleur	500	50	28	68	5	357	42	1,008	42
1 cordonnier. . .	400	50	28	68	5	357	42	908	42
14	6,300	550	294	793	70	4,529	03	10,153	91

Cette dépense entre dans le prix de revient pour une valeur
de 0,0611. Avec une population de 350 malades, cette dépense
doit être ramenée au chiffre de 7,732 fr. 60 : la réduction portera
principalement sur les ateliers.

Dans beaucoup d'asiles, le service de la cuisine est confié aux
sœurs, dont le nombre ne peut être au-dessous de quatre. C'est,
dans ce cas, une augmentation de dépense d'environ 1,000 fr.

Pour une population de 900 malades, il faut ajouter à
ce personnel :

1 garçon de magasin................ 624 fr. 35
1 aide-boulanger................... 624   35
1 aide de cuisine.................. 762   42

Ce qui porterait la dépense totale à 12,165 fr. 03, et la part du
prix de revient à 0,0368. Pour une population de 1,200 malades,
le prix de revient descend à 0,0276.

139. Services spéciaux.—Soins personnels.—
On ne s'est pas toujours rendu un compte exact des indications
à remplir sous ce rapport, et bien souvent on a fixé le cadre du
personnel plutôt en vue de dépenser le moins possible que dans
le but d'assurer aux malades tous les soins que réclame leur
position. Si les localités donnent quelquefois au service un caractère spécial, si les conditions de la surveillance varient suivant la distribution intérieure, il y a cependant certaines règles
générales d'après lesquelles on détermine l'effectif du personnel chargé de la surveillance.

La classification adoptée dans l'asile, les conditions d'existence propres à chaque catégorie, le nombre des malades que
comprend chacune d'elles, le degré de liberté accordé aux
aliénés, l'activité qu'on imprime à leur vie, les travaux auxquels
on les emploie, sont autant de circonstances dont il faut tenir
compte pour la fixation de l'effectif du personnel de surveillance.

Si, d'un côté, on doit avoir égard au nombre des malades,
cette donnée a pour point de départ le nombre des groupes ou
sections entre lesquels les aliénés sont répartis. Deux agents par
catégorie sont un minimum au-dessous duquel on ne saurait
descendre, et, d'après ce que nous avons indiqué plus haut sur
la distribution d'un asile, nous constatons que ce minimum est
de 16.

La surveillance doit être continue : condition essentielle qu'il
faut cependant concilier avec la nécessité d'intermittences individuelles de repos qu'il faut accorder si on veut que le service
ne se ralentisse pas, et surtout si l'on veut éviter des mutations

fréquentes qui ont leur principale cause dans la fatigue résultant d'une habitation trop permanente au milieu des aliénés. C'est un service dans lequel le préposé aliène le plus sa liberté, et réclame certaines conditions d'hygiène morale qu'on ne prend pas toujours en assez sérieuse considération.

La surveillance doit être intelligente. Le malade doit être observé et compris par ceux qui lui donnent des soins. C'est de cette intelligence que dépend le maintien de l'ordre et de la discipline, la suppression de l'agitation et l'abolition presque complète des moyens de répression. C'est par l'intelligence que le surveillant fait accepter son autorité plutôt qu'il ne l'impose, et qu'il attire la confiance du malade. Enfin, si l'exactitude dans l'exécution des prescriptions est une condition essentielle de traitement, il faut encore une certaine intelligence dans le mode d'application. Ceci nous indique assez que ce n'est pas dans la domesticité ordinaire que notre personnel peut se recruter convenablement, et de plus que la hiérarchie à établir parmi ces agents repose sur l'utilité de mettre en évidence les aptitudes qui se révèlent, et qui sont susceptibles de rendre d'importants services.

La surveillance doit être active. Il ne suffit pas, en effet, de prévenir ou de réprimer des écarts : la vie de l'aliéné ne doit pas s'écouler dans la négation; et lors même que, par perversion maladive, il arrive à s'y complaire, c'est une situation contre nature, de laquelle il importe de le faire sortir. Cette tâche incombe au surveillant, qui s'associe soit aux distractions, soit aux travaux des malades, leur donne l'exemple de l'entrain, et encourage leurs efforts par une impulsion intelligente qui vient en aide aux défaillances de la volonté. La sollicitude du surveillant doit s'étendre à tous les besoins de l'aliéné. Il veille à sa tenue, à la conservation de ses effets, aux soins de propreté, à la bonne distribution des repas; en un mot, il suit le malade dans tous les actes de son existence, et lui dispense tous les soins personnels que sa position réclame.

Ces indications, comme on le voit, sont nettes et précises,

et font suffisamment apprécier les qualités que doit posséder ce personnel, la direction disciplinaire qu'il faut lui donner, et les aptitudes diverses dont il doit être doué. Il est, sous un certain rapport, l'expression du régime auquel les malades sont soumis; son effectif correspond à une extension ou à une restriction de la liberté des aliénés, au développement de l'activité des malades et à l'accroissement de leur bien-être.

Pinel, Fodéré, Esquirol, ont tous été d'accord pour mettre en relief les avantages d'une bonne organisation de ce personnel qu'une inintelligente parcimonie rend si souvent incomplet. Dans son rapport au préfet de la Seine sur la situation des aliénés de ce département, M. le docteur Girard de Cailleux signale avec raison les lacunes que, sous ce rapport, il a observées dans beaucoup d'asiles des départements, où cette organisation est réglée non d'après les besoins du service, mais d'après l'exiguité des allocations budgétaires. Que faut-il faire pour satisfaire à tous les besoins? C'est ce que nous allons examiner maintenant.

149. Division des hommes. — Nous avons déjà vu plus haut que, dans les conditions de classification prévues par l'ordonnance du 18 décembre 1839, le minimum d'effectif ne peut être fixé au-dessous de 16. Deux préposés doivent être ajoutés à ce nombre, l'un pour l'administration des bains, l'autre pour assurer le service de surveillance pendant la nuit. A ce nombre nous ajoutons 2 p. 0|0 pour assurer le service actif, l'application des malades aux travaux extérieurs et les congés indispensables. La surveillance des pensionnaires de première classe exige en outre un agent pour trois malades; tandis que, pour les pensionnaires de deuxième classe, il en faut 1 sur 10. En appliquant ces données à l'effectif que nous avons prévu, notre personnel sera composé de 26 agents, dont 4 spécialement affectés au pensionnat. Avec une population double, nous portons la proportion à 3 p. 0|0; et, en admettant que l'effectif du pensionnat soit doublé, le nombre de ces agents sera de 39. Enfin, dans le cas où l'effectif arriverait à 1,200, le service ce surveillance exigerait une proportion de 4 p. 0[0 , ce qui porterait à 59 l'effectif de ce personnel, sauf à suivre les fluctuations dans le nombre des pensionnaires.

Ce que nous avons dit dans l'article précédent relativement aux conditions essentielles de la surveillance et sur la nature des groupes, nous conduit à établir parmi ces préposés une classification hiérarchique tenant compte des aptitudes et des exigences de l'époque : surveillants, sous-surveillants, infirmiers de première et de deuxième classe. Telle est la classification dont nous avons eu l'occasion de constater les bons résultats. Elle permet d'améliorer la position des préposés qui se sont fait remarquer par leur aptitude et leur dévouement. Elle imprime au service une activité ayant pour moteur une louable émulation; elle assure un contrôle permanent qu'on ne saurait organiser sous l'influence de l'égalité des situations; et elle constitue aussi un élément disciplinaire d'autant plus précieux, que les malades eux-mêmes subissent la salutaire influence d'une hiérarchie qui, sur l'uniforme, se manifeste par des signes sensibles. C'est en graduant ainsi la responsabilité, qu'on la rend plus sérieuse, et qu'on parvient à donner à la surveillance tous les caractères répondant aux indications du traitement et d'une police médicale rationnelle. Cela posé, nous avons à traduire ces données en chiffres qui en font apprécier la portée financière.

EFFECTIF DE 175 MALADES.

Emplois.	Solde.	Vestiaire.	Blanchissage.	Nourriture.		Total.	
	fr.	fr.	fr.	fr.	c.	fr.	c.
3 surveillants........	1,200	204	15	1,072	26	2,491	26
5 sous-surveillants...	1,500	340	25	1,256	75	3,121	75
10 infirmiers.........	2,500	680	50	2,513	50	5,743	50
	5,200	1,224	90	4,842	51	11,356	51
4 infirmiers spéciaux......	1,000	272	20	1,005	40	2,297	40
	6,200	1,496	110	5,847	91	13,653	91

La part dans le prix de revient est de 0,1808 pour la 3e classe.
Le pensionnat donne en sus une dépense moyenne de 0,4719.
Pour ceux de 2e classe, ce supplément est de 0,1049.

EFFECTIF DE 225 HOMMES.

Emplois.	Solde.	Vestiaire.	Blanchissage.	Nourriture.		Total.	
	fr.	fr.	fr.	fr.	c.	fr.	c.
3 surveillants.........	1,500	204	15	1,072	26	2,791	26
5 sous-surveillants..	2,000	340	25	1,256	75	3,621	75
8 infirmiers de 1re cl.	2,400	544	40	2,010	80	4,994	80
6 infirmiers de 2e cl.	1,500	408	30	1,508	10	3,446	10
	7,400	1,496	110	5,847	91	14,853	91
4 infirmiers de 2e cl.	1,000	272	20	1,005	40	2,297	40
	8,400	1,768	130	6,853	31	17,151	31

La valeur dans le prix de revient est de 0,1808. Pour les
pensionnaires, c'est la même évaluation que ci-dessus.

EFFECTIF DE 450 HOMMES.

Emplois.	Solde.	Vestiaire.	Blanchissage.	Nourriture.		Total.	
	fr.	fr.	fr.	fr.	c.	fr.	c.
4 surveillants.......	2,000	272	20	1,429	68	3,721	68
8 sous-surveillants..	3,200	544	40	2,010	80	5,794	80
10 infirmiers de 1re cl.	3,000	680	50	2,513	50	6,243	50
10 infirmiers de 2e cl.	2,500	680	50	2,513	50	5,743	50
	10,700	2,176	160	8,467	48	21,503	48
7 infirmiers de 2e cl..	1,750	476	35	1,759	45	4,020	45
	12,450	2,652	195	10,226	93	25,523	93

La part dans le prix de revient est de 0,1304. Pour les pensionnaires, même évaluation que ci-dessus.

EFFECTIF DE 600 HOMMES.

Emplois.	Solde.	Vestiaire.	Blanchissage.	Nourriture.		Total.	
	fr.	fr.	fr.	fr.	c.	fr.	c.
4 surveillants.........	2,000	272	20	1,429	68	3,721	68
8 sous-surveillants. .	3,200	544	40	2,010	80	5,794	80
20 infirmiers de 1re cl.	6,000	1,360	100	5,027	»	12,487	»
10 infirmiers de 2e cl.	2,500	680	50	2,513	50	5,743	50
	13,700	2,856	210	10,980	98	27,746	98
8 infirmiers de 2e cl.	2,000	544	40	2,010	80	4,594	80
	15,700	3,400	250	12,991	78	32,341	78

Le prix de revient pour les indigents descend alors à 0,1267.

L'organisation de ce personnel est une œuvre longue et difficile, et il est des régions où le recrutement ne s'en fait qu'avec
peine. C'est ce qui, dans certains asiles, a donné l'idée de confier le service à des frères. L'expérience a démontré que l'admission d'une communauté d'hommes présente de nombreux
inconvénients. Nous renvoyons, pour l'examen de cette question, à un excellent mémoire publié, il y a vingt ans, par
Bouchet, de Nantes. Le cadre adopté dès l'origine tranchait
trop sur les traditions anciennes, pour qu'il ne fût pas l'objet de
critiques fondées, soit sur le chiffre de la dépense, soit sur quelques comparaisons avec le système antérieurement admis.
L'augmentation de la dépense, plus apparente que réelle, a de
précieuses compensations dans les améliorations du régime intérieur, puisque notre organisation a contribué à faire de l'aliéné
un producteur utile, a fait disparaître l'agitation ou l'a restreinte
dans d'étroites limites, et qu'au lieu de se borner à garder l'a-
liéné, le système actuel a surtout pour but de le soumettre à un
traitement rationnel qui embrasse tous les actes de son existence et se diversifie suivant les indications qui se présentent.

Mais, pour que le principe de cette communauté d'efforts possède toute sa virtualité, il est indispensable que le directeur
suive avec une constante sollicitude la marche et la conduite de

tous ces agents, qu'il étudie et dirige leur aptitude, qu'il évite et prévienne les conflits si faciles à soulever dans toute réunion, et surtout qu'il déjoue toute intrigue, qui sème l'insubordination partout où on la laisse grandir. Cette vigilance sera toujours efficace s'il donne lui-même l'exemple du dévouement aux intérêts qui lui sont confiés, s'il se montre juste et impartial, s'il s'assure par lui-même de tous les détails du service, et s'il parvient à faire prévaloir une discipline fondée moins sur la crainte des punitions que sur la conviction profonde des conditions essentielles du devoir. Voilà pourquoi l'arrêté ministériel du 20 mars 1857 a voulu relever la position du surveillant en chef, et voilà pourquoi, dans le cadre d'organisation, il faut faire à l'intelligence une part plus large qu'on ne la faisait autrefois. C'est dans les grands asiles d'Angleterre surtout, que cette vérité a été bien comprise, et c'est de son application qu'est né le système du *no-restraint*, dont on doit poursuivre l'adoption en ayant soin d'éviter certaines exagérations.

141. Division des femmes. — Les principes que nous avons énoncés plus haut sur les conditions de la surveillance dans la division des hommes, sont également applicables à celle des femmes quant aux devoirs, aux attributions et au nombre des agents. Il y a seulement quelques différences quant à la dépense. Trois systèmes ont été employés et fonctionnent dans les asiles avec leurs avantages et leurs difficultés : un personnel laïque, un personnel mi-partie religieux et mi-partie laïque, enfin un personnel exclusivement religieux. Quel que soit le système adopté, on reconnaît la nécessité d'y établir les conditions hiérarchiques que nous avons déjà indiquées dans le service des hommes. Quand le personnel est laïque, on peut calquer l'organisation des femmes sur celle des hommes ; dans le système mixte, les sœurs remplissent les fonctions de surveillantes ; et dans le système religieux, des sœurs converses ou des novices font l'office d'infirmières. Nous allons en examiner successivement les conditions que les circonstances m'ont permis d'expérimenter.

PERSONNEL LAÏQUE.

Emplois.	Solde. fr.	Vestiaire fr.	Blanchissage fr.	Nourriture fr. c.	Total. fr. c.
1 surveillante en chef	600	45	5	500 »	1,150 »
8 surveillantes . . .	2,400	360	40	2,859 36	5,659 36
8 infirmières de 1re cl.	2,000	360	40	1,606 24	3,976 24
6 infirmières de 2e cl.	1,200	270	30	1,204 68	2,704 68
3 lingères	750	135	15	602 34	1,502 34
	6,950	1,170	130	6,772 62	14,992 62
4 infirmières de 2e cl.	800	180	20	803 12	1,803 12
	7,750	1,350	150	7,575 74	16,795 74

SYSTÈME MIXTE.

Emplois.	Solde. fr.	Vestiaire fr.	Blanchissage fr.	Nourriture fr. c.	Total. fr. c.
1 supérieure	160	»	5	500 »	665 »
4 sœurs surveillantes . .	640	»	20	2,000 »	2,660 »
4 sous-surveillantes.	1,200	180	20	1,429 68	2,829 68
8 infirmières de 1re cl.	2,000	360	40	1,606 24	4,006 24
6 infirmières de 2e cl.	1,200	270	30	1,204 68	2,704 68
3 sœurs lingères . .	480	»	15	1,500 »	1,995 »
	5,680	810	130	8,240 60	14,860 60
4 infirmières de 2e cl.	800	180	20	803 12	1,803 12
	6,480	990	150	9,043 72	16,663 72

Dans le système exclusivement religieux, nous devons compter sur 26 sœurs exclusivement affectées aux détails du service intérieur : ce qui, à 665 francs par personne, fait une dépense totale de. . . . . 17,290 fr.

Ajoutons, pour le service général de la communauté : Bois . . . . 12 stères à 12 fr. 50. . . . = 150

Huile pour éclairage, 70 kil. à 1 fr. 40. . . . = 98

Total. 17,538

Quatre sœurs au service spécial du pensionnat. 2,660

20,198 fr.

La part dans le prix de revient diffère suivant le système adopté. Dans le système laïque, elle est de 0,1809 comme dans le système mixte ; enfin, dans le système religieux, elle est montée à 0,2111. Nous ne poursuivrons pas plus loin ces calculs comparatifs, dont les éléments peuvent être facilement réunis.

142. Communauté religieuse. — L'admission des sœurs dans les asiles a été depuis longtemps l'objet d'ardentes controverses. Les opinions diverses émises à cet égard ont été en général motivées, soit sur l'expérimentation du moment, soit sur des idées étrangères aux principes fondamentaux de l'organisation. Fodéré, tout en constatant les services rendus par les sœurs dans les hôpitaux ordinaires, y signale de regrettables abus, et n'en veut pas dans le service des aliénés, « parce » que, dit-il, elles n'ont pas ces lumières si nécessaires dans » la direction de ces malades, et qu'elles y portent nécessaire- » ment une marotte et des préjugés qui sont infiniment nui- » sibles. » C'est seulement après la mort d'Esquirol que les sœurs ont été admises dans le service de la maison de Charenton. On les jugeait alors d'après le régime auquel étaient soumis les aliénés dans les maisons qu'elles dirigeaient exclusivement, et surtout d'après les résistances qu'elles opposaient alors aux réformes que les médecins cherchaient à y introduire. Au moment de la promulgation de la loi, leur opposition a été des plus énergique ; quelques communautés se sont retirées plutôt que de subir la nouvelle organisation. Parmi celles qui n'ont pas pris ce parti, beaucoup se sont donné la mission d'embarrasser la marche de l'administration, espérant tôt ou tard le retour à l'ancien mode d'entreprise ; et on comprend facilement tous les abus qui ont dû résulter d'un antagonisme qui substituait à un concours intelligent et loyal une hostilité systématique et perturbatrice. Que devenait le service dans cette lutte de préventions ? que devenaient les malades au milieu de ces tiraillements ? Le bien ne se faisait pas, le mal faisait des progrès ; et parmi les spectateurs de cette triste lutte, beaucoup s'en sont pris à la loi des résultats d'une indiscipline regrettable. Ces temps sont heureusement passés : l'ardeur des débats passionnés est éteinte ; on s'apprécie mieux parce qu'on se connaît davantage ; on sait qu'un corps ne doit pas être accusé des erreurs de quelques-uns de ses membres, et on s'écarte autant d'un engouement irréfléchi que d'une hostilité préventive. Aussi, quoique nous ayons eu l'occasion d'observer des qualités précieuses dans le service laïque, nous nous empressons de reconnaître que les communautés religieuses possèdent surtout le principe qui, parmi les femmes, est le seul efficace pour assurer la discipline morale, impossible parmi elles lorsque le sentiment intime n'y est pas entraîné. C'est pourquoi nous pensons que l'intervention des sœurs présente des avantages incontestables quand l'administration est fortement constituée, quand elle maintient avec fermeté les principes sur lesquels elle repose, quand on ne donne aux sœurs que les attributions propres à leur sexe, quand on tient la main à l'exécution des dispositions réglementaires, et surtout quand, soumises au droit commun, elles n'ont d'autre privilége que celui de donner l'exemple des vertus dont leur costume est l'emblème.)Notre expérience personnelle nous a prouvé que ce programme est réalisable : c'est le but des supérieurs que nous connaissons, et leur concours ne nous a pas fait défaut dans l'accomplissement de cette tâche. L'asile de Dijon est desservi par les sœurs de la charité de Besançon, qui sont chargées de tous les services, à l'exclusion de tout personnel laïque, dans la division des femmes. A Auxerre, à Châlons, le personnel de cette division est exclusivement laïque. A Maréville, à Fains, à Saint-Dizier, à Stéphansfeld, l'organisation est fondée sur le système mixte.

143. Clauses du traité. — L'admission des sœurs dans un asile a lieu en vertu d'un traité conclu entre le directeur et la congrégation, sous l'approbation du préfet du département. Les clauses de ce traité déterminent le nombre des sœurs, les services qui leur sont confiés, leur discipline intérieure et les conditions matérielles de leur installation. C'est par l'examen de ces stipulations que nous allons terminer nos considérations sur l'organisation du personnel.

Le choix de la congrégation n'est pas indifférent : il en est dont les principes sont incompatibles avec les exigences du service des aliénés, et nous en avons vu ne pouvoir se plier aux obligations qu'elles avaient contractées, ou avoir la prétention de former un personnel à part, non compris dans l'effectif admis par le règlement. Ce n'est que par exception que ce surcroît d'état-major a été admis. Dans d'autres cas, les sœurs ne consentent qu'au service de surveillance générale, soit à cause de leur esprit d'organisation, soit pour pouvoir se livrer sans contrainte aux exercices de piété qui leur sont prescrits. C'est alors surtout qu'il faut adopter le système mixte, qui concilie la permanence du service avec les exigences de la vie de communauté. Enfin les sœurs consentent à faire le service sans adjonction à l'exclusion de tout élément laïque, et alors elles doivent se soumettre sans restriction à toutes les obligations du service, coucher dans les dortoirs, pourvoir à tous les soins de propreté, et elles ne sauraient se fonder sur leur qualité de sœurs pour refuser un service confié ailleurs à des infirmières laïques. Pour un asile de 450 malades, leur nombre est de huit dans le système mixte, et ne saurait dépasser quinze dans un asile de 1,200 aliénés. Quand le service est exclusivement confié aux sœurs, leur nombre ne saurait dépasser les proportions assignées pour le personnel laïque dans les mêmes conditions. Il y a toujours de graves inconvénients à avoir dans une communauté des sœurs sans emploi. C'est d'abord un surcroît de dépense, et c'est aussi souvent une cause de perturbation.

Les sœurs ne doivent être employées que dans la division des femmes. Les convenances l'exigent, le règlement le prescrit, et l'expérience nous a appris que la discipline souffre toujours de l'immixtion des sœurs dans le service des hommes.

Leurs attributions doivent être exclusivement hospitalières, et, sauf les services relatifs à la lingerie, au vestiaire et au lessivage, elles nous paraissent ne devoir prendre part à aucune partie du service économique, aux exigences duquel elles ont trop de peine à se plier. Dans les asiles peu importants, rien ne s'oppose à ce qu'elles soient chargées de la cuisine ; mais dès que le service prend plus d'extension, ou si le nombre des pensionnaires s'accroît, leurs forces ne sont plus au niveau de leurs obligations, et des raisons d'ordre et d'économie militent pour l'adoption d'un autre système. Il est avantageux de confier à une sœur le dépôt de médicaments sous le contrôle immédiat des internes et du médecin adjoint. Leur action, du reste, doit se concentrer dans la division des femmes, où elles sont chargées du maintien de l'ordre et de la discipline, des soins personnels à donner aux malades, de la direction des travaux confiés aux femmes, et de tous les détails d'une surveillance active, intelligente et continue, telle que nous l'avons définie plus haut. Si, d'un côté, l'administration doit se prêter autant que possible à l'accomplissement des devoirs de communauté ; d'un autre côté, les exercices religieux des sœurs doivent être subordonnés aux indications du service, et il faut prévenir avec soin, sous ce rapport, une exagération toujours préjudiciable, dans laquelle ne tombent jamais les véritables hospitalières. La surveillance doit être toujours assurée pendant les offices et pendant les repas : le traité stipule cette condition essentielle, à l'exécution de laquelle il faut strictement tenir, surtout quand le personnel est exclusivement religieux.

La supérieure remplit les fonctions de surveillante en chef dans la division des femmes, dont tout le personnel est sous ses ordres immédiats. Elle assiste aux visites des médecins, fait elle-même ses tournées de surveillance, et rend compte du résultat de ses observations au directeur, sous l'autorité duquel les sœurs sont placées sous le rapport temporel et pour l'accomplissement du service dont elles sont chargées. On ne saurait accorder à la supérieure l'autorisation de se dispenser de prendre part au service actif, et ses attributions ne sont pas de celles qui puissent être déléguées. Du reste, le traité stipule de la part de la communauté l'engagement de se soumettre aux lois et règlements qui régissent le service hospitalier en général et le service des aliénés en particulier.

Tout en laissant en général à la supérieure l'appréciation du classement des sœurs dans les différents services, elle ne saurait cependant modifier les attributions de chaque sœur sans l'assentiment du directeur, qui, ayant la responsabilité du service, est juge principal des conditions de sa distribution.

Le traité doit stipuler, en outre, l'obligation pour la congrégation de remplacer immédiatement les sœurs dont le directeur a réclamé le changement. C'est la contre-partie du droit qu'a la congrégation de rappeler une sœur dont les services sont utiles ailleurs.

Les absences des sœurs doivent être aussi autorisées par le directeur, qui, au besoin, prescrit les mesures nécessaires pour assurer le service.

Quant aux conditions d'installation de la communauté, elles varient suivant les circonstances. Généralement il est alloué par sœur une indemnité pécuniaire qui varie de 150 à 200 francs. Elles sont en outre assimilées, pour la nourriture, au régime de la première classe. Cette dernière stipulation réglementaire a eu surtout en vue le système mixte, où il était essentiel de bien préciser la position hiérarchique des sœurs vis-à-vis des surveillantes laïques placées sous leurs ordres. Mais quand le service est exclusivement confié aux sœurs, l'extension indéfinie du régime de première classe me paraît un abus nuisible aux intérêts de l'asile et incompatible avec les principes qui ont présidé à l'institution de la communauté. Au lieu d'assimiler les sœurs à une classe quelconque de pension, il serait plus convenable d'en faire une classe à part, dont le régime serait fixé d'après les règlements de la congrégation.

Nous avons eu l'occasion de constater les avantages d'un autre système qui consiste à mettre les sœurs dans la position des fonctionnaires non nourris, et de les constituer en ménage séparé que dirige la supérieure en pourvoyant à ses dépenses sans aucun contrôle. Dans ce cas, le traité doit stipuler une indemnité pécuniaire, moyennant laquelle l'asile ne fournit plus aux sœurs que les allocations de chauffage et d'éclairage, ainsi que la jouissance d'un jardin. Le taux de cette indemnité peut, suivant les localités, varier de 500 à 600 francs. Dans ce cas, la pension à allouer aux reposantes serait de 365 francs. De quelque nature que soit l'indemnité, c'est toujours au profit de la supérieure qu'elle est ordonnancée collectivement. Nous devons faire observer, en terminant, que les localités ne se prêteraient pas partout à l'adoption de ce mode, qui a été surtout appliqué au système mixte.

Enfin, le traité détermine en outre les honneurs funèbres à rendre aux sœurs, ainsi que les conditions financières des mutations, à la charge de l'asile si c'est le directeur qui les a provoquées, à la charge de la congrégation si c'est elle qui en a pris l'initiative.

Le traité n'a pas une durée limitée : aussi réserve-t-il à chaque partie contractante le droit d'en provoquer la résiliation moyennant avertissement préalable de quelques mois. Il faut des circonstances exceptionnelles pour motiver une telle mesure, qui est rarement appréciée comme elle doit l'être, qui rompt brusquement des traditions sur lesquelles repose quelquefois la réputation de l'asile, et qui n'atteint pas toujours le but qu'on se propose, car la modification s'en prend alors bien plus à l'effet qu'à la cause du mal.

144. Reposants. — Ce qui pendant longtemps a fait la faiblesse de l'organisation des asiles, c'est l'instabilité de toutes les positions, mal rétribuées dans le présent, pleines d'incertitude pour l'avenir. De là des mutations trop fréquentes à tous les degrés de la hiérarchie; de là l'instabilité des traditions, surtout à l'époque où les principes fondamentaux étaient à chaque instant mis en question, et où l'organisation dépendait moins de règles précises que d'influences en quelque sorte transitoires. L'organisation de la retraite pour les fonctionnaires et les employés supérieurs a été un premier pas vers des conditions

de stabilité et de sécurité sans lesquelles tout service manque
de vitalité. Il eût été certainement à désirer que le principe pût
être généralisé ; mais il aurait fallu pour cela la création d'une
caisse spéciale de retraite pour tout le service, ou au moins la
formation dans chaque asile d'un fonds spécialement affecté au
service des pensions. C'est pour combler cette lacune, que l'instruction du 20 mars 1857 a généralisé une mesure qui jusqu'alors n'avait été appliquée qu'aux communautés religieuses :
« La position de reposant, dit cette instruction, ne pourra être
» accordée qu'aux préposés qui compteront au minimum dix
» années de service dans l'établissement. Il pourra, toutefois,
» être fait des exceptions à cette règle en faveur de ceux qui
» auraient été précédemment attachés à un établissement public
» de charité, ou que des infirmités résultant notoirement de
» l'exercice de leurs fonctions mettraient avant cette époque
» dans l'impossibilité de les continuer. »

L'admission au titre de reposant est prononcée par un arrêté
du préfet soumis à l'approbation ministérielle. Cet arrêté est
rendu sur la demande du directeur, l'avis de la commission de
surveillance, accompagnés d'un certificat médical et d'une
notice individuelle faisant connaître les noms, prénoms, âge,
durée des services et titres antérieurs des candidats.

Cette position de reposant consiste à résider dans l'établissement et à y être entretenu comme en activité, sauf que la
solde est remplacée par une gratification annuelle dont le règlement doit indiquer la quotité. Il est des cas où il y aurait avantage à placer le reposant dans sa famille, et à lui allouer une
indemnité pécuniaire représentative des allocations en nature.
Sous quelque forme que le repos soit accordé, il constitue une
dépense qui doit se trouver dans le prix de journée, ou corres-
pondre au revenu d'une fondation. La constitution de cette
dernière nous paraît préférable, puisqu'elle remplace une dépense permanente par une contribution temporaire que nous
pouvons évaluer à un centime par journée de malades de toutes
catégories. C'est encore par le même mode qu'on pourrait pour-

voir à la formation du capital de fondation pour la caisse des retraites.

145. Résumé. — Nous venons d'exposer avec quelques détails tous les éléments de l'organisation générale d'un asile. A chaque indication du service, nous avons fait connaître les moyens de la remplir; nous avons fait ressortir avec soin la signification de chaque emploi, la nécessité du traitement qui lui est attribué, la part d'action qui lui est réservée, le cercle dans lequel il doit se mouvoir, ainsi que les aptitudes qu'il réclame. Nous avons ainsi développé une formule qui facilite le contrôle des faits pratiques et leur appréciation, et qui surtout a l'avantage de permettre un sûr diagnostic des causes et de la nature des perturbations qui peuvent survenir. Nous nous sommes attaché ensuite à démontrer la corrélation de cette organisation avec l'effectif de la population, l'avantage que trouve un département à pratiquer largement l'assistance, à constituer fortement son asile, à lui adjoindre des éléments étrangers, tels qu'un pensionnat et les malades d'un autre département; et enfin, résumant ici toutes ces données, nous arrivons à en déduire l'évaluation de ces premiers éléments du prix de journée, avec la fluctuation que leur font subir les variations de l'effectif de la population. Les frais généraux relatifs au personnel, auxquels des auteurs ont cru pouvoir donner une valeur invariable dont l'importance relative diminue en proportion de l'augmentation du nombre des journées, n'ont pas cette homogénéité qui permette de les confondre en un seul chiffre. Aussi avons-nous eu bien soin de distinguer le service de surveillance, qui participe du caractère des services généraux et de celui des services personnels, comme on peut s'en convaincre par l'examen des données contenues dans ce chapitre. Nous devons toutefois faire remarquer que cette formule s'applique aux asiles ordinaires. Dans une lettre adressée en 1861 à M. le sénateur préfet de la Seine, et publiée par les Annales médico-psychologiques, nous avons indiqué la base des calculs pour Paris. Nous ne pouvons qu'y renvoyer le lecteur. Les calculs ci-après résument, du reste, la signification financière de l'organisation dont nous avons étudié les éléments.

	Par jour.		Par an.	Pour 450 malades.
Administration	0,1590		fr.	fr.
Services généraux	0,0611	0,4172 =	152,2780 =	68,525 10
Service de surveillance	0,1971			

	Par jour.		Par an.	Pour 900 malades.
Administration	0,1080		fr.	fr.
Services généraux	0,0368	0,2819 =	102,8935 =	92,604 15
Service de surveillance	0,1371			

	Par jour.		Par an.	Pour 1200 malades.
Administration	0,0823		fr.	fr.
Services généraux	0,0276	0,2446 =	89,2790 =	107,134 80
Service de surveillance	0,1347			

Ces évaluations se rapportent exclusivement à une population composée d'aliénés entretenus au compte de l'assistance publique. En ce qui concerne les pensionnaires, nous avons vu plus haut que les conditions spéciales de leur existence sont exprimées par la spécialité de la surveillance, qui, dans le prix de journée, apporte une augmentation de 0,4719 pour la première classe, et 0,1049 pour la seconde classe. Dans le cas des trois effectifs que nous avons indiqués, nous avons les indications ci-après :

Dans un effectif de 450 malades, les pensionnaires de première classe figurent dans la journée pour 0,8933, et dans la pension annuelle pour 326 fr. 05. Ceux de deuxième classe supportent une part de 0,5263 par jour, ou de 192 fr. 10 par an. Quand l'effectif est à 900, le prix de revient des pensionnaires de première classe descend à 0,7558 par jour, et à 275 fr. 87 par an. Pour ceux de deuxième classe, le prix de journée est de 0,3888, ce qui fait par an 141 fr. 91.

Enfin, pour un effectif de 1,200 malades, les frais généraux à imputer sur les pensionnaires sont, pour la première classe, de 0,7180 par jour, et de 262 fr. 07 par individu et par an. Pour la deuxième classe, le prix de revient est de 0,3510 par jour, et de 128 fr. 12 par individu et par an.

CHAPITRE VII.

FRAIS GÉNÉRAUX.

146. Contributions et impositions diverses. — Les établissements hospitaliers étant, sauf de rares exceptions, soumis au droit commun, il faut compter parmi leurs dépenses obligatoires l'acquittement des taxes auxquelles ils peuvent être soumis. D'un autre côté, suivant le lieu où l'asile est situé, il a à supporter des taxes locales : octroi, droits d'entrée, droits de concession, etc. Enfin, des décisions récentes ont fixé sa quote-part dans le capital de fondation pour caisse des retraites, ou bien tôt ou tard on arrivera à tenter l'amortissement de telle ou telle partie de la dépense générale.

Les bâtiments d'un asile étant employés à un service public et hospitalier légalement constitué, le règlement sur le cadastre, la loi du 4 frimaire an VII, les considèrent, ainsi que les jardins attenant pour la promenade des malades, comme des immeubles improductifs, et les exemptent tant de l'impôt foncier que de celui des portes et fenêtres. Mais il n'en est pas de même des terrains productifs soumis à une culture régulière et permanente : l'impôt foncier doit être acquitté pour eux. La loi du 10 mars 1849 leur impose en outre une taxe annuelle représentative des droits de transmission entre-vifs et par décès, et l'a fixée à raison de 62 c. 1|2 pour franc de la contribution foncière.

Les fonctionnaires, les ecclésiastiques et les employés sont imposés nominativement pour les portes et fenêtres des parties de bâtiments servant à leur habitation personnelle (loi du 21 avril 1832), et doivent en acquitter eux-mêmes le montant. Les préposés habitant les quartiers occupés par les malades sont évidemment exempts de cette taxe ; mais ils doivent l'impôt personnel comme tous les autres fonctionnaires et employés, attendu que leur position dans l'asile n'a aucun des caractères de la domesticité.

Quand l'asile est dans le rayon de l'octroi, non-seulement il en supporte indirectement les charges dans le prix des denrées qu'il achète, mais encore il est tenu au paiement des droits imposés sur certains de ses produits, lors même qu'il les réserve tous pour sa consommation intérieure. Les bestiaux de tout genre, la paille, les fourrages, voire même les arbres, sont dans ce cas, et les exigences de l'octroi s'étendent quelquefois au delà. Il ne s'agit pas ici de discuter soit le principe de l'impôt, soit le mode de son application : aussi n'avons-nous qu'à constater la nécessité d'en payer le montant, et de l'imputer sur un crédit régulièrement ouvert au budget.

Dans une commune rurale, les prestations en nature pour l'entretien des chemins vicinaux, l'indemnité réclamée en raison de dégradations pour excédant de charrois, constituent une imposition dont il faut également assurer le paiement.

Le besoin essentiel d'un établissement est d'être pourvu d'une grande quantité d'eau, et la qualité de cette eau a une grande influence sur l'état sanitaire de la population. Aussi l'ordonnance réglementaire du 18 décembre 1839 exige-t-elle que dans un asile les eaux soient abondantes et de bonne qualité. Dans les divers établissements, on a satisfait à cette indication par divers procédés en rapport avec la situation des lieux. Quand l'asile est dans une ville, il pourvoit à ce service au moyen d'une concession dont le prix est fixé par convention avec l'administration municipale. C'est encore ici que vient se placer naturellement l'acquittement de cette dépense.

La taxe des chevaux et des voitures, celle des chiens, doivent être également imputées sur ce crédit.

Enfin, il nous semble que c'est encore dans cette partie du

budget que doivent être placées les dépenses relatives au capital de fondation des caisses de retraites.

Si l'asile n'était pas producteur, on serait obligé de faire dans le prix de journée une part proportionnelle à ces dépenses. Mais quand la production y est établie dans les proportions qu'indique notre programme, ce sont les produits eux-mêmes qui doivent supporter cette charge, dont, comme nous venons de le démontrer, le montant varie suivant les localités, et dont l'évaluation présumée sera indiquée plus tard.

On a soulevé la question de savoir si les pensionnaires de l'asile devaient supporter l'impôt mobilier, ainsi que celui des portes et fenêtres des locaux qu'ils occupent dans l'établissement, ou bien si ces impositions devaient être mises à la charge de l'asile, qu'on aurait également voulu rendre responsable du non-acquittement des impositions locales à la charge de ses agents. Les deux questions ont été résolues négativement. Pour la première, on s'est fondé sur ce que les pensionnaires sont placés dans l'asile au même titre légal que les indigents; que le traitement des uns et des autres a tous les caractères d'un service public; que le séjour dans l'asile ne constitue ni un domicile, ni une habitation ordinaire, et que l'isolement motivé par l'existence de l'aliénation mentale cesse de droit dès que disparaît la virtualité de l'affection. Enfin, de même que le prix de pension ne saurait être considéré comme l'ex-
-pression d'un bail à nourriture, de même aussi le séjour d'un aliéné dans un asile ne peut être regardé comme un bail à loyer d'un immeuble ordinaire. Quant à la seconde question, on a répondu que l'agent logé dans l'asile s'y trouve non à l'état de locataire, mais à l'état d'employé dont la résidence est indispensable pour l'accomplissement du service dont il est chargé; que d'un autre côté, l'administration de l'établissement n'est pas vis-à-vis de cet employé dans la position d'un propriétaire qui loue son immeuble. Car si elle représente l'asile, elle ne le possède pas; elle pourvoit aux conditions d'un service public, et rien de plus.

147. Assurance contre l'incendie. — C'est dans un asile d'aliénés que les risques d'incendie sont moins nombreux. La solidité des constructions, leur dissémination, la surveillance qui s'y exerce, sont des garanties qui ont leur importance. Cependant la prudence réclame un surcroît de précaution contre des sinistres possibles qu'il importe surtout de pouvoir réparer promptement. Aussi l'assurance a-t-elle passé aujourd'hui dans les habitudes administratives de toutes les institutions hospitalières.

Sans exclure d'une manière formelle les sociétés mutuelles, auxquelles on peut recourir lorsqu'elles offrent la consistance et les garanties désirables, les instructions ministérielles accordent la préférence aux compagnies à primes, parce que là il n'y a rien d'éventuel dans l'évaluation de la dépense que le budget doit prévoir, et au delà de laquelle il ne peut être fait un appel imprévu de fonds. Le contrat passé avec les compagnies n'est définitif qu'après avoir reçu l'approbation du préfet. Il est d'usage de partager l'assurance entre plusieurs compagnies. Elles sont ordinairement au nombre de quatre. L'assurance comprend d'une part le mobilier, et de l'autre les bâtiments, qui donnent lieu à des primes différentes. Ces primes, fixées par la police d'assurance, subissent ordinairement un rabais justifié par la diminution des risques ordinaires. De plus, par dérogation à leurs règlements ordinaires, les compagnies, tout en stipulant une durée déterminée du contrat, ne font souscrire par l'administration aucun billet pour les termes de prime à échoir chaque année. De plus, elles renoncent à exercer en cas de sinistre, contre les personnes qui, à quelque titre que ce soit, sont tenues d'occuper les bâtiments, le recours des risques locatifs résultant pour elles des articles 1733 et 1734 du Code Napoléon. La prime descend jusqu'à 20 centimes par mille francs sur les bâtiments, dont l'évaluation ne comprend que les constructions hors du sol. La prime pour le mobilier est souvent réduite à 60 centimes. L'estimation de l'architecte d'une part, l'inventaire du mobilier de l'autre, servent à déterminer la valeur de l'assurance, qui doit être stipulée non en bloc, mais par bâtiment contenu et contenant. Chaque année un avenant constate, s'il y a lieu, les augmentations ou diminutions survenues dans les constructions ou le mobiler, et justifie les modifications correspondantes dans le montant des primes.

Le paiement de la prime d'assurance, qui est une dépense ordinaire, est soumis aux règles indiquées pour toutes les autres dépenses et leur ordonnancement.

Comme les dépenses qui font l'objet de l'article précédent, la dépense relative à l'assurance ne nous paraît pas devoir être comprise dans le calcul du prix de journée : c'est sur le revenu propre de l'asile qu'elle nous paraît devoir être imputée, comme nous aurons occasion de l'indiquer plus tard.

148. Frais de sépulture. — C'est une dépense dont on ne saurait à l'avance préciser exactement la portée. L'asile d'aliénés est, en général, sujet à des fluctuations très-variables sous ce rapport. Les épidémies y sévissent avec une certaine intensité, et les malades se ressentent de la constitution médicale régnante beaucoup plus qu'on ne le croyait autrefois. Il est néanmoins possible de déterminer une moyenne qui est rarement dépassée. En admettant la proportion de 1 sur 12, on arriverait au chiffre total de 50 décès pour un asile 450 malades, recevant par an 150 admissions. Pour un effectif moyen de 900, on aurait 120 décès, et dans un asile de 1,200 malades on compterait sur 160 décès. Le crédit à ouvrir dans ces différents cas serait de 500 fr, 1,200 francs et 1,600 francs. C'est depuis l'organisation légale des asiles d'aliénés que cette dernière cérémonie s'accomplit avec toute la décence convenable. Chaque corps est pourvu d'un suaire et muni d'un cercueil spécial ; les obsèques sont célébrées conformément au rituel ; et le convoi doit être accompagné au cimetière par les compagnons du mort susceptibles d'y assister d'une manière convenable. Un tarif déterminé par l'administration règle les frais funéraires à la charge des familles des pensionnaires et des militaires. Quand aux aliénés à la charge de l'assistance publique, les frais funéraires sont exclusivement à la charge du budget de l'établissement. Quelques asiles ont un cimetière spécial, d'autres font usage du cimetière communal. Il est des villes où l'asile est soumis aux conventions passées entre l'administration municipale et une entreprise de pompes funèbres dont les conditions sont ordinairement plus onéreuses, surtout pour les familles. Dans aucun cas les inhumations de toutes personnes placées dans un asile ne sauraient ouvrir, soit à l'aumônier de l'établissement, soit au curé de la paroisse, un droit à un casuel quelconque.

C'est sur ce crédit que se prélèveront les dépenses relatives à l'inhumation des sœurs et des préposés. Quant aux fonctionnaires et employés supérieurs, ils ressortissent directement de la paroisse, et nous paraissent devoir être soumis au droit commun. Les frais de sépulture n'entrent pas dans l'évaluation du prix de journée.

149. Frais d'administration. — Les frais d'administration, de bureau et d'impression sont la conséquence des prescriptions de la loi du 30 juin 1838, des dispositions du règlement du service intérieur, des instructions sur la comptabilité deniers et matières, et de la nécessité de rendre compte de ces diverses gestions à la fin de chaque exercice. Les fournitures de bureau ne concernent pas seulement le travail administratif : elles comprennent en outre ce qui est nécessaire aux malades soit pour leur correspondance, soit pour l'instruction de ceux qui sont susceptibles d'un certain perfectionnement intellectuel.

Si nous n'avons pas compris un instituteur dans le cadre que nous avons proposé des employés d'un asile, ce n'est pas que nous ayons mis en oubli les avantages de la culture intellectuelle ; mais nous avons pensé que chez les hommes un surveillant en chef et des surveillants intelligents pourraient suffire à cette tâche, qui, dans la division des femmes, sera remplie par quelques-unes des sœurs attachées à ce service. Comme complément à cette donnée, l'abonnement à quelques journaux et à des publications illustrées, la formation d'une bibliothèque appropriée au goût de chaque sexe, seront de précieux éléments de distraction pour ceux que leur éducation antérieure rend capables d'en profiter.

Sans vouloir exagérer l'influence de la musique, ou lui attribuer une action thérapeutique spéciale, son introduction dans un asile nous paraît avoir d'incontestables avantages : elle anime et entraîne, régularise les actes, et constitue une distraction agréable même pour les plus indifférents. L'expérience nous a plus d'une fois démontré la possibilité d'en étendre la connaissance parmi le personnel, et de profiter du talent de quelques malades. Quelques encouragements et une certaine persévérance finissent toujours par aboutir à un bon résultat. C'est encore un moyen d'ajouter à la pompe des cérémonies religieuses, et, sous ce rapport, la musique a une action moralisatrice incontestable. Son développement, toutefois, dépend beaucoup des habitudes du pays où on se trouve, et quelques asiles ont obtenu des résultats qui seraient irréalisables ailleurs ; mais ce n'est pas une raison pour désespérer du succès dans ceux où les dispositions sont moins favorables. Quelques gratifications aux préposés qui connaissent la musique, l'achat d'instruments et de petites partitions, nous paraissent donc devoir trouver place dans les frais d'administration.

Deux autres indications se rattachent encore à ce crédit. D'une part, l'asile doit posséder toutes les instructions relatives à l'administration hospitalière et se tenir au courant du progrès par l'achat de publications périodiques, parmi lesquelles nous mentionnons surtout le Bulletin officiel du ministère de l'intérieur. D'un autre côté, on ne doit pas oublier que le service est particulièrement intéressé au progrès des études médicales. Le médecin adjoint, les internes, sont peu en mesure de se procurer tous les ouvrages ou publications périodiques indiquant les faits utiles et la marche de la science psychiatrique. Aussi attachons-nous une grande importance à la formation d'une bibliothèque médicale et à son accroissement progressif par l'abonnement aux *Annales médico-psychologiques,* aux *Annales d'hygiène publique et de médecine légale*, aux *Archives cliniques*, à la *Gazette des hôpitaux* ou à l'*Union médicale*.

En donnant plus haut quelques indications relatives au compte moral et au rapport médical, nous avons insisté sur la nécessité de donner à ces documents une certaine publicité. Les frais d'impression de ces travaux nous sembleraient devoir constituer une dépense obligatoire dont l'utilité est incontestable à tous les points de vue. L'administration sera mieux appréciée quand elle sera mieux connue; les chefs de service y rencontreront un encouragement précieux; et l'échange de ces travaux entre les départements aura l'avantage de vulgariser dans les assemblées délibérantes des notions dont profiteront les infortunés confiés à nos soins. Utile pour les asiles où la marche du service est régulière, cette publicité l'est bien davantage encore là où cette marche est embarrassée par des difficultés tenant à diverses causes.

C'est d'après ces données que la quotité de ce crédit peut être fixée ainsi qu'il suit, suivant l'effectif de la population.

	450 malades.	900 malades.	1200 malades
Exécution de la loi du 30 juin 1838...	100 f.	150 f.	200 f.
Administration intérieure.	450	550	550
Gestion en deniers.	160	160	160
Gestion matières.	450	500	500
Timbre.	46	60	60
Fournitures de bureau.	180	250	250
Bibliothèque des malades.	60	100	100
Abonnement aux journaux.	110	110	110
Entretien de la musique.	250	350	400
Bibliothèque médico-administrative. . .	104	130	130
Impression du compte rendu annuel. .	200	250	300
Total.	2,110	2,610	2,760

Nous devons ajouter à cette nomenclature les allocations de chauffage et d'é-

| *A reporter*. . . . . | 2,110 | 2,610 | 2,760 |

Report. 2,110 2,610 2,760

clairage des bureaux et magasins, dont
l'expérience permet de fixer la quantité à

Chauffage.	Cabinet du directeur....	6 stères	à 12 f. 50 =	75	75	75
	Salle de garde.	6 id.	à 12 50 =	75	75	75
	Parloirs. . .	16 id.	à 12 50 =	200	200	200
	Bureau d'administration. .	6 id.	à 12 50 =	75	75	75
	Économat. . .	6 id.	à 12 50 =	75	75	75
	Magasins. . . .	4 id.	à 12 50 =	50	50	50
Eclairage.	Huile à brûler.	70 kil.	à 1 40 =	98	98	98

Total général. 2,758 3,258 3,408

Suivant l'effectif de la population, la part de cette dépense
dans le prix de revient est de 0,0168, 0,0099, 0,0078.

150. Mobilier. — Literie. — Quand on construit un
asile d'aliénés, il est assez rare qu'on songe dès le principe aux
éléments qui doivent en constituer le mobilier, et qui cependant correspondent aux diverses indications du régime intérieur. Aussi, quand le service s'installe dans les bâtiments, on
est à chaque pas frappé des lacunes qui existent, et il s'établit au
début une choquante disparate entre le luxe des constructions
et la misère de l'ameublement. S'il s'agit d'un asile où le service
a langui, on ne tarde pas à reconnaître que cette pénurie du
mobilier est l'expression d'un mauvais régime intérieur. Chaque
réforme se traduit alors en une dépense dont il est assez difficile
de déterminer la valeur *à priori*. De là, pour le budget ordinaire, une surcharge toujours inopinée qui s'accroît avec l'effectif de la population, et contre laquelle on lutte pendant bien
des années sans arriver jamais à une situation dont on puisse
être satisfait. Les difficultés s'accroissent encore quand le prix
des denrées dépasse la moyenne; car le prix de journée ne correspond presque jamais soit à l'éventualité de cette augmentation, soit à la satisfaction de besoins non moins urgents. Il est
en général fort difficile aujourd'hui d'assigner une limite pré-

cise à ce crédit, qui ne devrait être destiné à couvrir que les dépenses d'entretien et de réparation, ou le remplacement des objets arrivés au terme de leur durée, et sur lequel il faut prendre sans cesse pour combler de regrettables lacunes que mettent sur le compte de la loi ceux-là même qui ont le plus contribué à les maintenir.

Le mobilier touche à toutes les questions d'ordre et de discipline intérieure. Il est souvent l'expression des conditions générales du traitement : régime alimentaire, régularité et convenance dans la distribution des repas, emploi du temps, heures du lever et du coucher, mode de blanchissage, de chauffage et d'éclairage, se résolvent toujours par une question de mobilier. Il en est de même des détails relatifs à la propreté et à la bonne tenue des localités. L'organisation du travail, la formation des ateliers, ont encore leur formule pratique dans ce crédit, qui s'atténue de tout le concours qu'on rencontre dans le développement de la production industrielle. Nous renvoyons aux frais de culture les objets mobiliers relatifs à ce service, parce que cette dépense, représentée par un produit direct, doit être nécessairement couverte par le bénéfice résultant de cette production.

Cette dépense, restreinte autrefois dans des limites fort étroites, s'est surtout ressentie des progrès que la science a fait faire au régime des aliénés. La discipline à laquelle ces malades sont soumis, dépend beaucoup du milieu dans lequel on les place, et le mobilier contribue principalement à caractériser ce milieu. On n'a qu'à se reporter à l'ancien mobilier qu'on mettait autrefois à la disposition de ces malades, pour comprendre comment le calme de nos jours a succédé à la fureur de ce temps-là, et comment un instinct assez général de conservation a remplacé les impulsions à détruire qu'on pouvait croire inhérentes à certaines formes du délire, et qui ne sont plus aujourd'hui qu'une assez rare exception. Nos infirmeries, nos dortoirs, nos salles de réunion, même lorsqu'on peut y désirer encore certaines améliorations, ont perdu cette effrayante spécialité des temps passés. Une vaisselle propre remplace ces vases en bois grossier que nous avons vus dans les anciennes entreprises, et le calme de ces repas pourrait aujourd'hui servir d'exemple à des réunions où le bruit paraît être le caractère principal d'un savoir-vivre de convention.

Le temps n'est pas encore éloigné de nous, où une boîte en sapin garnie de paille constituait le coucher de la grande majorité des indigents. C'était un mobilier peu coûteux, qui n'imposait que peu de sacrifices aux entreprises. L'administration médicale a introduit dans tous les asiles l'usage de la couchette en fer, et aujourd'hui le lit d'un aliéné ne diffère plus en rien de celui de toute autre personne; mais nous n'avons pas oublié les luttes qu'il a fallu soutenir pour obtenir ces résultats encore imparfaits.

Les améliorations introduites dans le régime alimentaire ont nécessité l'augmentation du nombre des ustensiles de cuisine, surtout quand l'asile possède un pensionnat. L'organisation sérieuse de la gestion matières réclame des magasins spéciaux qu'on voyait autrefois disséminés dans toutes les parties de la maison. La prolongation des soirées pendant l'hiver, et l'utilité d'occuper ou de récréer les malades, exige un éclairage dont on n'avait pas besoin quand, pendant l'hiver, la journée finissait à l'heure où le soleil disparaît à l'horizon. En multipliant les sections, on a dû multiplier les appareils de chauffage. Certaines augmentations de mobilier ont été la conséquence de l'organisation médico-administrative, de la nécessité de loger un personnel plus nombreux, et surtout de l'extension qu'on donne presque partout aux pensionnats. En un mot, tous les détails du service et de la vie des aliénés représentent une dépense de mobilier; et avant de reprocher à un directeur telle ou telle lacune dans le régime, il faut s'assurer d'abord si on a mis à sa disposition tous les instruments de ce régime.

Le mobilier d'un asile doit être recensé dans un inventaire dont le récolement doit avoir lieu chaque année. La description en est faite par localités ou séries ayant chacune ses numéros d'ordre. Nous allons essayer autant que possible de déterminer approximativement l'évaluation du mobilier de l'asile que nous avons pris pour type. Cela nous mettra sur la voie de la dépense d'entretien.

Logement du directeur.	1,500 fr.
Logement du médecin adjoint.	600
Logement du receveur-économe.	600
Logements des employés de l'administration.	4,200
Logements des internes.	1,000
Logements des sœurs.	8,500
Logement du concierge.	400
Logements des préposés.	5,600
Logement de l'aumônier.	600
Salle de la commission de surveillance.	1,200
Bureaux. Cabinet du directeur.	1,000
Bureau de la direction.	500
Parloirs.	200
Bureau de la recette et de l'économat.	500
Magasins de l'économat.	3,000
Chapelle.	5,500
Cuisine.	6,500
Pharmacie et instruments.	1,900
Écurie. Remise.	3,000
Étables. Chariots divers, tombereaux, etc.	2,500
Boulangerie.	700
Ateliers.	5,000
Mobilier de culture.	2,000
Bains.	4,000
Buanderie.	2,000
30 chambres de pensionnaires de 1re classe.	15,000
40 places de pensionnaires de 2e classe.	12,000
Mobilier des salons et salles de réunion.	4,000
490 places de malades au régime commun et surveillance.	98,000
Réfectoires et salles de réunion.	8,000
Total.	199,500 fr.

Il est facile d'apprécier d'après cela quel sera le montant de l'inventaire normal pour des asiles de 900 et de 1,200 malades. Nous faisons remarquer en outre que nous avons dû supposer un nombre de lits supérieur à l'effectif, tant à cause des mutations de section à section, que pour assurer la surveillance dans les dortoirs. Les lits des infirmeries forment en outre double emploi avec le nombre des places. En fixant à 3 0/0 l'entretien de ce mobilier, le crédit à ouvrir monterait à la somme de 5,995 francs, auxquels nous ajouterons 1,005 francs pour objets fongibles, comme balais, brosses, éponges et matériaux divers se rattachant au mobilier sans en faire partie fixe et intégrante. La dépense totale, évaluée à 7000 fr., entre dans le prix de journée pour 0,0426. On comprend facilement que cette prévision s'applique à un asile bien organisé ; mais il n'y a aucune règle à établir quand un asile manque de tout, et quand son installation, abandonnée au hasard, n'a pas été inspirée par un programme régulier.

Dans un asile de 900 malades, la valeur du mobilier sera portée à 303,900 fr., et l'entretien sera de 10,000 fr., ou par journée de 0,0304.

Enfin, pour une population de 1,200 malades, le mobilier aura une valeur de 363,900 fr., exigeant un entretien annuel de 12,000 fr., et par journée une part contributive de 0,0274.

Quant aux dépenses à faire pour arriver à l'état normal, elles dépendent de la situation réelle, et ce que nous avons dit plus haut nous dispense de toute appréciation à ce sujet.

On comprend facilement pourquoi nous ne sommes pas entré ici dans le détail intime des éléments de ce crédit, qui varient d'une année à l'autre, sont subordonnés à des besoins locaux, et doivent souvent répondre à des indications qui se produisent inopinément, surtout tant qu'il existe une différence sensible entre le programme d'inventaire et l'inventaire réel. C'est quand on analyse ainsi le service dans ses éléments intimes, qu'on reconnaît combien sont irrationnelles ces réductions de prix de journée déterminées *à priori*, nuisibles à la prospérité de l'établissement et à la marche régulière du service, sans être profitables même à la caisse qui réalise cette économie.

151. Entretien des bâtiments. — Les bâtiments d'un asile ont un caractère qui diffère essentiellement de celui des autres édifices départementaux. Non-seulement ils sont obligatoirement destinés à un service légalement constitué, mais ils sont surtout affectés à une fondation hospitalière dont la vie propre est régie par une législation spéciale dont, au début de ce travail, nous avons indiqué la portée.

L'entretien de ces bâtiments est donc une charge que l'asile seul doit supporter; qui doit par conséquent être comprise dans les frais généraux, et pour laquelle il serait imprudent de faire appel aux subventions départementales, l'esprit et le texte de la loi exigeant que le prix de journée satisfasse à toutes les dépenses sans exception. Si donc le prix de journée avait été établi en dehors de cette prévision, il vaudrait mieux l'augmenter que de courir la chance d'allocations incertaines qui n'arrivent jamais quand elles sont nécessaires, et qui s'harmonisent rarement dans l'équilibre du budget départemental.

Les dépenses relatives à l'entretien des bâtiments appartiennent à deux catégories qu'il importe de distinguer avec soin dans nos budgets.

Quand l'asile est neuf et bien constitué, les dépenses d'entretien ordinaire reposent sur une base fixe, et sont soumises à certaines règles que nous exposerons plus loin. Mais beaucoup d'établissements ont été construits à une époque où la statistique des aliénés était peu connue, et où l'on entrevoyait encore moins tous les besoins qui se sont révélés depuis. D'autres, moins favorisés encore, ont été formés au moyen d'appropriations incomplètes d'anciennes constructions; d'autres, enfin, sont la continuation d'anciennes renfermeries où le service, trop à l'étroit, n'a aucun des caractères d'une maison de santé. Aussi, à un moment donné, l'établissement le plus complet en apparence finit par réclamer un complément indispensable d'organisation, parce que la population s'est accrue au delà des limites primitivement prévues, parce que la proportion des sexes s'est modifiée, ou parce qu'il faut mettre certaines localités en harmonie avec des indications hygiéniques dont on ne peut pas méconnaître la valeur. Il s'agit, enfin, dans d'autres cas, d'une reconstruction complète, soit sur le lieu même, soit sur un emplacement mieux approprié à cette destination.

Ces dépenses sont essentiellement extraordinaires, et nous n'aurions pas à en parler ici si les ressources propres de l'asile n'étaient pas appelées à y concourir dans une proportion qu'il est utile d'apprécier. En combinant l'article 1er de la loi du 30 juin 1838 avec l'art. 22 de l'ordonnance du 18 décembre 1839, et en nous reportant à ce que nous avons dit plus haut sur les conditions normales de l'habitation, nous arrivons à nous convaincre qu'en fondant un asile, le département fondateur est dans l'obligation de préparer à ses malades indigents un local suffisant, convenablement distribué, et ne renfermant aucune cause d'insalubrité notoire. Tant que ce but n'est pas atteint, les obligations légales du département n'ont pas été remplies, et on est en droit de réclamer qu'il remplisse ses engagements, et qu'il fasse disparaître les lacunes qu'il a laissées subsister dans la construction.

S'il s'agit, au contraire, d'une extension de simple convenance, de la création d'un pensionnat, ou d'appropriations propres à faciliter l'admission des aliénés d'un autre département, ces mesures devant surtout profiter à l'asile en accroissant ses ressources, ce sont ces ressources qui doivent pourvoir à ces dépenses extraordinaires devant avoir pour conséquence la prospérité matérielle de l'institution et l'extension de sa réputation. Nous avons eu, du reste, l'occasion de démontrer par expérience que, dans certaines conditions d'effectif, il était possible d'arriver à une reconstruction totale par les seules forces radicales de l'institution, sans sacrifier aucun besoin actuel, sans acheter ce succès au prix de privations réelles, et sans imposer au prix de journée une augmentation qu'il supporte ailleurs pour n'obtenir aucun résultat. Mais, dans les limites de l'effectif minimum que nous avons admis, le problème réclame une autre solution.

Elle se trouve dans l'addition au prix de journée d'un certain nombre de centimes destinés spécialement pendant plusieurs années soit à solder l'exécution graduelle et progressive des travaux, soit à l'amortissement d'un emprunt qui permet d'achever ces travaux dans un délai plus court. C'est ainsi qu'empruntent les départements et les communes, et que l'introduction immédiate d'améliorations urgentes compense largement les charges de l'amortissement, qu'on atténue en échelonnant la réalisation de l'emprunt suivant l'avancement des travaux. On répartit ainsi sur les familles et les communes une dépense que le système de subvention ferait peser exclusivement sur les finances départementales.

Ces réflexions nous sont surtout inspirées par l'état des constructions dans l'asile de Dijon. Ces constructions, inachevées et insuffisantes dès le principe, le sont devenues bien plus encore depuis que la population s'est accrue en dehors des proportions primitivement prévues. Dès 1851, notre savant confrère le docteur Dumesnil a constaté ces lacunes et fait ressortir leurs inconvénients, qui se sont accrus depuis cette époque. Les sections, incomplètes en elles-mêmes, ne sont pas en nombre suffisant. Il y a des causes d'insalubrité à faire disparaitre, et c'est au département qu'incombe naturellement la charge de réparer les fautes graves qu'il a commises ou laissé commettre dans la première construction.

Quant à l'entretien proprement dit, il résout la plus grande partie des questions de salubrité, de convenance ou de sécurité. S'il s'agit, d'une part, d'assurer un bon état de conservation des bâtiments, de réparer en temps utile les toitures, de donner des soins spéciaux à la distribution des eaux, d'assurer le jeu des serrures, etc., on ne doit pas oublier, d'un autre côté, que les aliénés subissent facilement l'influence du milieu dans lequel ils se trouvent ; qu'il faut y maintenir la propreté la plus minutieuse, et que l'élégance même sous ce rapport est un précieux élément d'ordre et de discipline. Si certains travaux doivent être nécessairement confiés aux ouvriers du dehors, soit à cause du danger qu'ils présentent, soit en raison de la perfection qu'ils exigent, on peut néanmoins atténuer la dépense quand l'organisation du personnel permet d'imprimer au travail professionnel une bonne direction. On intéresse ainsi l'aliéné à la conservation de tout ce qui l'entoure, et on a souvent l'occasion d'être étonné des résultats qu'on peut obtenir sous ce rapport. C'est à ces dispositions que la plupart des asiles ont dû en partie leur régénération. Quand les choses se passent ainsi, le crédit ouvert est en partie consacré à l'achat de matériaux à mettre en œuvre. Mais, quel que soit le mode adopté pour assurer les réparations, il faut se rappeler les prescriptions de la circulaire ministérielle du 20 mars 1857, en vertu desquelles le directeur ne peut ordonner aucun changement à la distribution des bâtiments, à la destination des localités, à l'organisation des services, que sur l'avis de la commission de surveillance et avec l'autorisation du préfet. Cependant, en cas d'urgence, il peut ordonner, sans autorisation préalable, les travaux de réparation dont la dépense, imputable sur les crédits ouverts au budget, ne dépasse pas le tiers du crédit alloué. Du reste, ces travaux doivent être toujours exécutés avec le concours d'un architecte qui n'est pas obligatoirement celui du département, et dont les honoraires doivent être prélevés sur ce crédit.

En évaluant les constructions à 800,000 francs, l'entretien pourrait être fixé à 3|4 0|0, ce qui constituerait une allocation de 6,000 fr., et dans le prix de revient une part proportionnelle de 0,0365. Pour un asile de 900 malades, le crédit sera de 10,500 francs, qui comptera dans le prix de journée pour 0,0320. Enfin, un asile de 1,200 malades exigera une allocation de 12,000 francs représentée dans le prix de journée par 0,0276. Nous nous abstenons de plus amples détails, par les motifs que nous avons indiqués à l'occasion du mobilier.

152. Chauffage. — Combustibles. — Ce crédit, tel qu'il est constitué dans le budget, répond à des indications multiples. Nous avons déjà rattaché au personnel les allocations attribuées aux fonctionnaires et employés, et nous avons déjà indiqué plus haut la part faite à cette dépense dans les frais d'administration. Il ne nous reste donc plus qu'à déterminer la quotité de cette dépense, soit qu'elle s'applique à certains services généraux, soit qu'elle ait pour objet le chauffage proprement dit des localités occupées par les aliénés. Mais, avant d'entrer dans ces détails, il nous paraît utile de faire à ce sujet quelques observations préjudicielles.

On s'est avec raison préoccupé depuis longtemps du mode de chauffage des bâtiments occupés par les aliénés ; et cependant les expériences nombreuses qui ont été faites sur une échelle plus ou moins grande, avec des appareils plus ou moins ingénieux, n'ont pas encore résolu complétement la question de l'usage des calorifères.

Qu'on ait recours aux appareils à courant d'eau chaude ou de vapeur, ou qu'on emploie ceux qui débitent de l'air chaud, il en résulte pour la fonction de la respiration plusieurs inconvénients graves qu'il est nécessaire de prévenir par une ventilation entraînant souvent après elle des dangers non moins réels. S'ils résolvent certaines indications du problème dans de vastes locaux beaucoup plus étendus que ceux où on réunit nos malades, ils dépassent le but ou ne l'atteignent pas quand il s'agit d'espaces moins considérables, mais plus multipliés. L'orientation influe d'une manière évidente sur la distribution du calorique dans les diverses pièces d'un bâtiment dont la température n'atteint pas ou dépasse le besoin de la calorification. Outre les inconvénients que nous venons de signaler, nous devons faire remarquer que l'économie de combustible qu'on recherche dans l'emploi des calorifères ne se réalise presque jamais. Outre que, dans le système de la dissémination des quartiers, il faut multiplier les foyers, et donner à ces foyers une étendue proportionnelle au cube des localités, et que, pour ces motifs, le foyer central n'est que la somme de ceux qui seraient établis dans un autre système, les frais de premier établissement sont très-considérables, la détérioration des appareils est assez prompte en raison du combustible employé et du mode de combustion, et, enfin, l'entretien de ces appareils est une charge d'autant plus lourde, qu'on est obligé de recourir à des ouvriers spéciaux, venant souvent de loin, et exigeant, faute de concurrence, une rémunération exceptionnelle. Cependant nous sommes loin de rejeter le calorifère d'une manière absolue : nous l'admettons très-volontiers pour la section des agités ; mais le foyer libre nous paraît toujours préférable pour les autres sections, et surtout pour l'infirmerie. Il donne une chaleur suffisante pour les dimensions du local, produit sans danger une ventilation plus efficace, constitue une distraction à laquelle chacun attache un certain prix, et les dangers peuvent en être facilement prévenus par un entourage élégant qui en interdit l'accès. La dépense du combustible de chauffage dépend donc principalement du nombre des sections établies ; et si elle est capable de s'accroître avec le chiffre de la population, c'est en raison des subdivisions de section, et surtout de la nécessité de maintenir pendant la nuit une douce température dans les quartiers habités par les infirmes, les débiles et les gâteux, proportionnellement plus nombreux dans une grande population. C'est la houille qui est aujourd'hui le plus généralement en usage, et c'est d'après cela que nous établirons nos prévisions, faciles à modifier suivant les usages de chaque pays et suivant la rigueur des hivers, élément principal de la fluctuation que cette dépense subit d'une année à l'autre. En admettant la classification indiquée au début de ce travail et d'après l'intensité moyenne des hivers dans la région que nous habitons, la quantité de houille nous paraît devoir être

fixée à .... 80,000 kil. à 30 f. les °°/oo 2,400 »

Le service de la
cuisine, qui, outre
un foyer central,
doit avoir un foyer

A reporter. . . . 80,000 kil. à 30 f. les °°Ioo 2,400 »

16

Report.	80,000 kil. à 30 f. les $^{00}/_{00}$	2,400 »

spécial pour les soupes, exige une quantité de. . . . . . 54,000 kil. à 30 f.   1,620 »

En tout temps le chauffage pour la lessive hebdomadaire, et en hiver le séchage du linge à l'air chaud, exigent une consommation annuelle de   13,000 kil. à 30 f.   390 »

Dans un asile d'aliénés, les bains constituent un élément thérapeutique et hygiénique important. Prescrits par le règlement intérieur au minimum de quatre par an et par individu comme moyen de propreté, ils sont d'un usage plus fréquent pour les aliénés malpropres, et deviennent souvent journaliers, non-seulement dans les accès aigus, mais encore dans les cas très-nombreux où

A reporter . . .   147,000 kil. à 30 f. les $^{00}/_{00}$ 4,410 »

Report.	147,000 kil. à 30 f. les $^{00}|_{00}$	4,410 »

la virtualité délirante a son point de départ dans les lésions fonctionnelles de la peau, peut-être plus fréquentes aujourd'hui qu'autrefois. Le nombre annuel des bains ne saurait être prévu à moins de quinze mille. C'est encore là que se prend l'eau ménagère. La consommation est évaluée à. . . . . 43,000 kil. à 30 f. les $^{00}/_{00}$ 1,290 »

Il faut pour les ateliers. . . . . 5,000 kil. à 30 f. les $^{00}/_{00}$ 150 »

Et pour la ferme. 5,000 kil. à 30 f. les $^{00}/_{00}$ 150 »

Totaux. . . . 200,000 kil. à 30 f. les $^{00}/_{00}$ 6,000 »

Pour la cuisine et la pharmacie, nous comptons. . . . Bois. 20 st. à 12 f. 50 = 250 »

La boulangerie exige. Id. 150 st. à 9 f. » = 1,350 »

La dépense à imputer sur le prix de journée est donc de. . Total. . . . . 7,600 »

ce qui constitue dans le prix de revient une part de 0,0469.

Pour compléter le crédit, nous avons à joindre à ce total les allocations de bois accordées au personnel et pour frais d'administration. 2,262 50

Et le chauffage particulier des pensionnaires, dont

A reporter. 9,862 50

Report 9,862 50

le prix est, aux termes du règlement, remboursé
par les familles. .... 625 »

Charbon pour repassage, 2,000 kil. à 9 fr.
les 0/0 kil. .... 180 »

Dépenses diverses. 92 50

Total de la dépense .... 10,760 »

Pour un asile de 900 malades, la dépense monterait à la somme de 10,900 francs, ce qui représenterait dans le prix de revient une valeur de 0,0332. Pour 1,200 malades, la dépense atteindrait 13,500 fr., ce qui donnerait dans le prix de revient une part de 0,0309.

153. Éclairage. — L'éclairage est encore une de ces dépenses qui se sont accrues sous l'influence des améliorations introduites dans le régime intérieur des asiles. Depuis que l'emploi du temps est régularisé, depuis que la vie commune bien coordonnée a remplacé la réclusion cellulaire, depuis surtout que la liberté d'action des malades ne doit avoir pour limites que les indications d'une surveillance intelligente, on comprend très-bien l'extension qu'a dû prendre l'éclairage tant intérieur qu'extérieur. Le nombre des sections est la base principale de cette dépense, qui s'accroît avec l'effectif dans la proportion des dortoirs, où il y a une lumière pendant toute la durée de la nuit. Pour notre asile, nous comptons sur une consommation de 1,800 kil., qui, au prix de 1 fr. 40 le kil., représente une dépense de .... 2,520 fr.

En joignant à cette somme les allocations détaillées autre part. 867

Plus la bougie destinée à l'éclairage particulier des pensionnaires. 200

Le montant du crédit doit être fixé à la somme
de. .... 3,587 fr.

La part de cette dépense dans le prix de journée est de 0,0154. Dans une population de 900 malades, la dépense, éva-

luée à 3,750 fr., donnerait dans le prix de revient une part proportionnelle de 0,0114 ; et pour un effectif de 1,200 malades, la
dépense totale, qui serait de 4,200 francs, descendrait dans le
prix de journée à 0,0096.

Quelques asiles ont fait l'essai de l'éclairage au gaz. Il a parfaitement réussi. Ce mode, dispendieux quant aux frais de premier établissement, et même aussi par le prix du combustible,
présente des avantages incontestables sous tous les rapports
quand toutes les conditions de sécurité sont assurées, et surtout quand les becs destinés à éclairer les dortoirs sont placés à
l'extérieur et hors de la portée des malades. Si, dans de vieux
bâtiments destinés à subir des remaniements, on doit hésiter
à bon droit d'organiser l'éclairage au gaz, on ne saurait faire
aucune objection quand il s'agit d'un asile construit de toutes
pièces. Quand l'asile est dans une ville éclairée au gaz, ou à peu
de distance de cette ville, l'établissement profite des conditions
stipulées par la ville ; mais, pour peu que l'asile soit important,
la fabrication du gaz dans la maison ne constitue pas une difficulté sérieuse.

154. Travail des aliénés. — En exposant dans un
autre article les éléments de l'organisation du personnel, nous
avons déjà fait pressentir que le travail doit avoir sa place marquée dans le programme de l'existence des aliénés. Tout le
monde est d'accord pour en reconnaître l'utilité, tant au point
de vue de l'hygiène physique et morale qu'à celui des avantages
matériels qu'il procure à l'établissement. Mais on ne doit jamais
perdre de vue qu'institué surtout dans l'intérêt du traitement, il
doit être dirigé dans ce sens, et que les indications médicales
doivent seules présider à l'emploi des forces vives que renferme
l'asile. Outre qu'il soustrait le malade à l'influence exclusive
de ses conceptions délirantes, le travail assure le jeu plus régulier de ses fonctions, et le rapproche le plus possible des
conditions d'une existence normale.

L'incapacité pour le travail est le plus fréquemment la première manifestation de cette perturbation maladive : dégoût

chez les uns, impuissance ou inaptitude chez d'autres , incohérence ou activité convulsive chez un grand nombre, sont tour à tour l'obstacle qui éloigne nos malades des différents travaux auxquels ils se livraient avant l'invasion de leur affection.

Pour rendre le travail possible et fructueux , deux conditions sont indispensables : l'une consiste dans un traitement rationnel qui relève les forces, modifie la constitution et ranime la spontanéité. Combattre les causes de l'inertie chez le stupide, réveiller l'activité chez le lypémaniaque; régulariser l'incohérence des mouvements du maniaque, calmer l'excitation du monomane, donner l'impulsion à l'automatisme du dément : telles sont les premières indications à remplir pour rendre le travail possible. On est sûr d'échouer si on ne prend pas ces précautions préalables , et le travail ne donne tout ce qu'il promet qu'autant qu'une thérapeutique éclairée en a préalablement préparé la virtualité. Ce n'est pas ici le cas d'entrer dans le détail de ces médications qui précèdent nécessairement l'emploi des moyens dont l'ensemble a été désigné sous le nom de traitement moral. Mais , après avoir constaté qu'elles ont la priorité, nous devons poser en principe que l'efficacité du travail est en raison directe de sa spontanéité, qu'elle soit purement instinctive ou qu'un entraînement volontaire soit le point de départ du développement de l'activité. En cela comme en beaucoup d'autres choses , la règle qui s'accepte est plus efficace que celle qui s'impose, et c'est en fait de travail surtout que la contagion de l'exemple obtient des résultats souvent inespérés. C'est sur ces principes que repose la discipline des aliénés , d'autant mieux assurée que leur existence se rapproche davantage des conditions de la vie ordinaire, et que, dans les rapports qu'on établit avec eux, on les dirige d'après les règles qu'on appliquerait à des individus doués de leur raison. C'est en vivant au milieu de ces malades qu'on reconnaît tous les éléments d'ordre qu'une direction intelligente peut y rencontrer ; mais nous devons ajouter aussi que la direction médicale seule peut obtenir ce résultat sans aucune secousse, et en plaçant les malades sous ce

niveau de justice que tous les hommes comprennent si bien.
C'est là encore qu'on reconnaît tout le prix de la direction médico-administrative, qui est la condition essentielle du succès.

Le travail se présente sous des formes diverses, et par conséquent dans des conditions assez variables d'utilité ; et l'asile d'a-
liénés a cela d'avantageux, qu'il emploie toutes les aptitudes, et
qu'il ne demande à chacun que ce qu'il peut donner. Les uns
coopèrent au service intérieur, et complètent une tâche à laquelle
le personnel ne pourrait pas suffire : les soins de propreté, l'é-
pluchage des légumes, la buanderie, les étables, constituent
des travaux permanents qui occupent un certain nombre de
nos malades. Les professions industrielles trouvent dans les
ateliers un fructueux emploi ; mais ce sont surtout les travaux
agricoles dont tous les aliénistes ont de tout temps proclamé
l'utilité, soit qu'ils aient pour but direct la culture proprement
dite, soit qu'il sagisse de travaux d'embellissement, toujours
vivement réclamés dans un établissement de ce genre. D'une
part, la population agricole domine dans les asiles, et, d'autre
part, l'expérience nous démontre journellement que les aliénés
exerçant d'autres professions trouvent dans la participation mo-
mentanée aux travaux agricoles une activité profitable à l'amélioration de leur santé. Un asile n'est donc complet qu'autant
qu'il possède une surface de terrain proportionnée aux forces
vives qu'il peut employer, et au revenu nécessaire pour atténuer certaines dépenses. La constitution d'une ferme annexe,
la classification spéciale des travailleurs formant un quartier à
part, sont des mesures d'autant plus utiles, qu'elles portent remède à un fâcheux encombrement, sans nuire à l'harmonie de
bâtiments devenus insuffisants. Cette tendance, dont l'initiative
appartient à Ferrus, se généralise aujourd'hui, et le dernier
rapport sur la situation de l'empire constatait les succès obtenus
par leur réalisation. Mais l'appréciation de la valeur du travail
ne saurait dépasser cette limite sans entrer dans le domaine de
l'utopie, et nous répèterons avec M. le docteur Parchappe :
« Sous prétexte de fondation de colonies d'aliénés, se décidera-

» t-on à substituer de véritables entreprises d'industrie agricole
» à l'application savante et bienfaisante du travail industriel et
» du travail agricole au traitement curatif et palliatif de la folie
» dans les ateliers et la ferme de nos asiles? Et sera-t-il possible
» de se laisser faire illusion par ces promesses d'exonération des
» charges départementales jusqu'alors si fécondes en décep-
» tions? » Non certainement, on ne saurait sans danger se
laisser entraîner dans ces voies excentriques qui abaisseraient
la science et amoindriraient les résultats; et nous citerons encore ici l'autorité du savant inspecteur général, affirmant que
la route où Esquirol a laissé les impérissables traces de son passage est celle qu'il faut encore suivre.

L'instruction du 20 mars 1857 moralise le travail des aliénés
en prescrivant de ne pas louer leurs bras au dehors. Si quelques circonstances exceptionnelles peuvent porter à disposer
ainsi de forces vives sans emploi, nous pensons que ces considérations ne sont pas assez puissantes pour permettre la dérogation à un principe fondamental. Cette dérogation, du reste,
n'aurait que de graves inconvénients que chacun comprend sans
que j'aie besoin de m'expliquer davantage.

Le travail doit être un exercice salutaire, mais il ne doit jamais dégénérer en une fatigue excessive : il est un moyen de
traitement, il est médicalement obligatoire, mais il ne doit jamais soustraire le malade aux conditions essentielles de ce traitement. Sauf pour quelques détails du service intérieur, le malade ne doit aller au travail qu'après la visite médicale, et ce
travail ne doit pas être un obstacle soit aux soins de propreté,
soit à certains exercices qui font la part des indications intellectuelles. Le maximum de sa durée journalière ne saurait donc
dépasser sept heures divisées par un repos. Si quelques malades,
mus par une sorte d'instinct automatique, travaillent avec une
complète insouciance, il en est d'autres qui déploient une activité en rapport avec l'importance du but à atteindre. Le travail
est donc d'autant plus efficace qu'il est plus utile.

Du moment que le travail est devenu un élément essentiel de

l'existence des aliénés, du moment surtout que le produit est un véritable bénéfice pour l'asile, plus ou moins affranchi du concours des ouvriers du dehors, la création du pécule des travailleurs a dû nécessairement trouver sa place dans le règlement du service intérieur. La grande majorité des asiles avaient successivement adopté ce principe avant même que l'instruction du 20 mars 1857 en rendît l'application obligatoire. Dans quelques-uns, la rémunération consistait surtout dans quelques allocations en dehors d'un régime alimentaire insuffisant. Mais aujourd'hui que ce régime s'est notablement amélioré, les suppléments accordés en vin, correspondant à la nécessité de soutenir les forces au niveau de la dépense qui s'en fait, ne sauraient suppléer au pécule. Quant au mode d'allocation de celui-ci, le règlement actuellement en vigueur en indique un qui, selon nous, est préférable à celui qu'autrefois on avait emprunté au régime des prisons.

Plus on considère le travail au point de vue du traitement, plus il se diversifie, et moins les unités d'intensité y sont homogènes. Inégal dans la masse, il ne l'est pas moins dans chaque individu, et la valeur qu'on lui donne pour le rétribuer dépend moins du nombre des heures employées que de la spontanéité qui en a été la force motrice. Si donc on alloue au travail complet une rémunération prise pour unité, tous ceux qui n'atteindront pas ce maximum n'auront droit qu'au tiers, à la moitié ou au quart de cette rémunération type. Il est, enfin, des cas où l'intensité du travail est si faible, où l'automatisme du sujet est si complet, que cette tentative rudimentaire de travail ne saurait motiver une rétribution quelconque.

Le relevé des journées de travail indique l'intensité moyenne de l'activité que les malades déploient en proportion de leur virtualité, et il est bon de le faire pour en suivre toutes les fluctuations. Mais ce n'est pas là que nous pouvons trouver la base d'évaluation du travail. La constatation du travail fait, la somme qu'il aurait fallu payer pour l'obtenir d'ouvriers ordinaires, telle est la base d'appréciation d'une valeur qui, dans un grand nombre de cas, est moins une recette proprement dite qu'une atténuation de dépense. Le travail de culture est représenté par les produits, dans la valeur desquels il se confond naturellement. Aussi pensons-nous que le crédit ouvert pour le pécule ne saurait être compté dans le prix de journée, qui comprend déjà la valeur des produits obtenus. Évaluée à 2,200 fr. pour notre asile type, cette dépense sera couverte par l'évaluation des produits en nature.

Compris ainsi, le travail est certainement le progrès le plus important réalisé dans le régime intérieur de ces établissements : il a relevé la dignité des individus, modifié les conditions disciplinaires, moralisé le personnel, et a permis en outre d'introduire des améliorations qu'on aurait vainement attendues soit du prix de journée, soit de subventions départementales.

Le pécule constitué aux malades peut être une réserve utile pour le moment de la sortie, et, en cas de guérison, il est alloué un complément qui le porte au minimum de 15 fr. Mais son emploi ne doit pas se borner là : le travail a d'autant plus d'attrait qu'il donne satisfaction à des besoins ou procure une jouissance. Aussi doit-on tâcher de tourner vers un but utile l'emploi spontané que le malade veut faire de son pécule. L'amélioration de la tenue est en général ce qu'on peut conseiller de mieux, quand les sentiments affectifs de l'aliéné ne le portent pas à consacrer ce qu'il gagne au soulagement de sa famille nécessiteuse par suite de son absence.

Nous n'avons pas besoin d'expliquer de nouveau comment l'allocation du pécule et ses divers modes d'emploi doivent être, ainsi que les autres dépôts d'argent, soumis aux règles et formes prescrites pour la comptabilité ordinaire. Nous ajouterons seulement qu'à de rares exceptions près, il est prudent de ne laisser aucun argent à la disposition des malades.

155. Entretien des propriétés. — Culture. — Étables. — Nous réunissons sous le même titre des dépenses générales reliées par une solidarité intime, et importantes au même degré, tant au point de vue de la prospérité de l'institution qu'à celui du traitement et de l'amélioration du régime des malades.

Nous nous sommes déjà expliqué dans un autre endroit sur l'élégante simplicité qui doit être le caractère distinctif des bâtiments d'un asile; mais ici nous insistons particulièrement sur la nécessité d'en embellir le cadre, d'y ménager de frais ombrages, d'harmoniser les points de vue et de diversifier les promenades, dont les malades doivent être libres de profiter, sans se soustraire pour cela à une surveillance qu'il faut dissimuler autant que possible. Si le travail de nos malades fait en grande partie les frais de ces embellissements, il faut néanmoins consacrer une certaine somme au renouvellement annuel des plantations et à l'entretien des kiosques ou des barrières qui concourent à donner aux localités un aspect plus pittoresque, et fournissent des abris utiles en bien des cas. Une serre, pour la culture de plantes rares et l'entretien de quelques parterres, constitue une dépense non moins utile, surtout quand il existe un pensionnat, où on ne doit négliger aucun de ces accessoires que les bonnes maisons de santé savent ingénieusement grouper autour des habitations des malades.

Mais, en faisant la part de l'agréable, on ne doit pas oublier celle de la culture, qui, puissant adjuvant du traitement au point de vue hygiénique et disciplinaire, fournit en même temps des produits destinés à entrer dans le régime des malades, et à couvrir des dépenses non comprises dans le prix de journée. En même temps qu'elle a pour résultat une recette réelle, elle occasionne quelques dépenses, qui varient nécessairement suivant les moyens dont on dispose, suivant le but qu'on veut atteindre, et surtout suivant le genre d'exploitation qu'on adopte.

La culture maraîchère est celle qu'on doit préférer pour un asile d'aliénés dont les terrains sont peu étendus, et où le personnel de surveillance est trop peu nombreux pour être disséminé sur un grand espace. Elle donne en outre un produit plus constant, exige moins de matériel, et réclame au contraire en tout temps une nombreuse main-d'œuvre dont on peut et dont on doit disposer. Toutefois l'étendue de cette culture est limitée par les indications du régime alimentaire, et nous n'admettons pas qu'on l'étende au delà pour en faire une industrie par la vente au dehors de produits excédant les besoins intérieurs.

Nous avons vu des abus résulter de ce commerce extérieur, qui ne peut être soumis à un contrôle sérieux. Avant d'en arriver là, il vaut mieux étendre la culture à d'autres produits dont l'emploi se trouve dans l'intérieur même de l'établissement. La pomme de terre, les plantes fourragères, comme la carotte et la betterave, l'avoine, l'orge, occuperont les terrains disponibles, auxquels il faut en outre ajouter des prairies naturelles et artificielles.

Il faut, en effet, du bétail, non-seulement pour fournir l'engrais nécessaire à la culture, mais encore pour fournir la quantité de lait qu'on ne peut pas se procurer dans le commerce, ou qu'on n'y rencontre que dans de mauvaises conditions sous le rapport de la qualité. Douze vaches au moins sont nécessaires pour suffire aux besoins.

Une basse-cour bien organisée ne suffit pas, il est vrai, pour alimenter en œufs un personnel aussi nombreux, et c'est une denrée dont il faut réclamer une partie au commerce. Mais pour ceux qu'on récolte, on est sûr qu'ils sont frais, et quand cette exploitation est bien conduite, elle est d'autant plus productive, qu'elle fournit presque en totalité la volaille nécessaire au service du pensionnat.

Si l'asile est assez près d'une ville, un cheval peut suffire ; mais il en faut deux s'il en est distant de plus de 1,500 mètres. Il en faut même davantage suivant l'étendue de la culture ou la nature des matériaux qu'il faut transporter et la complication du matériel approprié à l'exploitation rurale. C'est surtout le cas si la colonie est à quelque distance du centre même de l'asile.

L'établissement d'une porcherie est un accessoire obligé d'une exploitation sérieuse, surtout si le sol lui-même produit ce qu'il faut ajouter aux détritus fournis par la consommation intérieure

de l'établissement. Dans le cas contraire, il y a encore un profit
réel qui ne va pas à moins de 90 francs par porc, et qui vient
atténuer notablement les frais généraux d'exploitation.

Enfin, ce n'est pas seulement à ces différents éléments qu'on
demande les fumiers, sans lesquels il n'y a pas de culture possible. L'engrais humain offre une ressource précieuse quand on
sait en approprier l'emploi à la nature du sol et aux produits
qu'on veut obtenir. Fumure directe pendant l'hiver sur les prés
et luzernières; pendant toute l'année, mélange avec l'autre fumier après désinfection : tels sont les procédés dont l'usage est
facilité par la substitution des tinettes mobiles aux anciennes
fosses d'aisance, causes d'insalubrité en même temps que de
détérioration des bâtiments. La question de la litière et de l'engrais est d'ailleurs en outre d'une solution facile et peu coûteuse
en raison de la grande quantité de paille qu'exige le coucher
des malades.

Enfin, tous ces éléments de production seraient stériles si
leur manutention n'était pas dirigée par des agents intelligents,
prenant à cœur les obligations de leur service et les intérêts de
l'établissement. C'est parce que cette dépense trouve ici sa
place naturelle, qu'elle ne figure que pour mémoire dans l'organisation générale du personnel des préposés. Cela posé, cette
dépense comprendra les éléments ci-après :

Plantations et embellissements. . . .	400	»
Semences et replants	300	»
Outils de culture	250	»
Matériel d'exploitation	300	»
Fumier pour couches, 30 m. à 7 f.=	210	»
Fumier ordinaire, 300 m. à 6 f.=1,800		»
Dépenses diverses.	140	»
Vingt hectolitres de vin aux tra-		
vailleurs, à 31 f. . . . .=	620	»

Accolade : } 4,020 f. »

Report.. 4,020 »

Achat d'animaux.............. 1,000 »

Foin sec, 15,000 kil. à 80 f. »=1,200 »

Foin vert, 50,000 kil. à 16   »= 800 »

Drèche,   160 hectol. à 2 50= 400 »

Avoine,   70   à 10   »= 700 »

Pommes de
  terre   8,000 kil. à 30 $^{00}/_{00}$= 240 »

Criblure, 1,800 kil. à 0 20= 360 » } 6,200 »

Paille,   7,000 kil. à 50 $^{00}/_{00}$= 350 »

Orge,   1,000 kil........ 170 »

Son,   4,000 kil. à 90 $^{00}/_{00}$= 360 »

Betteraves, 8,000 kil. à 20   »= 160 »

Vétérinaire................ 100 »

Dépenses diverses............ 160 »

C'est ici que nous devons rapporter la dépense du personnel préposé à ce service, que nous n'avons indiqué que pour mémoire dans le chapitre précedent.................................. 2,382 12

Le montant de cette dépense s'élève à la somme de..................................... 12,602 12

que nous ne comprenons pas dans le prix de journée, attendu que c'est sur le prix des produits en nature qu'elle doit être prélevée, comme nous aurons l'occasion de l'indiquer plus tard. 2 chevaux, 40 porcs, 12 vaches et 200 poules forment la base de ces prévisions.

156. Résumé. — On voit d'après ce qui précède que les frais généraux se divisent en deux catégories, dont l'une est soldée par les recettes étrangères au prix de journée; l'autre, au contraire, affecte ce prix de journée pour une somme de 0,1582, qui, pour un effectif de 900 malades, descend à 0,1169. Avec 1,200 malades, cette part descend encore à 0,1033. En d'autres termes, cette dépense, qui, pour 450 malades, réclame des allocations montant à la somme de 25,300 francs, est représentée par une somme de 38,400 fr. pour une population de 900 malades, et par celle de 45,250 f. pour un effectif de 1,200 aliénés. Ces résultats démontrent que les frais généraux ne sont pas aussi immuables qu'on l'a prétendu autrefois ; mais que s'ils s'accroissent avec l'effectif, tandis que leur part proportionnelle dans le prix de revient subit une réduction assez notable, il est toutefois des asiles où les frais généraux n'atteignent pas le taux que nous avons indiqué. Cela tient à ce qu'on a retranché du budget certaines dépenses utiles, à ce que le régime intérieur y présente de nombreuses lacunes, et surtout à ce que les conditions d'une bonne classification font entièrement défaut. C'est alors à tous les points de vue une économie regrettable dont il importe de supprimer le prétexte.

CHAPITRE VIII.

DÉPENSES PERSONNELLES.

157. Régime alimentaire. — 158. Pain. — 159. Viande. — 160. Vin. — 161. Comestibles. — 162. Résumé. — 163. Pharmacie. Médicaments. — 164. Tabac. — 165. Blanchissage. — 166. Dépenses du coucher. — 167. Lingerie et vêture. — 168. Résumé.

157. Régime alimentaire. — Si nous nous reportons à une époque encore peu éloignée de nous, nous avons le plaisir de constater le progrès qui s'est accompli dans l'alimentation des aliénés. C'est timidement et lentement qu'il s'est produit, et on le doit surtout à l'organisation régulière qui est sortie de la loi du 30 juin 1838. Plus d'un obstacle a entravé son évolution. Car, si c'est une question médico-hygiénique, c'est aussi une question financière de la plus haute importance, surtout au moment où le prix des denrées atteint un taux plus élevé, où les fluctuations sont plus fréquentes, et où les ressources, au contraire, sont loin de suivre partout la même progression, d'autant plus que, le nombre des malades à la charge de l'assistance publique tendant à s'accroître, les départements se décident avec peine à augmenter leur prix de journée. Trois questions principales se rattachent au sujet qui nous occupe en ce moment : Le choix des aliments, leur préparation et leur distribution.

De même que pendant longtemps on avait confondu les aliénés avec les détenus, de même aussi on croyait autrefois qu'il ne devait exister aucune différence entre ces deux catégories sous le rapport du régime alimentaire. Il y eut même un moment où la philanthropie de salon se porta exclusivement sur les criminels. Depuis que la médecine a pris les aliénés sous sa sauvegarde, une semblable assimilation ne saurait être admise, et c'est sur d'autres principes que repose la réglementation de ce service. Mais il n'est pas sans intérêt d'examiner les motifs d'une réforme qui, préparée depuis longtemps, a été définitivement accomplie par l'arrêté du 20 mars 1857.

Quelques personnes sont disposées à se demander pourquoi on donne aux aliénés indigents un régime bien supérieur à celui dont on fait usage dans les campagnes ou parmi les pauvres des villes. Il n'y a aucune assimilation à établir entre les deux situations. L'ouvrier, le campagnard, trouvent dans l'air ambiant de puissantes compensations à l'insuffisance d'un régime qui ne leur est pas toujours très-profitable, et qui serait mortel pour nos malades. Outre que l'agglomération d'individus sur un même point donne lieu à des indications qui lui sont propres, nous observons encore que les fonctions digestives sont, parmi les aliénés, sujettes à de nombreuses et fréquentes anomalies, et que la maladie modifie soit la tolérance des organes, soit l'énergie de la nutrition. La maladie d'une part, la séquestration de l'autre, sont donc deux indications dont il faut tenir compte dans la fixation du régime alimentaire.

On a pu admettre ces objections à une époque où on croyait que la folie était une maladie sans matière. Mais aujourd'hui une semblable erreur ne saurait être admise. Sans entrer ici dans le détail des faits prouvant que, comme les autres maladies, l'aliénation mentale subit l'influence de la constitution médicale régnante, nous devons constater qu'aujourd'hui plus qu'autrefois ces malades réclament un régime plus réparateur et plus tonique, et qu'il y aurait un véritable danger à l'amoindrir. Du reste, quand le régime ordinaire présente des lacunes, on ne tarde pas à voir se multiplier de nombreuses exceptions qui constituent bientôt un abus, et c'est ainsi qu'on a vu souvent une économie mal entendue ne pas même atteindre le but financier qu'on se proposait.

Le régime doit être varié. Il ne faut exagérer ni le gras ni le maigre, qui doivent y être compris dans une juste mesure. Le premier constitue, il est vrai, un surcroît de dépense, mais il est compensé par la valeur des produits récoltés dus à l'activité du travail intérieur. C'était autrefois un régime exceptionnel : il fait aujourd'hui la base du régime ordinaire, au grand avantage de la santé générale ; car nous l'avons vu atténuer et même annuler l'influence de conditions notoirement insalubres. Ce n'est pas seulement au point de vue de la viande distribuée qu'on doit envisager le régime gras, c'est surtout à celui de la condimentation qu'on reconnaît encore ses avantages. A Dijon surtout, il existait autrefois à cet égard une regrettable insouciance : on s'inquiétait peu de la préparation d'aliments qu'on regardait comme toujours assez bons pour la classe des indigents. La soupe même, confectionnée d'après cette donnée, n'avait aucune des qualités qui doivent en faire la base de l'alimentation. On croyait avoir assez fait en donnant une excessive ration de pain auquel j'ai vu ajouter le matin une ration d'eau-de-vie. C'était plus tôt fait, et le service de la cuisine était moins surchargé. L'abus des légumes secs devait être la conséquence de ce système, et les inconvénients en étaient encore accrus par leur distribution au repas du soir. De là un nombre de gâteux assez considérable, et de là aussi la nécessité de nombreuses prescriptions exceptionnelles qui disparaissent dès que la soupe grasse est donnée le soir, et si surtout, s'abstenant d'exagérer la ration de viande, on l'associe à des légumes verts convenablement choisis et condimentés. Pour donner la soupe grasse au deuxième repas, il faudrait établir un service de nuit ou se résigner à faire usage d'un mauvais produit. Tout se réunit donc pour renoncer à d'anciennes habitudes qui n'ont même plus cours dans l'existence intérieure des ménages particuliers, et qui ne s'harmonisent même pas avec les heures auxquelles on est obligé de fixer les repas.

Ces repas sont au nombre de trois.

Le premier se distribue une heure après le lever, qui varie de cinq à six heures du matin, suivant la saison.

Le second repas a lieu à onze heures du matin, et c'est à cinq heures du soir qu'on sert le dîner. Les employés et les préposés sont servis une heure après les malades.

Si des indications particulières ou même des conventions avec les familles exigent que certains malades mangent seuls, c'est une dérogation exceptionnelle à la règle générale, qui veut que les repas soient pris en commun dans chaque section et dans chaque classe. Cette mesure, conforme du reste aux habitudes sociales ordinaires, offre sous tous les rapports des avantages réels. Elle rend la surveillance plus facile et plus efficace. C'est souvent alors que se révèle une indisposition subite qui, sans cela, passerait inaperçue. Elle n'est pas moins utile sous le rapport disciplinaire. A la table commune, le malade conserve une tenue meilleure que s'il était seul; mangeant avec plus de régularité, il est moins tenté de gaspiller ses aliments ou d'y mêler des substances étrangères; la crainte de l'empoisonnement se dissipe plus facilement, et la gloutonnerie se réprime d'autant mieux qu'on met nécessairement plus de lenteur dans le service. En général, pendant le repas, l'excitation se modère, parce que l'exclusion de la table commune est une mesure disciplinaire dont les malades évitent l'application. Ceux qui ont pu voir jadis les inconvénients du système contraire, apprécient les avantages de la réforme qui s'est accomplie partout sous ce rapport.

Après avoir donné au régime commun une attention toute

spéciale tant sous le rapport du choix des aliments que sous celui de leur condimentation, nous avons à indiquer encore comment ce régime se diversifie suivant les classes de pension, que nous croyons devoir fixer à trois. Dans le régime commun, comme nous le démontrerons plus loin, il faut introduire une certaine variété de denrées d'une valeur moyenne et d'une préparation facile en rapport avec les indications d'une prudente économie.

Une soupe maigre au déjeuner du matin, un ragoût et des légumes au second déjeuner, alternant avec de la soupe, du lard et des légumes, enfin la soupe, le bœuf et les légumes pour le repas du soir, constituent la base du régime alimentaire de la troisième classe, pour laquelle on substitue, les jours maigres, l'usage des légumes secs et du poisson salé à celui de la viande pour les autres jours. Un jour maigre de plus en carême, la liberté, pour les malades qui le peuvent, de s'associer à quelques-unes des abstinences recommandées à cette époque, complètent les indications générales relatives à cette classe.

Le café au lait pour premier déjeuner, la distribution journalière de la viande aux deux repas, une ration plus forte de vin et un dessert constituent un supplément accordé à la deuxième classe, dont le choix dans les comestibles s'étend en outre au delà des limites indiquées pour le régime commun.

Quant au régime de la première classe, c'est celui de la deuxième avec augmentation dans la ration du vin, dont la qualité est supérieure, plus de variété dans le choix des viandes et du poisson, ainsi que dans la composition des desserts, et enfin plus de recherche dans la préparation et dans le service, comme on pourra, du reste, s'en convaincre par l'examen des tableaux que nous donnons plus loin du régime alimentaire dans chaque classe. Le nombre de trois classes nous a paru répondre à toutes les indications et à toutes les exigences, et permet de simplifier des écritures réglementaires dans lesquelles une classe de plus apporterait d'inutiles complications.

Des prescriptions médicales bien précises, inscrites avec soin sur le cahier de visite, un relevé exact des rations de tout genre par classe et par section ; l'application rigoureuse d'un tarif adapté à tous les besoins, la constatation régulière de la consommation réelle, les soins les plus minutieux donnés à la préparation, qui, en ce qui concerne surtout la soupe, doit être la même pour toutes les classes, le discernement apporté à la distribution exempte de tout favoritisme, la rigoureuse exécution des prescriptions exceptionnelles : tels sont les fils conducteurs à travers le labyrinthe de ces minutieux détails qu'un économe ntelligent ne néglige pas, et qui sont autant d'éléments de prospérité ou de ruine, suivant que le directeur en surveille ou non la marche, ou suivant que le comptable comprend ou non l'importance de ses obligations. Mais, tout en admettant un ordre rigoureux dans ce service, rien ne s'oppose à ce que quelques dérogations accidentelles viennent en rompre la monotonie. Les six grandes fêtes de l'année sont une bonne occasion qu'on ne doit pas laisser échapper.

Sauf une modification dans la quotité de la ration du vin, les employés et préposés nourris sont, suivant leur grade, assimilés à ces trois classes de pension, et c'est d'après ces données que nous avons compris la nourriture dans le tableau que nous avons donné plus haut de la dépense du personnel.

Cela posé, nous avons à entrer maintenant dans les détails de la dépense propre à chaque catégorie.

158. Pain. — C'est une denrée qu'il faut fabriquer dans l'établissement. C'est, d'une part, une notable économie, et d'autre part on y gagne une supériorité de qualité incontestable. C'est ce dont on a pu s'assurer à l'asile de Dijon, où, jusqu'au 1er février 1862, un boulanger de la ville fournissait un pain d'une très-mauvaise qualité. Nous devons donc nous occuper de ramener le calcul de cette dépense sous la forme de farine.

Il ne doit y avoir qu'une seule qualité de pain fabriqué avec la farine dite bise première ayant conservé tout son gruau et blutée à 63 %.

La ration journalière moyenne est de 700 grammes pour les

hommes et de 600 grammes pour les femmes de troisième classe. La consommation pour les autres classes est de 600 grammes dans la deuxième, et de 500 grammes dans la première.

Le rendement moyen étant de 138 grammes de pain par 100 grammes de farine, la dépense individuelle journalière est en farine de 508 grammes pour les hommes et de 440 grammes pour les femmes (troisième classe). Pour la deuxième classe, la quantité individuelle et journalière est de 440 grammes; elle est évaluée à 365 grammes pour la première.

Le tableau suivant nous donne le montant de la dépense annuelle de chaque individu dans chaque classe.

Troisième classe.	Nombre des rations.	Quotité de la ration.	Consommation individuelle.	Prix.	Montant.	
		^{k}	^{k}	^{f}	^{f}	
Farine pour pain	365	0,508	185,42	0,38	70,46	
Farine pour condiment.		3 »		»	1,14	} 71^{f}60

Pour les femmes, nous obtenons les résultats ci-après :

	^{k}	^{k}	^{f}	^{f}	
365	0,440	160,60	0,38	61,03	} 62^{f}17
	3 »		»	1,14	

En admettant l'égalité entre les deux sexes, la moyenne par individu monterait à 66 fr. 88, ou par journée 0,1832.

Pour la deuxième classe, nous trouvons les résultats ci-après :

	^{k}	^{k}	^{f}	^{f}	
	365	0,440	160,60	0,38	61,03	} 64^{f}83
Condiments.	10 »		»	3,80	

Dans la première classe, les éléments de la dépense sont :

	^{k}	^{k}	^{f}	^{f}	
	365	0,365	133,23	0,38	50,63	} 56^{f}33
Condimentation.	15 »		0,38	5,70	

En appliquant ces quantités à notre effectif prévu, nous arrivons aux résultats qui constituent le crédit nécessaire, qui n'est qu'un multiple de la dépense individuelle.

Le prix indiqué ici est celui de l'année courante, et il met le kilogramme de pain au prix de 0,2754. En y joignant les frais de manutention, qui sont de 0,0216, on arrive au prix de revient de 0,297. C'est sur la taxe municipale une réduction de 5 centimes coïncidant avec un pain mieux fait et plus nourrissant.

Le prix des farines subit des fluctuations qui pèsent souvent d'un poids très-lourd sur la situation financière des établissements. L'augmentation d'un centime par kilogramme affecte la ration journalière d'un demi centime. Nous avons vu cet écart aller jusqu'à dix centimes par journée de malade, ce qui constitue alors dans la dépense annuelle une augmentation individuelle de 36 fr. 50, à laquelle vient s'ajouter celle que supportent les frais généraux pour la nourriture des employés et des préposés, soit un centime par journée ou 3 fr. 65 par an et par malade. L'écart en moins n'atteint que rarement 5 centimes par ration ou 18 fr. 25 par individu annuel. Aussi l'année extrême suffit-elle pour absorber le bénéfice réalisé pendant deux bonnes années. Pour parer à cette éventualité, il faut donc que l'asile, outre le fonds de roulement nécessaire pour assurer la régularité de ses opérations, constitue une réserve destinée à faire face à ces éventualités, dont le retour périodique est un fait démontré par l'expérience.

En indiquant ici les quotités de rations, j'ai plutôt calculé la résultante de toutes les fluctuations individuelles qu'assigné à chaque individualité une limite infranchissable. La consommation du pain est très-variable. Si l'état sanitaire de la maison contribue à la modifier, les saisons n'ont pas une moindre influence sur cette consommation, qui s'accroît en outre sous l'influence du régime maigre, et qui diminue quand le régime gras domine. La situation topographique n'influe pas moins sur la consommation générale, et, à Maréville, dont les sections se disséminent sur le penchant d'une colline, j'ai constaté, dans une expérience de plusieurs années, que la dépense en pain était plus forte dans les parties élevées que dans les parties basses, mais que la moyenne résumant toutes ces indications ne dépasse pas les données sur lesquelles nous fondons nos prévisions. Il en

résulte donc que la distribution du pain doit être faite avec intelligence, et que, tout en satisfaisant les besoins, il faut éviter
un gaspillage dont nous avons eu l'occasion de constater tous
les inconvénients sous l'influence d'un régime trop peu sub-
stantiel et mal condimenté.

C'est sur ces données que sont basées les prévisions budgétaires ci après :

Classes de consommateurs	Nombre	Quantités	Montant	
Malades de { 1re classe	20	2,964^{k}60	1,126.55	
2e classe	30	5,118 »	1,944.84	29,824 f. 91
3e classe	400	70,404 »	26,753.52	
Employés. { 1re classe	39	5,780.97	2,196.87	
2e classe	13	2,217.80	842.79	4,972 86
3e classe	27	5,087.34	1,933.20	
Accessoires de boulangerie...........				102 23
Total du crédit................				34,900 »

qui nous donne, d'une part, **2,596** kil. de farine pour usages
de cuisine, et, d'autre part, 88,976 kil. 71 de farine produi-
sant en pain la quantité de 122,787 kil. 86. C'est par individu
moyen et journalier une consommation de 0k.636, résultat dépassant un peu celui que l'on constate d'après les faits accomplis. D'après ce que nous avons indiqué plus haut, ce crédit
peut osciller entre le minimum de **25,743** fr. et le maximum
de 53,216 fr.

Comme il s'agit ici d'une dépense individuelle, il est facile
de se rendre compte du montant des prévisions sous l'influence
de différents effectifs, ou suivant les variations de chaque sexe
dans l'effectif de la population.

159. Viande. — Sous l'empire des nouveaux règlements,
cette consommation s'est considérablement accrue, et c'est en
général la dépense que dès l'origine les administrations locales
ont admises le moins facilement. L'introduction du régime gras,
tranchant d'une manière trop manifeste avec le système des
anciennes entreprises, apportait un élément de dépense qui
augmentait le prix de journée ; c'est graduellement qu'on est

arrivé aux prescriptions actuelles portant la ration journalière à 300 grammes, et admettant cette distribution pendant cinq jours de la semaine, sauf pendant le carême, où il y a par semaine un jour maigre de plus.

La ration de 300 grammes donnée aux aliénés de troisième classe serait un peu forte pour un seul repas, et constituerait une alimentation trop exclusive : aussi, dans plusieurs asiles, et notamment dans ceux d'Auxerre et de Dijon, on la répartit entre les deux repas de la journée, ce qui permet de l'associer à d'autres aliments et d'en varier la condimentation, sans priver les malades de l'usage régulier de la soupe grasse, qui, comme nous l'avons déjà dit plus haut, est la base fondamentale du repas du soir. L'adoption d'un sixième jour gras dans l'asile de Dijon a permis de renforcer ce régime en y introduisant l'usage du lard, auquel on tient beaucoup dans ce pays, et qui, lorsque l'asile nourrit des porcs, introduit dans le régime alimentaire une variété peu dispendieuse. Au lieu donc de comprendre 240 distributions de viande à 300 grammes, notre régime en comporte 400 à 150 grammes, plus 130 distributions de lard à 70 grammes associées chacune à des légumes qui forment dans ces cas une précieuse condimentation, et rendent le repas moins monotone. Dans la deuxième classe, le nombre des repas de viande est de 580, à la même quotité de ration. Dans la première classe, le nombre des rations est de 950 à 120 grammes chacune, attendu que les os prédominent dans les morceaux de choix qui leur sont en général destinés. La charcuterie, la volaille, le gibier, que nous rencontrerons à l'article comestibles, complètent pour cette classe les éléments du régime gras. En ce qui concerne le crédit qui nous occupe, la dépense comprendra les éléments ci-après :

	Nombre des rations.	Quotité de ration.	Dépense annuelle.	Prix.	Montant.
1re classe.	950	0k 120	114k »	0f 90	102f 60
2e classe	580	0 150	87 »	0 90	78 30
3e classe. { Hommes.	400	0 150	60 »	0 90	54 »
{ Femmes.	400	0 130	52 »	0 90	46 80

Ces proportions sont applicables aux employés et aux préposés, excepté aux sœurs, qui continuent à user des aliments maigres le samedi, et qui ont par ce fait 144 rations de moins, dont la consommation annuelle se réduit à 96k.72, et qui retrouvent au crédit comestibles le complément de leur régime.

La part de cette dépense dans le prix de journée est de 0,281 pour la première classe, de 0,214 pour la deuxième classe. Dans la troisième classe, elle est de 0,148 pour les hommes, et de 0,1285 pour les femmes.

Nous avons confondu les trois espèces de viande, qui sont ordinairement au même prix : la composition du régime permet de déterminer facilement les proportions de chaque fourniture.

Des données ci-dessus on déduit la composition du crédit, qui comprend les éléments ci-après :

Classes.		Nombre des consommat.	Quantités.	Montant.	
			kil.	fr.	c.
Malades..	1re classe.	20	2280	2052	»
	2e classe.	50	2610	2349	»	24561f »
	3e classe.	400	22400	20160	»
Personnel..	Employés.	9	1026	»	923 40
	Sœurs.	50	2904 600	2611 44		6010 74
	2e table.	13	1131	»	1017 90
	3e table.	27	1620	»	1458 »

Le crédit s'élève à la somme totale de......... 30571 74 représentant une quantité de 33,968k.600 gr.

Un centime de variation est représenté par 339 fr. 60 sur l'ensemble, et par journée de troisième classe par 0 fr. 0015. Pour dix centimes, elle atteindrait 0 fr. 0153, et suivrait une progression proportionnelle dans chaque classe.

Quand l'asile est dans les conditions d'effectif qui ont servi de base à nos calculs, c'est par adjudication que la viande doit être fournie directement; mais quand l'effectif atteint 900, la construction d'un abattoir permet l'achat des animaux sur pied. C'est, il est vrai, une complication nouvelle dans l'économat, mais elle est largement compensée par une certaine économie d'au moins cinq centimes par kilogramme, et par une notable amélioration dans la qualité de la viande, ainsi que par plus de variété dans le régime.

160. Vins, boissons diverses. — Quelques préjugés et des motifs d'économie ont fait pendant longtemps proscrire le vin dans les asiles d'aliénés. Plus tard, quelques auteurs l'ont préféré au régime gras pour prévenir le développement du goître; mais nous croyons que, même avec le régime gras tel qu'il est indiqué plus haut, il faut du vin, ou une boisson fermentée remplaçant le vin dans les contrées où il revient à un prix trop élevé. Utile pour les constitutions débilitées, comme nous en rencontrons beaucoup, il est un stimulant nécessaire dans les travaux pénibles, et beaucoup de nos malades ne travailleraient pas si ce supplément de régime ne leur était pas accordé dans le cours de la journée. Le vin sucré donné chaud est un accessoire obligé du traitement des flux diarrhéiques si fréquents parmi les aliénés. Aussi le vin doit-il entrer comme exception dans le budget d'un asile, quoiqu'une autre boisson soit adoptée pour le régime commun. Lors même qu'il n'est pas adopté comme boisson, le vin est, pour la préparation de certains aliments maigres, un condiment très-utile.

C'est en partant de cette donnée que nous avons porté en moyenne à 0,18 centilitres la ration journalière de vin, toutes exceptions comprises. Elle est de 0,40 centilitres dans la deuxième classe; elle est portée à 0,60 centilitres pour la première classe, qui reçoit en outre un vin d'une qualité supérieure. Pour les préposés, quelle que soit la classe à laquelle on les assimile, la ration journalière est fixée à 0,60 centilitres.

Le tableau ci-après nous donne le détail de cette consommation.

Aliénés.	Nombre des rations.	Quotité de la ration.	Dépense annuelle.	Prix.	Montant.
1re classe.	365	0ᶜ 60	219ˡ »	0f 40	87f 60
2e classe.	365	0 40	146 »	0 31	45 26
3e classe.	365	0 18	65 70	0 31	20 57
Employés.					
1re table.	365	0 60	219 »	0 40	87 60
2e et 3e tables.	365	0 60	219 »	0 31	67,89

Il résulte de ce tableau que la part du prix de revient pour la journée est de 0,24 pour la première classe, 0,124 pour la deuxième, et 0,0558 pour la troisième. Pour les deuxième et troisième tables, la dépense journalière est de 0,186.

D'après cela, les prévisions budgétaires seront établies ainsi qu'il suit :

Consommateurs.		Nombre.	Quantités.	Montant.	
Aliénés.	1re classe. . . .	20	4380 ^{1}	1752 ^{f} »	
	2e classe. . . .	30	4380	1367 80	11266 ^{f} 60
	3e classe. . . .	400	26280	8146 80	
Employés.	1re table. . . .	39	8541	3416 40	
	2e table. . . .	15	2847	882 57	6122 »
	3e table. . . .	27	5915	1825 03	

20 hectolitres de vin mentionnés d'autre part aux frais de culture. . . . . 620 »

Le crédit à ouvrir au budget est de. 18008 60

représentant 13,021 litres de première qualité, et 41,420 litres de deuxième qualité.

Le vin est une denrée qui présente de sensibles fluctuations dans ses prix. Vingt centimes d'augmentation dans la première qualité représentent dans la dépense totale une augmentation de 2,604 fr. 20. Dix centimes dans le vin de deuxième qualité sont représentés par 4,142 f. dans le crédit, qui, sous l'influence de ces faits, monterait à 24,754 fr. 80. C'est par journée de pensionnaire de première classe une augmentation de douze centimes; pour la deuxième classe et les préposés, 0,06 centimes; et pour le régime commun, 0,018.

Quelques approvisionnements opportuns peuvent atténuer l'augmentation dans la première classe ; mais il est rare qu'un asile possède l'emplacement et le matériel nécessaires pour emmagasiner en quantité suffisante du vin de deuxième qualité.

161. Comestibles. — On réunit sous ce titre toutes les denrées qui ne rentrent pas dans les articles précédents, et qui, aliments ou condiments, complètent le régime alimentaire tel que nous l'avons décrit plus haut. Sans vouloir considérer comme une règle obligatoire la composition que nous indiquons, nous la donnons comme un spécimen modifiable suivant le pays, suivant les moyens d'approvisionnement, ou suivant les indications particulières qui peuvent surgir. Ce spécimen d'ailleurs, conforme à ce qui se pratique dans l'asile de Dijon, est indispensable pour permettre d'apprécier la part de chaque classe dans une dépense aussi complexe, et d'arriver à des prévisions aussi exactes que possible.

Nous allons examiner successivement chaque classe.

TROISIÈME CLASSE.

	Nombre des Rations.	Quotité de Ration.	Consommation annuelle.	Prix.		Montant.	
Café	régime exceptionnel.		0 k. 500 g.	2 f.	85	0 f.	76 c.
Choucroute.	55	0,220	7 500	0	20	1	54
Fromage du pays.	80	0,040	3 200	1	»	5	20
Fruits.	10	0,150	1 500	0	30	0	45
Harengs.	10	1 pièce	10 pièces	0	065	0	65
Haricots.	45	0,080	3 k. 600 g.	0	25	0	90
Lard.	130	0,070	9 100	1	32	12	01
Légumes divers.	350	0,500	175 kilogr.	0	04	7	»
Lentilles.	20	0,080	1 k. 600 g.	0	40	0	64
Maquereaux salés.	10	0,120	1 200	0	70	0	84
Morue.	25	0,120	3 kilogr.	0	65	1	95
OEufs.	10	2 pièces	20 pièces	0	06	1	20
OEufs.	régime except.	20 id.		0	06	1	20
Pois.	20	0,080	1 k. 600 g.	0	38	0	61
Pommes de terre.	250	0,300	75 kilogr.	5	50	4	13
Pruneaux.	régime except,		0 k. 500 g.	1	»	0	50
Raisiné.	15	0,050	0 750	1	»	0	75
Riz.	50	0,040	2 kilog.	0	50	1	»
Beurre.			2 500 g.	2	»	5	»
Huile douce.			1 »	1	40	1	40

A reporter............ 45 73

Report..............			45 f	73 c
Lait.	25 litres	0 20	5	»
Saindoux.	2 kilogr.	1 32	2	64
Sel.	7 kilogr.	0 15	1	05
Sucre	0k.300 g.	1 40	0	42
Chocolat.	0 250	4 »	1	»
Cassonade.	0 400	1 10	0	44
Vinaigre.	1 l. 50 c.	0 30	0	45
Dépenses diverses, épices, etc.			1	27
Total.			58	»

C'est par malade une dépense journalière de 0,1589, dans laquelle nous avons fait entrer la prévision de régimes exceptionnels dans la proportion d'un vingtième, de manière à ce qu'il y ait chance d'atténuation plutôt que d'augmentation dans la dépense générale. Les fluctuations dans les prix des denrées de cette catégorie sont plus rares et moins étendues que dans les articles précédents. La morue, les légumes secs et les pommes de terre sont d'un prix variable, qui peut produire dans le prix de journée une hausse d'un centime environ. Cette dépense est la même pour les préposés de la troisième table.

Dans la deuxième classe, le régime comprend les éléments ci-après :

	Nombre de rations.	Quotité de ration.	Consommation annuelle.	Prix.	Montant.
Café.	365	0,015	5 k.475 g.	2 f. 85	15 f. 60 c.
Choucroute.	40	0,200	8 kilogr.	0 20	1 60
Fromage du pays. . .	90	0,030	2 k.700 g.	1 »	2 70
Fromage de Gruyère.	35	0,030	1 050	1 40	1 47
Fruits.	200	0,150	30 kilogr.	0 30	9 »
Fromage blanc. . .	25	0,100	2 500	0 30	0 75
Confitures.	35	0,040	1 400	1 »	1 40
Harengs.	10	1 pièce	10 pièces	0 065	0 65
Haricots.	45	0,080	3 600	0 25	0 90
Lard, jambon. . . .	130	0,070	9 100	1 32	12 01
Légumes divers. . .	350	0,400	140 »	4 »	5 60
A reporter............				51	68

Report						51 f	68 c
Lentilles.	20	0,080	1	600	0	40	0 64
Macaroni.	25	0,050	1	25	0	75	0 94
Marrons.	30	0,100	3	»	0	40	1 20
Maquereau salé.	10	0,120	1	200	0	70	0 84
Morue.	25	0,120	3	»	0	65	1 85
Nouilles.	25	0,050	1	250	0	75	0 94
OEufs.	70	2 p.	140 pièces		0	06	8 40
Id. condiments.	»	»	50 id.		0	06	3 »
Pois.	20	0,080	1	600	0	38	0 61
Pommes de terre.	250	0,300	75	»	5	5)	4 13
Poisson frais.	25	0,120	3	»	1	20	5 60
Pruneaux.	52	0,080	4	160	1	»	4 16
Raisiné.	30	0,050	1	500	1	»	1 50
Riz.	50	0,040	2	»	0	50	1 »
Semoule.	25	0,030	0	750	0	65	0 49
Sardines.	25	2 pièc.	50 pièces		0	035	1 75
Chocolat.	exceptionnel	0 k.250	4		»		1 »
Beurre.	condiment	8	»	2	»	16	»
Huile douce	id.	2	»	1	40	2	80
Lait.	565	0,30	109	50	0	20	21 9)
Saindoux.	condiment	4	»	1	32	5	28
Sel.			7	»	0	15	1 05
Sucre.			0	400	1	40	0 56
Cassonade.	365	0,020	7	300	1	40	8 03
Vinaigre.			3 litres		0	30	0 90
Dépenses diverses.							2 15
Total.							146 40

Cette dépense compte dans le prix de journée de cette classe pour 0,4011.

Le régime de la première classe est compris dans le tableau ci-après :

1re classe.	Nombre de rations.	Quantité de ration.	Consommation annuelle.	Prix.		Montant.	
			kil.	f.	c.	f.	c.
Café.	365	0,015	5,475	2	85	15	60
Choucroute.	40	0,150	6 »	0	20	1	20
Fromage du pays.	90	0,030	2,700	1	»	2	70
Id. de Gruyère.	50	0,030	1,500	1	40	2	10
Fruits.	250	0,150	37,500	0	50	11	25
Fromage blanc.	25	0,100	2,500	0	30	0	75
Confitures.	50	0,040	2 »	1	»	2	»
Haricots.	40	0,080	3,20	0	25	0	80
Lard, Jambon.	150	0,070	9 10	1	32	12	01
Légumes divers.	350	0,300	105 »	0	05	5	25
Lentilles.	20	0,080	1,600	0	40	0	64
Macaroni.	25	0,050	1,250	0	75	0	94
Maquereaux salés.	10	0,120	1,20	0	70	0	84
Marrons.	40	0,100	4,000	0	40	1	60
Morue.	15	0,100	1,50	0	65	0	98
Nouilles.	25	0,050	1,25	0	75	0	94
OEufs.	100	2 pièces	200 pièces	0	06	12	»
Id. condiments.	»	»	70 id.	0	06	4	20
Pois.	20	0,080	1,60	0	38	0	61
Pommes de terre.	250	0,200	50 »	5	50	2	75
Poisson frais.	20	0,120	2,40	1	20	2	88
Anguille et brochet.	10	0,120	1,200	3	»	3	60
Thon mariné.	10	0,080	0,800	3	»	2	40
Marée.	20	0,120	2,400	1	50	3	60
Pruneaux.	52	0,080	4,160	1	»	4	16
Raisiné.	50	0,050	1,500	1	»	1	50
Riz.	50	0,030	1,500	0	50	0	75
Semoule.	25	0,030	0,750	0	65	0	49
Tapioka.	25	0,015	0,375	3	»	1	03
Vermicelle.	35	0,020	0,70	0	75	0	53

A reporter................ 100 10

Report............................					100ᶠ 10
Sagou................	35	0,015	0,525	2 40	12 60
Sardines.............	15	2 pièces	30 pièces	0 035	1 05
Amandes douces........	50	0,030	1,50	1 60	2 40
Raisins de caisse......	50	0 030	1,50	1 20	1 80
Figues...............	50	0,030	1,50	0 80	1 20
Volaille.............	40	0,150	6 »	2 »	12 »
Charcuterie..........	10	0,070	» 70	3 »	2 10
Gibier...............	10	0,150	1,50	2 »	5 »
Chocolat............	»	»	3 »	4 »	12 »
Beurre..............	»	»	17 »	2 »	34 »
Huile d'olives.........	»	»	3 »	2 50	7 50
Lait................	»	»	120 litres	0 20	24 »
Saindoux............	»	»	10 kil.	1 32	13 20
Sel.................	»	»	7 »	0 15	1 05
Sucre...............	»	»	15 »	1 40	21 »
Vinaigre............	»	»	4 »	0 30	1 20
Dépenses diverses pour condimentation.	»	»	»	»	3 27
TOTAL................					253 47

En ce qui concerne les sœurs, cette somme doit être aug-
mentée de 15 fr. 55 c. en raison du remplacement de la viande
par des œufs, du poisson, du raisiné et autres aliments maigres
pour les repas du samedi. Leur dépense en comestibles est donc
de 269 fr. 02 cent.

Quant à la formation de l'état des consommations présumées,
elle ne présente aucune difficulté au moyen de ces données et
du nombre des individus de chaque catégorie.

Les détails dans lesquels nous sommes entrés nous montrent
les différences qui existent d'une classe à l'autre, et permettent,
par conséquent, de suivre les fluctuations résultant des modifications qui peuvent survenir soit dans le prix des denrées, soit
dans l'effectif de la population.

La part de cette dépense dans le prix de revient de la classe
est de 0,6944.

La constitution du crédit à ouvrir se déduit facilement des
données qui précèdent.

Classement.	Nombre de consommateurs.	Dépense annuelle et par individu.	Montant.	
		Fr.	Fr.	Fr.
Aliénés. { 1re classe.	20	253 47	5069 40 }	
2e classe.	30	146 40	4592 » } 32661 40	
3e classe.	400	58 »	25200 » }	
Employés. { Empl. 1re table.	9	253 47	2281 23 }	
Sœurs	30	269 02	8070 60 }	
Préposés 2e table.	13	146 40	1903 20 } 13821 03	
Préposés 3e table.	27	58 »	1566 » }	
TOTAL.			46482 43	

Cette somme, qui représente la consommation totale, comprend, d'une part, les denrées achetées qui, au budget, figurent à ce crédit, et, d'autre part, les denrées récoltées dans l'asile, dont nous ferons connaître plus loin l'évaluation, en même temps que nous indiquerons comment il en sera tenu compte dans le prix de revient.

162. Résumé. — Dans les conditions que nous venons d'indiquer, nous voyons que la dépense de nourriture comprend deux parts :

Celle des malades, composée ainsi qu'il suit :

Classement.	Nombre de consommateurs.	Montant.	DÉPENSE annuelle par individu.	DÉPENSE par jour.
1re classe.	20	9999^f 95	499^f 99	1^f 3698
2e classe.	30	10053 64	333 12	0 9181
3e classe.	400	78260 52	195 45	0 5355
		98313 91		
Celle du personnel :				
Employés.	9	4500 »	500 »	1 57
Sœurs.	30	14999 94	499 76	1 3691
Préposés. — 2e table.	13	4643 36	357 18	0 9786
Préposés. — 3e table.	27	6780 23	251 12	0 6880
		30925 53		
TOTAL GÉNÉRAL.		129239 44		

Nous trouverons parmi les recettes, le remboursement des frais de nourriture par les employés dont la fixation des appointements comprend cette dépense. Nous rappelons, du reste, que les frais de nourriture du personnel ont déjà été calculés pour leur part dans le prix de journée, dans le chapitre où sont examinées toutes les dépenses générales relatives à l'organisation.

Nous avons démontré plus haut que la dépense est susceptible de subir un écart de 12 centimes en plus par journée, ce qui constituerait, dans la dépense totale, une augmentation de 17,310 fr. pour les malades, et de 4,360 fr. 20 c. pour le personnel. Cette dernière somme affecterait les frais généraux pour 0,0265 par journée. La réserve à créer chaque année dépend donc du retour périodique d'un événement de ce genre.

163. Pharmacie-Médicaments. — Ce travail serait nécessairement incomplet si, après avoir satisfait aux indications hygiéniques et groupé autour d'elles tous les éléments du service, je négligeais de justifier les dépenses de la pharmacie par quelques considérations sur les indications thérapeutiques. Nous sommes, il est vrai, loin de l'époque malheureuse où un magistrat proclamait du haut du siége du ministère public, que la folie est une maladie qu'il faut guérir en place de grève, quand elle conduit au meurtre, et l'on a oublié sans doute déjà le légiste qui prétendait avec assurance qu'on était d'autant plus apte à porter un diagnostic qu'on s'était moins livré à l'étude des perturbations qui caractérisent cette affection. Mais on rencontre encore des erreurs et des préjugés qui, sans aller jusqu'à ce degré d'excentricité, ont souvent assez d'influence pour faire rejeter les mesures les plus utiles. Je me souviens encore de la proposition qui était faite, un jour, de réduire le crédit pharmacie, sous le prétexte que les aliénés ont plus besoin de consolations que de remèdes ; et je lisais tout récemment une brochure dans laquelle l'auteur niait qu'il existât un traitement rationnel de la folie.

C'est parce qu'on n'est pas assez convaincu que l'aliéné est un malade, qu'on se livre à des appréciations erronées sur les conditions et la nécessité de l'isolement, sur les causes qui accroissent la population d'un asile, et sur la constatation de la situation des individus dans les diverses phases de leur existence. Nous avons vu des personnes se faire un aliéné de fantaisie pour lui refuser les objets les plus nécessaires. On les laissait jadis dans une loge garnie de paille, parce qu'on leur supposait une complète immunité à l'influence du froid; le plus mauvais régime était assez bon pour eux, parce qu'on les supposait incapables d'en apprécier le goût; le manque de linge, de vêtements, était expliqué par leurs habitudes de destruction; et comme ces idées venaient en aide à un esprit d'économie, on avait bien soin de ne les soumettre à aucune étude sérieuse. C'est donc pour nous un devoir d'enlever tout prétexte à ces déplorables erreurs en disant quelques mots de la pathogénie de l'aliénation mentale.

On est, en général, beaucoup trop disposé à n'envisager l'aliénation mentale qu'au point de vue de la mise en scène des excentricités, des impulsions ou des conceptions délirantes qui en sont la conséquence assez fréquente. C'est le roman de la maladie qui semble offrir plus d'intérêt que l'étude de son histoire, et l'on prend ainsi pour l'affection ce qui lui est étranger ou ce qui représente les éléments d'une idiosyncrasie antérieure à l'invasion du mal, et devenue par l'action de bien des causes le substratum de ce mal. La conception délirante est le signe de la virtualité délirante, mais elle ne constitue pas cette virtualité; et si on doit avoir égard à l'élément psychique pour modifier ou régler les impressions que le malade doit éprouver dans un asile, c'est à l'élément somatique qu'il faut s'adresser pour reconnaître et la véritable perturbation pathologique, et la cause éloignée ou prochaine qui l'entretient. L'erreur de l'aliéné, qui diffère peu des erreurs et des préjugés que nous coudoyons dans le monde, ne saurait donc être pour nous qu'un indice et non un signe pathognomonique; car on peut bien faire des folies sans être aliéné, et on peut être aliéné sans trahir dans ses paroles la moindre aberration intellectuelle. Ce serait donc à tort qu'on prendrait pour critérium du diagnostic l'apparente limitation du délire à l'expression de telle ou telle conception délirante, et que la prédominance de cette idée nous ferait admettre un délire partiel comme une lésion isolée, sans autre retentissement dans l'économie. Ce retentissement s'accroît avec les phases diverses de l'affection, et la paralysie générale, terminaison si fréquente des délires les plus limités, atteste trop souvent combien le mal a été dès l'origine beaucoup plus étendu que ne pouvait le faire croire la restriction de la symptomatologie psychique.

Le fait principal qui domine l'observation clinique, c'est l'état de la sensibilité générale, exagérée, déplacée ou abolie. C'est de cette perturbation fondamentale que naît le désaccord entre le sentiment et la réaction, et c'est maintenant un point de doctrine démontré par les faits les plus concluants. L'anesthésie est même dans quelques cas le seul signe auquel on reconnaisse la nature maladive de certaines impulsions qu'aucun délire n'accompagne. Sans entrer ici dans l'examen comparatif des symptômes qui caractérisent chaque forme typique, nous pouvons dire que dans chacune d'elles on observe un état spécial de la sensibilité générale. On ne confond pas l'extase avec la stupidité, la convulsion du maniaque avec l'inertie automatique du dément. Le mode d'innervation n'est pas le même dans chacune de ces formes, et ce fait pathologique, caractérisant la période dynamique de l'affection, donne lieu à des indications pour lesquelles il faut autre chose que le traitement moral, dont nous sommes bien loin de méconnaître l'utilité, mais dont nous ne saurions faire une panacée exclusive. A ces modifications d'innervation, correspondent presque toujours des modifications fonctionnelles, tour à tour effet ou cause, auxquelles on doit opposer des médications diverses suivant que la maladie est arrivée ou non à sa période organique, ou suivant la nature du fait étiologique.

Ce fait étiologique, qui souvent a son caractère propre suivant chaque type, est presque toujours complexe. Prédispositions

héréditaires ou acquises de longue main, modifications fonctionnelles influant sur les sentiments ou provoquant un état hallucinatoire. Le fait étiologique se trouve assez souvent consister
dans une véritable intoxication qui a deux temps bien marqués :
dans le premier, action locale, s'irradiant par sympathie sur le
système nerveux; dans le second, au contraire, intoxication
nerveuse, ou période d'incubation, état transitoire préparant
l'initiation à la période délirante. La lypémanie pellagreuse, la
manie paludéenne, saturnine ou alcoolique, nous permettent
d'apprécier ces deux temps que nous observons encore dans les
cas où l'aliénation mentale se substitue à une autre affection qui
se larve pour reparaître plus tard comme phénomène critique.
C'est ainsi qu'agissent les métastases rhumatismales, goutteuses,
la cicatrisation d'ulcères chroniques, la fièvre typhoïde dans
toutes ses périodes, la fièvre intermittente avec caractère perni-
cieux, et même certaines affections des organes respiratoires.
On a vu le délire s'organiser au début de la tuberculisation, qui
s'est suspendue pendant l'accès de manie, et qui a repris ensuite
sa marche rapide.

Le fait anatomique dans l'aliénation mentale ne se manifeste
qu'après une période dynamico-physiologique, qui se remarque
dans un grand nombre d'autres affections, et même pour les
accidents traumatiques, dont la commotion est la période initiale.
Le passage du premier temps au second, la marche plus ou moins
rapide de l'un ou de l'autre, expliquent les phases de la maladie,
sa chronicité ou sa transformation en démence.

Entre le fait étiologique et le fait symptomatique, il y a encore le fait initial qui fournit quelques indications thérapeutiques, en même temps qu'il a souvent une certaine valeur en
médecine légale. Nous avons signalé plus haut l'anesthésie de la
peau. Ce fait initial consiste aussi souvent dans l'insomnie qui
prépare l'état hallucinatoire, nouveau fait initial du délire, lors
même que le sommeil se rétablit plus tard. L'hystérie chloro-
tique, la chloro anémie sont très-souvent un fait initial chez les
femmes. L'épilepsie, qui arrive quelquefois dans la dernière

phase avancée de la période organique, est le plus souvent un fait initial très-grave en raison des complications qui en résultent et du cachet spécial qu'il imprime au délire.

De la combinaison et de la coordination de ces faits, résultent des complications ou des aggravations dans la marche de l'affection. Maladies incidentes dans certains cas, elles sont quelquefois un fait initial propre à l'accès, qu'on peut faire avorter quand on recourt en temps utile à la médication propre à ce fait initial. Dans d'autres cas, les affections dites incidentes sont une phase de la marche de la maladie, et coïncident presque toujours avec un amoindrissement des forces radicales. Le marasme, la paralysie générale, sont le plus haut degré de la période organique.

Cet aperçu très-sommaire prouve qu'en dehors des indications morales et hygiéniques, il existe de nombreuses indications thérapeutiques pour lesquelles les consolations ne peuvent suppléer aux médicaments dont on est obligé de faire un très-fréquent emploi. C'est en faisant un usage rationnel de tous les moyens, qu'on obtient quelques succès dans la période dynamique commençante, qu'on produit quelque amélioration quand la maladie est constitutionnelle, et qu'on prolonge l'existence en écartant de fâcheuses complications.

C'est pour satisfaire à ces indications, que nous portons ce crédit à la somme de 2,400 francs, représentée dans le prix de journée par une valeur proportionnelle de 0,015.

La création d'un petit jardin pharmaceutique est une mesure économique que nous ne saurions trop recommander.

164. Tabac. — Le tabac est entré aujourd'hui dans les habitudes de toutes les classes de la société. C'est un besoin indispensable pour un très-grand nombre, et, dans les prisons, nous avons eu l'occasion d'observer quelques cas où sa privation a été la cause de crises épileptiques. Autrefois, dans certains asiles, le tabac était alloué comme gratification aux travailleurs. La circulaire du 20 mars 1857 fait du tabac une dépense obligatoire en faveur des indigents qui en ont contracté l'habitude, le médecin seul ayant le droit d'en suspendre l'usage ou de le provoquer suivant les indications du traitement. Nous devons rappeler, à cette occasion, que l'habitude du tabac a été souvent contractée au début de la période d'incubation, et que, modéré dans les périodes de calme, ce besoin s'exagère souvent pendant la période d'excitation. C'est principalement au tabac à priser que se rattachent ces observations, et, dans quelques cas d'expertise médico-légale, j'ai eu l'occasion de remarquer que ces recrudescences d'exagération étaient le principal signe pathognomonique d'accès de manie, sans autre délire apparent que l'incohérence des actes. L'expérience a démontré jusqu'alors qu'une ration journalière de 7 grammes de tabac, soit en poudre, soit à fumer, correspond aux besoins réels. C'est, par individu qui en fait usage, une consommation annuelle de 2 kil. 555 gr. représentant, au prix réduit de 4 fr., la somme de 10 fr. 22 c. Cette dépense ne s'applique pas aux aliénés entretenus par leurs familles; et en admettant que le nombre des consommateurs serait de 120, la dépense totale serait portée au chiffre de 1,226 fr. 40 c., qui, avec les accessoires, peut atteindre 1,314 fr., ou un centime par journée.

165. Blanchissage. — C'est encore une des parties importantes du service dans lesquelles on doit chercher à introduire tous les perfectionnements propres à faire coïncider la bonne exécution du travail avec les indications d'une sage économie. La buanderie, dans un grand établissement, est un véritable atelier industriel dont la direction exige une certaine intelligence, une activité réfléchie, et une ponctuelle exécution des mesures prescrites. Parmi les divers procédés de lessivage, nous recommandons surtout celui dont l'emploi a été prescrit dans les établissements militaires. Il consiste dans le passage de la vapeur à travers le linge préalablement décrassé dans de l'eau de soude dont le degré varie suivant la nature de ce linge, qu'on entasse dans un cuvier à double fond et hermétiquement fermé. Cette opération, qui dure de quatre à cinq heures, est suivie du rinçage, qui, exécuté sans brosses ni battoirs, débarrasse le linge du reste de savonule qui s'y est formé, sans en altérer la valeur, comme cela avait lieu dans les anciens procédés. La substitution du savon à la soude pour les étoffes de coton, l'emploi du savon noir en solution chaude pour l'irrigation terminale du linge, complètent les éléments de cette manutention. Une eau abondante dans le lavoir, un séchoir en plein air et abrité contre la pluie, un séchoir à air chaud pour faire disparaître les dernières traces d'humidité, complètent l'organisation d'un service auquel on ne saurait donner une attention trop soutenue, puisqu'il répond à une prescription précise du règlement qui assure le changement périodique des effets dans les limités ci-après : les chemises, mouchoirs, bas, chaussettes, bonnets de jour, tabliers, une fois par semaine ; les bonnets de nuit, cravates, blouses de travail, tous les quinze jours ; les draps de lit, taies d'oreiller, pantalons de toile, tous les mois ; les autres vêtements, tous les trois mois. Si ces durées satisfont aux besoins de la grande majorité de notre population, le nombre plus ou moins grand des gâteux oblige de les abréger, et les règles de l'hygiène exigent un renouvellement plus fréquent dans les infirmeries, où l'habitation continue rend plus difficile l'entretien d'une minutieuse propreté. Si une surveillance attentive peut contribuer à diminuer le nombre des gâteux, ce résultat reconnaît encore pour causes l'amélioration du coucher, le maintien pendant la nuit d'une douce température dans les dortoirs habités par les malades à constitution débile, la composition et la distribution du régime alimentaire mieux appropriées aux besoins des malades : ce qui prouve que tout s'enchaîne dans ce service, dont chaque élément correspond à une indication médicale que l'on ne saurait méconnaître impunément.

Il nous reste maintenant à évaluer cette dépense, qui, suivant l'expérience faite, comprend les éléments ci-après en ce qui concerne la troisième classe.

	Par malade.	Prix.	Dépense individuelle.	Montant.		
				k.	fr.	
Savon blanc......	1 300	0 90	1 17	520 =468		
Savon noir.......	0 400	0 70	0 28	160 =112		} 1,168 f.
Cristaux de soude.	4 »	0 30	1 20	1600 =480		
Dépenses diverses.		0 27	0 27	=108		
Total annuel. . . .		2 92				

Ce qui constitue dans le prix de revient une part
de 0,008.

En ce qui concerne les pensionnaires et le personnel, nous trouvons les résultats ci-après :

	Par malade.	Prix.	Dépense individuelle.	Montant.		
				k.	f.	
Savon blanc......	3 »	0 90	2 70	360	324 »	
Savon noir	0 400	0 70	0 28	48	33 60	} 600 f.
Cristaux de soude.	4 »	0 30	1 20	480	144 »	
Dépenses diverses.			0 82		98 40	
Dépense annuelle. . . . 5 »				Total général .. 1,768		

C'est dans le prix de journée de ces classes une valeur de
0,0137. Nous avons déjà classé plus haut la dépense afférente au
personnel.

166. Dépenses du coucher. — En parlant du mobilier, nous avons déjà fait remarquer que le lit d'un aliéné doit
être garni des mêmes fournitures qu'un bon lit d'hôpital, et qu'il
est même possible d'arranger les lits de gâteux de manière à dissimuler la triste infirmité de ces malades. C'est donc parmi les
dépenses du mobilier que nous avons classé l'entretien de ce
matériel, qui se confond avec les autres objets compris dans l'inventaire dont nous avons donné un aperçu. Couchettes, sommiers, matelas, couvertures, oreillers et duvets : telle est la base
fondamentale dont nous avons établi la valeur. La toile pour
draps de lit fait partie de la lingerie ; et nous n'avons plus à
nous occuper ici que de la paille, dont la consommation est proportionnelle au nombre des lits occupés. En calculant à 50 ki-

logrammes par an la consommation de chaque lit, et le nombre de ces lits étant de 580, attendu que la paillasse du lit d'infirmerie doit être changée pour chaque nouveau malade qu'on y place, et que la paille des gâteux est renouvelée chaque matin, nous arrivons à une consommation annuelle et totale de 29,000 kilos, qui, au prix de 50 fr. les 1,000 kilos en moyenne, constitueront une dépense de 1,450 francs, représentés dans le prix de journée par une valeur individuelle de 0,0088.

On pourra peut-être se demander comment, en présence de cette consommation assez importante d'une denrée qui monte souvent à un prix très-élevé, et dont l'approvisionnement est quelquefois difficile, nous n'avons pas songé à substituer à son usage l'emploi des sommiers élastiques, qui ne demandent qu'un entretien peu coûteux. La paille, dans un asile d'aliénés tel que nous l'avons admis, constitue une dépense amplement compensée par la litière et le fumier qu'elle procure. On ne l'emploierait pas au coucher, il faudrait l'acheter pour l'étable. Elle a donc sous cette forme un double usage contre lequel on ne saurait s'élever.

167. Lingerie et vêture. — L'instruction du 20 mars 1857 a introduit dans ce service de notables améliorations. C'est là surtout que, dans quelques asiles, il y avait à faire de notables réformes, ou pour réprimer un luxe exagéré dans certaines parties, ou pour combler de regrettables lacunes. Il était urgent par-dessus tout de donner aux malades une tenue propre et décente, qui n'est pas sans influence sur la régularisation de leurs habitudes. Ce que nous avons dit des modifications que subissent les fonctions de la peau chez les aliénés, nous indique, contrairement à d'anciens préjugés, qu'il faut les garantir avec soin contre l'influence du froid ; et l'expérience journalière nous montre dans la vestition un précieux élément disciplinaire dont l'action s'exerce jusque sur les malades les plus dénués d'intelligence. On n'a pas oublié le triste spectacle s'offrant autrefois aux regards du visiteur, qui voyait sur tous les visages l'empreinte d'un profond abrutissement. De même qu'on a obtenu

le calme et l'activité productive du travail en leur donnant des
habitations convenables et spacieuses, de même aussi les soins
donnés à la vestition ont considérablement modifié leurs allures.
Ces nombreux déchireurs du temps passé ont disparu, ou ne
constituent que des exceptions très-rares, soit sous l'influence
d'un violent accès de manie, ou dans le cours de la démence pa-
ralytique. Les idiots, les imbéciles eux-mêmes, sont sensibles à
ce qu'on fait pour eux sous ce rapport, et j'ai vu des idiotes ne
pas se gâter quand on leur mettait une robe neuve. Une tenue
d'hiver et d'été; dans chaque saison deux vêtements, l'un pour
les jours de fête, l'autre pour le travail; une moyenne de huit
chemises par malade; des souliers pour l'usage ordinaire, des
sabots pour les gâteux et les travailleurs; une coiffure commode
et convenable, complètent, avec des bas en laine ou en coton,
suivant la saison, le trousseau que l'asile doit fournir à chaque
malade entretenu au compte du département. Outre le trousseau
individuel, l'asile compte encore certains approvisionnements
appropriés à l'ensemble du service, et que nous aurions dû à la
rigueur comprendre parmi les frais généraux applicables à toute
la population, comme nous l'avons fait du reste pour la vestition des préposés, qui, d'après l'instruction du 20 mars 1857,
est devenue pour les asiles une dépense obligatoire. L'expérience a démontré l'utilité de cette mesure, dont l'application
détermine le caractère du personnel qui en est l'objet. Outre
que cette tenue uniforme commande plus facilement l'obéissance, elle relève le moral de celui qui la porte, et permet de
déterminer, par un signe sensible, la position hiérarchique de
chaque préposé. C'est pourquoi nous ne saurions partager l'opinion de ceux de nos confrères qui lui ont donné la forme d'une
livrée. C'est dans cet ordre que nous allons exposer les éléments
de ce crédit, en faisant connaître l'importance des approvisionnements que doit constater l'inventaire normal.

Objets.	Nombre.	Prix.	Montant.	Fournitures de confection annuelles.	Quantités.	Prix.	Montant.
		f. c.	f.		m.	f. c.	f. c
Rideaux	1000	6 60	6600	Calicot	500 à	1 20	600 »
Tabliers de serv.	800	1 30	1040	Toile à tablier	200 à	1 30	260 »
Torchons	600	0 80	480	Toile à torchons	150 à	0 80	120 »
Essuie-mains	500	1 30	650	Toile à essuie-mains	100 à	1 30	130 »
Tabliers de cuis.	300	1 40	420	Toile p^r tabliers de cuis.	75 à	1 40	105 »
Nappes	100	3 75	375	Toile pour nappes	80 à	1 25	100 »
Serviettes	300	0 96	288	Toile pour serviettes	60 à	1 20	72 »
Draps de lit pour personnel	500	8 25	4125	Toile pour draps de lit.	275 à	1 50	412 50
				Mercerie			1300 »
TOTAL			13978	TOTAL			3099 50

Cette dépense, qui est générale, affecte le prix de journée de toutes les classes d'une valeur de 0,0188.

Quant aux dépenses individuelles, elles ne concernent que les aliénés de troisième classe, les familles fournissant le trousseau des malades placés à leurs frais.

L'inventaire normal relatif aux 360 malades comprend les objets ci-après :

	Par individu.	Malades.	Nombre.			Montant.	
				f.	c.	f.	c.
Draps de lit	6	360	2,160 à	8	25	17,820	»
Petits draps	1	360	360 à	4	»	1,440	»
Chemises	8	360	2,880 à	5	36	9,676	80
Mouchoirs de poche	6	360	2,160 à	0	80	1,728	»
Taies de traversin	3	360	1,080 à	1	50	1,620	»
— d'oreiller	2	360	750 à	1	50	1,095	»
Bas de coton	6 paires	360	2,160 à	1	60	3,450	»
— de laine	6 id.	360	2,160 à	2	10	4,536	»
Bonnets de coton	6	180	1,080 à	0	75	810	»
Vestes en droguet	2	180	360 à	9	90	3,564	»
Gilets id.	2	180	360 à	2	85	1,026	»
Pantalons id.	2	180	360 à	7	»	2,520	»
Vestes en étoffe d'été	2	180	360 à	6	90	2,484	»
Gilets id.	2	180	360 à	2	»	720	»

A reporter, ... 52,489 80

Report 52,489 80

Par individu.	Malades.	Nombre.			Montant.
			f.	c.	f. c.
Blouses ou bourgerons. 2	180	360 à	4	95	1,782 »
Pantalons d'été....... 2	180	360 à	5	35	1,926 »
Cravates. 3	180	540 à	0	85	459 »
Bonnets de femme..... 6	180	1,080 à	0	50	540 »
Robes de drap 2	180	360 à	22	62	8,143 20
— en cotonnade.... 2	180	360 à	7	90	2,744 »
Tabliers............. 6	180	1,080 à	1	50	1,620 »
Fichus 3	180	540 à	1	85	999 »
		Total........			70,703 »

Pour l'entretien au complet de cet inventaire et les fournitures annuelles immédiatement fongibles qui n'y sont pas
comprises , il convient de régler le crédit ainsi qu'il suit :

Par individu.	Malades.	Nombre.		Montant.
Toile pour draps de lit.. 3 mèt.	360	1,080 à 1	50	1,620 »
— pour chemises... 3 id.	360	1,080 à 1	12	1,209 60
Mouchoirs de poche..... 1 pièce	360	360 à 0	80	288 »
Souliers.............. 1 paire	360	360 à 5	50	1,260 »
Coton à tricoter.... ... 0 k 100 g	550	55 kil. 8 »		280 »
Laine à tricoter 0 250	360	90 kil. 7	50	675 »
Sabots .... 1 paire	360	360 à 0	75	270 »
Casquettes........... 1 pièce	150	150 à 2 »		300 »
Bonnets de coton. ..... 1 id.	180	180 à 0	75	135 »
Droguet bleu. 1m 25	180	225 à 5	25	1,181 25
Grisette bleue. .... 2 »	180	360 à 1	95	702 »
Toile à doublure........ 2 »	180	360 à 1	35	486 »
Cravates. .... 1 pièce	150	150 à 0	85	127 50
Calicot pr bonnets de fem. 1m »	180	180 à 0	80	144 »
Drap bleu clair......... 1m 25	180	225 à 5	25	1,181 25
Cotonnade pour robes et tabliers.. 3 »	180	540 à 1	25	675 »
Doublure .... 2 »	180	360 à 1	35	486 »
Fichus. .... 1 pièce	150	150 à 1	85	275 50
		Total.............		10,307 10

Ce qui constitue par malade moyen de troisième classe une

dépense annuelle de 28 fr. 63, et par journée 0,0784. On peut, en dotant ce service d'une manière régulière, obtenir tous les quatre ou cinq ans un excédant d'inventaire qui permet de ralentir momentanément la dépense d'entretien. Mais alors ce ralentissement coïncide presque toujours avec une recrudescence de dépense d'un autre côté; et nous devons d'autant mieux conserver ici cette prévision, que les cotons ont atteint et garderont longtemps encore un prix assez élevé.

C'est dans la mise en œuvre des étoffes qu'on rencontre une source profitable de travail, surtout pour les femmes. Chaque pays présente, sous ce rapport, une physionomie particulière ; les aptitudes locales diffèrent, et nous avons constaté qu'elles sont surtout, sous ce rapport, beaucoup plus rares dans les pays vignobles. On atténue considérablement la dépense quand on peut, ainsi qu'on l'a fait dans quelques asiles, organiser des ateliers de tissage pour la fabrication des étoffes d'été. C'est surtout pour atteindre ce but industriel, qu'il faut donner au choix du personnel une attention toute spéciale, et qu'on doit moins examiner ce qu'il coûte que ce qu'il rapporte.

Quoique nous ayons déjà compté parmi les dépenses du personnel celle qui se rapporte à l'uniforme obligatoire, ce n'est pas moins à ce crédit qu'elle doit se rattacher.

Pour les préposés, l'uniforme comprend un képy, une tunique et une veste en drap bleu, un pantalon en drap gris-bleu pour l'hiver, en treillis pour l'été, un bourgeron pour le travail, et deux cravates bleues.

L'entretien de ce trousseau s'effectue de la manière suivante :

	Fourniture par individu	Nombre des individus	Fourniture totale.	Prix.	Montant.
Drap bleu pour tuniques.	2ᵐ »	38	76ᵐ »	12 f. »	912 f. »
Drap gris-bleu pour pantalons	1 25	38	47 50	9 »	427 50
Doublure	2 50	38	95 »	1 20	114 »
Treillis	2 25	38	85 50	1 40	119 70
Toile pour blouse	3 60	38	136 80	1 50	205 20
Képy	1 nombre	38	38 nombre	4 »	152 »
Cravate	2 id.	38	76 id.	0 75	57 »
Façons et fournitures diverses				15 70	596 60
Total					2,584 »

ce qui donne par préposé une dépense moyenne de
68 fr.

Nous avons compté pour le surveillant en chef. .   85 »

ce qui porte la dépense à. .   2,669 »

Quand la division des femmes est desservie par des laïques,
l'entretien du trousseau des surveillantes et infirmières comprend par personne la dépense ci-après :

Anacoste noire.	5 mètres à	5 fr.	=	25 fr.
Tablier.	1 m.	5	=	5
Fichu.	1 nombre	5	=	5
Bonnet.	1 nombre	6	=	6
Accessoires.				4
Total.				45 fr.

Le crédit, dans le système exclusivement religieux du côté
des femmes, comprendra donc :

Dépenses générales.	3,099 f. 50
Dépenses individuelles.	10,307 10
Uniforme des préposés.	2,669 »
	16,075 60

168. Résumé. — Les données indiquées plus haut nous permettent d'évaluer dans chaque classe les *dépenses personnelles*, comprenant :

	1re classe.	2e classe.	3e classe.
Nourriture.	1,3698	0,9181	0,5355
Pharmacie.	0,0150	0,0150	0,0150
Tabac.			0,0100
Blanchissage.	0,0137	0,0137	0,0080
Coucher.	0,0088	0,0088	0,0088
Lingerie et vêture.	0,0188	0,0188	0,0972
Total des *dépenses* *personnelles*.	1,4261	0,9644	0,6745

CHAPITRE IX.

VOIES. — MOYENS.

169. Prix de revient. — 170. Produits en nature. — 171. Fixation du prix de journée. — 172. Observations générales.

---

169. Prix de revient. — Après avoir exposé avec détails les éléments intimes de la dépense, nous arrivons à résumer dans le tableau ci-après ces données fondamentales exprimées par une évaluation en rapport avec l'effectif.

POPULATION DE 450 MALADES.

	1re classe.	2e classe.	3e classe. FAMILLES.	3e classe. INDIGENTS.
Dépense du personnel . .	0,8891	0,5221	0,4172	0,4172
— du matériel. .	0,1582	0,1582	0,1582	0,1582
— individuelles. .	1,4261	0,9644	0,5861	0,6745
Totaux.	2,4644	1,6447	1,1615	1,2499

POPULATION DE 900 MALADES.

	1re classe.	2e classe.	3e classe. FAMILLES.	3e classe. INDIGENTS.
Dépenses du personnel.	0,7538	0,3859	0,2819	0,2819
— du matériel. .	0,1169	0,1169	0,1169	0,1169
— individuelles. .	1,4261	0,9644	0,5861	0,6745
Totaux.	2,2968	1,4672	0,9849	1,0733

POPULATION DE 1200 MALADES.

	1re classe.	2e classe.	3e classe. FAMILLES.	3e classe. INDIGENTS.
Dépenses du personnel. .	0,7165	0,3495	0,2446	0,2446
— du matériel. . .	0,1033	0,1033	0,1033	0,1033
— individuelles. .	1,4261	0,9644	0,5861	0,6745
Totaux.	2,2459	1,4172	0,9340	1,0224

Ce tableau comparatif suffit pour démontrer d'une manière évidente les avantages économiques qui résultent d'un accroissement de population aussi profitable encore au département fondateur qu'à l'asile lui-même. Non-seulement le prix de revient des aliénés assistés diminue dans une forte proportion, mais le bénéfice sur chaque pensionnaire, lors même que le nombre en resterait stationnaire, s'accroît d'une manière analogue.

170. Produits en nature. — L'évaluation que nous venons de faire des dépenses, suppose l'achat de toutes les denrées. Mais il importe de faire remarquer que la fondation serait incomplète si la production devait faire défaut, et si surtout l'assistance ne devait y puiser dans une certaine mesure des éléments compensateurs. En général, on a mal compris la portée de cette compensation, parce qu'on ne s'est pas rendu un compte exact de ce qu'elle devait être. Les uns, voyant dans l'asile une exploitation industrielle au profit du département, ont voulu absorber toutes les ressources, sans même se préoccuper de la dépense qu'il a fallu faire pour les obtenir, et sans examiner si le prix du tarif subvient à tous les besoins. D'autres, n'envisageant que la part payée par le département, admettent volontiers la fixation du prix réel de revient, et déduisent du décompte départemental non-seulement la valeur des produits en nature, mais encore l'excédant de recettes produit par le pensionnat. De là cette théorie examinée par plusieurs de nos confrères comme devant aboutir à exonérer le budget départemental de tout ou partie de son contingent dans la dépense de ses aliénés indigents. Cette pensée est restée à l'état de théorie, parce que sa réalisation exigerait des conditions impossibles à remplir; car il faudrait, d'une part, restreindre le nombre des aliénés du département fondateur, c'est-à-dire aller contre le but de la fondation, et appeler un plus grand nombre d'aliénés d'autres départements, auxquels on ferait payer une certaine valeur dépassant le prix de journée, fixé de manière à imposer aux communes une part plus forte. La loi ne saurait admettre ce procédé, dont l'énoncé pouvait peut-être prévenir certaines objections dans un cas donné, mais dont l'application a été reconnue impossible dans la pratique.

Une autre opinion a été exprimée sur le même sujet et dans le même but. Quoique partant d'un principe vrai, elle est allée beaucoup trop loin, eu égard à sa portée possible. On a dit que l'asile, étant une fondation destinée à recueillir des forces vives, devait nécessairement posséder, pour être complet, les éléments nécessaires pour mettre ces forces en activité, et on a admis encore que la production qui en résulterait serait assez importante pour amortir le contingent départemental.

C'est en ce dernier point qu'est l'erreur. Nous admettons volontiers que les produits en nature atténuent le prix de journée, mais après en avoir retranché les frais de production que ce prix de journée ne contient pas, et que cette atténuation affecte l'ensemble de ce prix : car les communes, comme élément de l'assistance, ont autant de droit que le département, la fondation ayant été faite par l'ensemble des contribuables. Quand l'asile a une autre origine, les conditions nous semblent les mêmes, et l'exonération doit se faire de la même manière. Mais ce que nous ne pouvons admettre, c'est l'amortissement complet d'une dépense qui dépasse souvent plus de 80,000 f.; et, en admettant même qu'on possède les terrains nécessaires pour procurer ce produit, les forces vives d'une population de 450 malades ne sauraient y suffire. Examinons maintenant ce qui est dans le domaine du possible.

En admettant que l'asile possède 16 hectares de terrain, et, avec les bestiaux dont nous avons donné plus haut la nomenclature, nous obtenons les produits ci-après, que nous avons extraits du régime alimentaire, savoir :

Fruits................	4,136	» kilos	1,240 f. 80	
Lard, viande de porc............	4,813 90	kilos	6,354 34	
Légumes divers...	86,940	» kilos	3,539 55	Fr.
Œufs..............	22,000	» pièces	1,320 »	19,444 39
Pommes de terre..	38,200	» kilos	2,101 »	
Volaille..........	150	» kilos	300 »	
Lait..............	22,443 50	litres	4,588 70	

A ces denrées nous devons joindre les produits
destinés soit à l'étable, aux écuries, soit à la culture.

Foin sec.........	15,000	» kilos	1,200 »	
Fourrage vert....	50,000	» kilos	800 »	
Avoine..........	70	» hectol.	700 »	
Pommes de terre..	8,000	» kilos	240 »	5,280 »
Orge............	1,000	» kilos	170 »	
Betteraves.......	8,000	» kilos	160 »	
Fumier..........	330	m. cubes	2,010 »	

Total des produits intérieurs............	24,724 39
Produit de la vente des produits excédant les besoins...	882 »
Total des produits en nature.................	25,606 39

Nous avons vu, d'autre part, que la dépense
couverte par cette recette, parce qu'elle n'a pas été
comprise dans le prix de journée, comprend :

Personnel du service de culture et d'étable.....................	2,382 f. 12	
Frais de culture	4,020 »	14,802 12
Fourrage et litière.............	6,200 »	
Gratifications aux travailleurs......	2,200 »	

Excédant de recettes................	10,804 27

Comme cette somme appartient exclusivement aux aliénés du
département fondateur, dont les journées sont au nombre
de 116,800, sa répartition produit par journée une atténua-

tion de 0,931 : ce qui ramène le prix de revient à 1 fr. 1568.

En admettant que l'exploitation ne s'accroisse pas, la journée du département fondateur serait réduite à 0,9802 avec un effectif de 900 malades. A 1,200 malades, elle pourrait être ramenée à 0,9293.

Comme on le voit, il y a loin de là à l'amortissement de ce qu'on appelle la subvention départementale, qui, n'étant pas une somme payée à forfait, pourvoira toujours à la dépense personnelle des aliénés.

171. Fixation du prix de journée. — En formulant ces divers résultats, je dois encore rappeler qu'il faut moins les considérer dans leur valeur absolue que comme l'expression de la corrélation entre les données variant suivant les pays et suivant la situation topographique de l'asile. Nous avons constaté ici les charges résultant de ce que la maison est dans les limites de l'octroi; et l'on peut facilement en mesurer l'étendue, quand on sait que les produits récoltés dans l'intérieur de l'établissement paient un droit comme s'ils étaient importés du dehors, que les porcs nés et élevés dans l'asile paient par tête un droit de 8 fr., et que l'exigence peut aller jusqu'à prélever un droit sur des décombres extraits du sol même pour l'ornement des allées du jardin ou pour l'exécution des travaux de nivellement. Loin de moi la pensée de discuter ces prescriptions légales, dont l'exécution fournit aux villes les moyens de couvrir leurs nombreuses dépenses obligatoires. Mais le service des aliénés ne saurait en souffrir; et du moment que le département fondateur a fait choix pour l'asile d'un emplacement grevé des droits d'octroi, il s'est engagé par le fait à tenir compte de cette charge dans la fixation du prix de journée.

En présence de ces observations, on a tous les éléments pour arrêter un tarif en rapport avec les besoins du service.

En fixant le prix de journée de la *première classe* à............... 3 25

Le prix de revient étant de......... 2 4644

on obtient un boni de............ 0 7856

qui, par an et par individu, donne. 286 744

ou pour 20 malades.......................... 5,734 88

La journée de *deuxième classe*, fixée à........................ 2

donne, sur le prix de revient, fixé à. 1 6447

un boni de..................... 0 3553

donnant par an la somme de 129 6855

et pour 30 malades.......................... 3,890 57

En fixant le prix de journée de la *troisième classe* à................. 1 20

le prix de revient étant de......... 1 1615

on obtient un excédant journalier de.......................... 0 0385

ou annuel de.................... 14 0525

qui, pour 40 malades, donne une somme de............................ 562 10

Comme nous avons compté toutes les dépenses au maximum, sans tenir compte des vacances d'emploi, des congés, des diètes, ou de certaines atténuations accidentelles, nous pouvons admettre par prévision une somme éventuelle de.. 6,000 »

de crédits annulés,

et les excédants probables seront alors ramenés à........................... 16,187 55

dont on peut profiter pour ramener le prix de journée à 1 fr. 10, tout en ménageant une réserve pour pourvoir aux éventualités d'un écart périodique dans le prix des denrées.

Dans une population de 900 malades, en admettant même que le nombre des pensionnaires ne soit pas plus considérable, l'excédant de recettes se composera des éléments ci-après :

Pensionnaires de première classe.   6,558   56

—   de deuxième classe.   5,834   16

—   de troisième classe.   3,140   46

Annulations probables de crédit   10,000   »

Total.   25,533   18

Le prix de journée des indigents du département est alors fixé à 1 fr., et celui des malades du dehors à 1 fr. 06.

Quand la population arrive au chiffre de 1,200, les résultats ci-dessus se modifient de la manière suivante :

Pensionnaires de première classe.   7,329   93

—   de deuxième classe   8,468   88

En ramenant la journée des pensionnaires de troisième classe à 1 fr. 10, l'excédant de recettes sur le prix de revient serait de.   2,423   60

Annulations de crédit   15,000   »

Dans un asile de 1,200 malades, où le prix de journée du département fondateur peut être, déduction faite des produits récoltés, fixé à 90 c., les autres aliénés provenant d'autres départements peuvent payer 1 fr. 05, ce qui constitue sur le prix de revient une plus-value de 0,0276 qui, appliquée aux 288,350 journées restantes, produit une somme de.   7,968   46

L'excédant de recettes monte alors à.   41,190   87

Dans ce cas, si la population montait à 1,300, les 100 malades supplémentaires n'entraîneraient qu'à la dépense individuelle, et alors la plus-value de ces journées serait de 0,3755, ce qui, pour 36,500 journées, produirait à l'asile un bénéfice de   13,705   75

Ce qui porterait alors l'excédant total à.   54,896   62

Ce bénéfice est la propriété exclusive de l'asile, et le département n'est pas en droit de s'en emparer, soit en l'appliquant à former le contingent départemental, soit en y puisant un nouvel élément de réduction du prix de journée. Cette somme est, d'ailleurs, nécessaire pour couvrir l'éventualité du renchérissement des denrées, et il ne faut pas oublier qu'elle a pourvu et qu'elle pourvoit à l'accroissement du matériel nécessité par les nouveaux arrivants. En admettant même qu'un moment arrive où elle ne trouve plus son emploi, son placement en rentes sur l'Etat constituera une fondation dont les revenus serviront à étendre l'assistance par la création de places gratuites au profit du département fondateur et au profit des reposants.

172. Observations générales. — Nous sommes entré dans tous ces détails pour bien faire comprendre la valeur numérique des principes de l'organisation; nous avons indiqué les moyens d'apprécier les circonstances locales susceptibles de modifier la formule générale; et nous sommes arrivé en même temps à démontrer comment l'accroissement de l'effectif concourt par lui même à accroître les excédants de recette dans une forte proportion, et comment ce qui serait misère pour l'un devient élément de prospérité pour l'autre. Nous avons vu en outre que la production est un élément essentiel de la vie d'un asile; qu'elle améliore le sort des malades; que, même dans des proportions restreintes, elle est une précieuse ressource; qu'à 16 hectares elle constitue déjà un revenu appréciable; et qu'enfin la superficie doit s'accroître avec la population, et que 40 hectares pour un effectif de 1,200 malades ajouteraient encore aux excédants de recette que nous avons constatés. Avec ces données, la discussion sur les dépenses a une base certaine. Nous avons fait la part de l'individualité hospitalière et de l'assistance publique; nous avons indiqué la mesure dans laquelle la première doit venir en aide à la seconde, et nous avons ainsi déduit de la législation sur les aliénés toutes les conséquences qu'elle a promises. Il ne nous reste plus maintenant qu'à faire ressortir les inconvénients et même le danger des solutions *à*

priori, contre les difficultés desquelles les administrations s'é-
puisent souvent en vains efforts.

Depuis quelque temps, sans s'inquiéter du chiffre de la population, et quoique les recrudescences de cherté soient devenues fréquentes, puisqu'en dix ans elles se sont produites
cinq fois, on continue à vouloir, pour des asiles ayant moins de
400 malades, conserver au taux de 1 fr. le prix de journée de
l'assistance, quand des calculs précis démontrent qu'il faut au
moins 1 fr. 10 dans une population de 450 aliénés, et quand un
hospice ordinaire dépense la même somme pour un service
moins chargé. Ces asiles semblent marcher : on n'y fait pas de
dettes, on parvient même à y réaliser quelques économies. On
croit alors que tout y va bien, et si une augmentation nécessaire
y est réclamée, on croit avoir justifié un refus en opposant que
le prix des denrées ne s'est pas accru depuis l'année précédente.
Il est temps enfin que la vérité soit connue à cet égard, et
qu'on se rende un compte exact de la véritable situation de ces
institutions incomplètes.

La prospérité de plusieurs de ces asiles a eu à souffrir de difficultés administratives qu'on a voulu attribuer soit à la loi elle-
même, soit au système administratif qui régit ces établissements. On s'y est plaint d'une administration imparfaite, et on
n'a pas un seul instant songé que la pénurie devait y être pour
beaucoup, puisqu'une commission administrative dépense 1 fr.
10 dans un hospice ordinaire, où les frais généraux sont moins
considérables, où la dépense alimentaire est moindre, et où les
exigences de la surveillance sont loin d'être aussi étendues.
Quand on examine avec attention l'administration des asiles
dont je parle, on trouve qu'elle a produit des résultats inat-
tendus, d'autant plus qu'elle a dû lutter contre des difficultés
intérieures parmi lesquelles nous comptons surtout l'absence
d'une bonne gestion économique, l'insubordination semant le
désordre, l'anarchie dans tous les services, les indications principales mises en oubli : et nous aurons alors l'expression élé-
mentaire du corollaire de cette pénurie qui ne permet pas que

rien soit à sa place, et qui, première dérogation aux prescriptions de la loi, entraîne nécessairement après elle des infractions plus graves.

Qu'on visite ces établissements où le bon marché est la seule condition admise comme règle du service : on voit que les malades, au lieu d'être classés, sont confondus en une seule masse formée des éléments les plus hétérogènes, croupissant dans l'oisiveté, trouvant à peine une infirmerie en cas d'affection incidente, et obligés de rester la moitié de leur vie au lit, parce que, dans ce qu'on appelle des lieux de réunion, ils manquent d'espace, d'air et de lumière. On peut être affligé d'un si douloureux spectacle, mais c'est tout ce que le prix de journée peut fournir; et, de même que cet administrateur qui se félicitait de la mauvaise qualité du pain, parce qu'on en mangeait moins, de même on pourrait à la rigueur se féliciter de ces conditions d'insalubrité, qui permettent d'avoir un personnel moins nombreux, d'être moins sévère dans son choix, et d'économiser sur sa solde. Le chauffage et l'éclairage y trouvent encore leur compte; et moins les aliénés paraissent au grand jour, moins ils ont besoin de vêtements convenablement appropriés. Dans ces conditions-là, ils produisent peu, mais ils consomment moins aussi. D'ailleurs, on s'accorde un bill d'indemnité en se disant que, quoi qu'on leur donne, c'est toujours assez bon pour eux, car, quand ils sont chez eux, ils sont encore moins bien traités.

Que la comptabilité deniers soit régulière, il le faut bien, puisque la cour des comptes la vérifie; mais pourquoi ferait-on des frais pour assurer la régularité de la comptabilité matières? Il en coûte pour réprimer les abus, et le prix de journée n'est pas assez riche pour payer de bons employés. Il faut que le prix de 1 fr. suffise: c'est à cette dimension qu'il faut mesurer les besoins du service; tout ce qui dépasse doit être impitoyablement retranché.

Mais si l'administration se réveille, si elle fouille dans ce régime bizarre, si elle veut remettre chaque chose à sa place, si elle veut combattre un mauvais état sanitaire par une nourriture plus saine et plus abondante, si elle veut améliorer la surveillance pour donner plus de liberté aux malades, si elle veut avoir des surveillants dignes de ce nom, si, en un mot, elle veut mettre le régime physique et moral au niveau des indications de la science, la suppression des abus pourra bien fournir quelques ressources. Mais cette limite d'un franc se lève bientôt comme un obstacle à toute amélioration : les objets de première nécessité ont beau coûter cher, il ne faut en donner que pour *un franc*, ou bien négliger l'habitation, et faire payer aux uns la plus grande partie de ce qui manque aux autres. Le découragement devient le partage de tous ; le présent est mal assuré, l'avenir est incertain, et mieux vaudrait peut-être n'avoir pas fondé l'institution que de la laisser dans un aussi déplorable abandon.

Tels sont les inconvénients d'un prix de journée fixé *à priori* sans avoir calculé sa véritable signification. C'est surtout pour bien fixer cette signification que j'ai entrepris ce travail. Le maintien d'un prix de journée insuffisant aura alors un sens déterminé : on saura dans quelle mesure l'aliéné devra être privé des soins que son état réclame ; on saura qu'on aura ce qu'il faut pour un détenu, mais pas assez pour un malade. Quand l'administration aura signalé la véritable situation, sa responsabilité sera dégagée, et elle n'aura plus qu'à gémir sur l'impuissance à laquelle on l'a réduite.

Un jour Esquirol réclamait à un grand personnage de son temps une démarche bienveillante en faveur des aliénés, et éprouvait un refus motivé sur la nécessité de s'occuper des prisonniers, qui passionnaient alors la philanthropie du grand monde. « Monsieur le Duc, répondit l'illustre maître, nous » pouvons tous les deux être presque sûrs de ne jamais aller » en prison, mais nous ne saurions pas répondre de ne pas » être dans le cas d'aller habiter une maison d'aliénés. » La folie s'adresse à tous, et, comme le médecin célèbre que nous venons de citer, nous dirons à ceux qui tiennent dans leurs mains le sort des asiles : Vous ne sauriez être sûrs de ne pas venir un jour expérimenter par vous-mêmes les lacunes que vous regardez aujourd'hui d'un œil indifférent.

———— ∘∘✕∘∘ ————

CHAPITRE X.

RECETTES.

173. Recettes en général. — 174. Fermages. — 175. Rentes sur l'Etat. — 176. Intérêts des fonds placés au Trésor. — 177. Pensions. — 178. Surveillance au compte des familles. — 179. Montant de la vente des os, chiffons et objets hors de service. — 180. Vente des produits excédant les besoins. — 181. Recettes accidentelles. — 182. Remboursement de dépenses faites en dehors de la pension. — 183. Produits en nature. — 184. Produit du travail 185. Recettes extraordinaires.

---

173. Recettes en général. — Quoique en général, dans la pratique, on place le budget des recettes avant celui des dépenses, le but que nous nous proposons dans ce travail exigeait l'examen préalable de toutes les conditions du service, pour y puiser les éléments d'un tarif plus rationnel que celui qui est adopté dans beaucoup d'asiles. Il faut qu'en construisant un asile, un département sache bien à quoi il s'engage, et qu'il comprenne surtout que toute idée de spéculation doit rester étrangère à sa détermination. Méditer une œuvre commerciale, supposer que la dépense individuelle diminuera, conduiraient à des mécomptes qui, tôt ou tard, deviennent une cause de regrets pour les uns, une source d'embarras pour les autres. De même qu'on ne saurait admettre aujourd'hui l'organisation caduque de simples renfermeries, de même il est impossible de restreindre le service des aliénés dans les limites d'une détention. L'ordonnance du 18 décembre 1839, l'instruction ministérielle du 20 mars 1857, en définissant tous les détails du service intérieur, en ont précisé la portée financière, et, par cela même, déterminé les conditions du tarif, qui, pour satisfaire à tous les besoins, doit les contenir tous virtuellement. C'est en ce sens que doit être comprise l'attribution donnée par la loi aux préfets de fixer ce tarif, base fondamentale du budget des recettes, dont nous allons examiner successivement les différents articles.

174. Fermages. — Ce premier article du budget des recettes n'a que rarement sa raison d'être dans les asiles d'aliénés récémment construits. On le rencontre principalement dans ceux qui, ayant existé avant la loi du 23 messidor an ii, ont recouvré en 1807 l'équivalent des biens qui avaient été aliénés pendant la Révolution. Ce sont, en général, des propriétés peu productives pour les asiles, qui, renfermant en eux-mêmes la possibilité d'une exploitation directe et économique, n'ont aucun intérêt à conserver des biens qui, par leur situation, sont en dehors de leur action immédiate. Il est plus utile d'aliéner de tels biens, pour le produit en être appliqué à l'acquisition, autour de l'asile, de terrains à la culture desquels peuvent être utilement employées les forces vives dont l'asile dispose. La création d'une ferme dans un asile est aujourd'hui un principe passé à l'état d'axiome. C'est une conquête définitivement acquise, dont le dernier exposé de la situation de l'empire constatait les heureux résultats. Tout asile bien organisé doit donc tendre à arrondir son territoire de manière à utiliser toutes les forces disponibles. C'est là qu'Esquirol plaçait la véritable économie, consistant plutôt dans l'emploi judicieux de toutes les ressources que dans le retranchement arbitraire de quelques centimes dans le prix de journée.

Mais en attendant que ces progrès s'accomplissent, et tant que l'asile possède des biens qu'il ne peut exploiter directement, il afferme ces propriétés par voie d'adjudication, consentant bail pour une durée déterminée, et par le ministère d'un notaire désigné à cet effet par l'administration supérieure. Ce bail n'est définitif qu'après avoir été approuvé par le préfet.

Ces rentes sont remplacées quelquefois par des créances sur particuliers, débiteurs en vertu de titres qui en établissent la quotité et l'exigibilité.

Quand, au lieu de rentes en argent, les baux stipulent une redevance annuelle en nature, ce n'est pas à cet article que l'évaluation doit en être inscrite. Cette recette doit figurer à l'article 16 si les denrées sont réservées à la consommation intérieure, ou à l'article 13 si on les vend comme excédant les besoins de l'établissement.

Si l'asile est possesseur de bois renfermés ou non dans son enceinte, ces bois, comme ceux des communes, sont soumis au régime forestier, et la place de leurs produits au budget est réglée d'après les principes ci-dessus énoncés.

Les revenus dont nous venons de parler font essentiellement partie de la fondation de l'établissement. Quand ils n'ont pas de destination spéciale, ils doivent solder des dépenses de cette fondation non comprises dans le prix de journée, ou à défaut, concourir à la diminution de ce prix, comme nous l'avons expliqué dans le chapitre précédent.

175. Rentes sur l'État. — Les asiles peuvent être et sont plus souvent propriétaires de rentes sur l'État provenant, soit de l'exécution de la loi du 20 mars 1813, qui a prescrit le paiement en inscriptions de rentes du prix de leurs biens cédés ou vendus en vertu de cette loi, soit de l'emploi à l'achat de ces rentes de capitaux disponibles et d'origine diverse. Ces achats sont encore un très-utile emploi des excédants de recettes ; et cette capitalisation de ces bonis, quand l'établissement a acquis son complément d'organisation, offre un excellent moyen de venir en aide à l'assistance, et d'en atténuer progressivement les charges. On croit en général avoir tout fait quand on a construit l'immeuble ; on veut que le service rapporte avant d'être installé ; et on oublie que, si nos pères avaient eu l'imprévoyance de nos conseils généraux, la France ne s'enorgueillirait pas aujourd'hui du riche domaine d'assistance publique que lui ont légué les générations antérieures, beaucoup de misères resteraient sans soulagement, et une véritable taxe des pauvres grèverait d'une lourde charge les budgets communaux et départementaux. Quand, autrefois, on créait une œuvre hospitalière, on avait toujours soin de la doter au lieu de la livrer au hasard de subventions insuffisantes ou capricieuses. Pourquoi donc, dans la constitution du service des aliénés, ne songerait-on pas sérieusement, tout en assurant le présent, à la création de ressources pour l'avenir !

L'assistance des aliénés est une dette que la loi impose aujourd'hui aux départements. Du moment qu'il y a dette, il est d'une bonne administration de chercher à l'amortir au moins en partie ; et, au lieu de marchander quelques centimes sur le prix de journée, les administrations départementales feraient beaucoup mieux de mettre à profit le caractère hospitalier des asiles, qui deviendraient leur véritable caisse d'épargne, **et** qui, par une intelligente fondation, atténueraient un jour le fardeau légal contre lequel tout le monde se récrie, sans que personne songe à employer le seul moyen efficace pour combattre cet accroissement progressif de la dépense départementale. Ces rentes, suivant nous, ne devraient pas concourir à la réduction du prix de journée, mais, comme dans les hospices ordinaires, elles constitueraient au profit du département fondateur des places gratuites dont le nombre ne tarderait pas à s'accroître par des libéralités privées que des discussions stériles ont écartées jusqu'alors. Les avantages ne tarderaient certainement pas à compenser les quelques centimes que le département consacrerait dès le début à la création de cette fondation. Sans doute, les ressources disponibles seront utilement employées en achats de terrain. Mais cet accroissement de territoire a pour limite le nombre des bras propres à leur culture ; et, cette limite atteinte, rien ne peut s'opposer à la constitution de rentes, qui, quoi qu'on ait pu dire, est encore le meilleur placement.

176. Intérêts des fonds placés au Trésor. — Quand la population a un effectif suffisant, quand le prix de journée représente la dépense réelle, quand le pensionnat est assez nombreux, quand, enfin, l'administration apporte une prudente réserve dans la distribution des dépenses, il en résulte, si les rentrées sont régulières, un excédant de ressources disponibles que le receveur doit verser en compte courant au Trésor public, qui en paie l'intérêt au profit de l'établissement. C'est cet intérêt annuellement réglé sur l'ensemble des opérations de versement et de retrait, qui constitue la recette inscrite à l'art. 3. Il est le critérium de la situation financière de l'asile pendant les phases de l'exercice, et constitue un fonds de roulement indispensable pour la liquidation régulière des dépenses. Les adjudications offrant ordinairement des conditions d'autant plus favorables que les fournisseurs comptent plus sur la régularité des paiements, il importe de maintenir cette ressource au taux d'au moins 45,000 francs pour 450 malades, et de 120,000 francs pour un asile de 1,200 aliénés, ce qui, à raison de 3 0[0, donne 1,350 francs dans le premier cas, et 3,600 francs dans le second.

177. Pensions. — Les articles 4 à 10 inclusivement se rapportent aux différentes catégories d'aliénés dont nous avons eu à nous occuper dans la supputation des dépenses ou à l'occasion des formalités relatives à l'isolement. C'est le tarif qui sert de base aux décomptes, pièce de recette pour le comptable. Quant aux pensionnaires placés directement par les familles, l'engagement souscrit se borne à indiquer la classe de pension. Quant aux stipulations en dehors de ce prix normal, c'est à d'autres articles que se rattache la recette qui en résulte.

178. Surveillance au compte des familles. — Quoique les soins de la surveillance soient plus multipliés pour les pensionnaires de première classe, il y a des indications médicales ou des exigences d'habitation qui réclament un surcroît de précautions auxquelles on pourvoit en plaçant un agent spécial auprès du malade. Le tarif fixe à 3 francs par jour les frais de cette surveillance, dont la perception fait l'objet de cet article.

179. Montant de la vente des os, chiffons et objets hors de service. — Cet article fait comprendre que, dans un asile, aucun produit ne doit être perdu, que toute transformation doit être régulièrement constatée, et que l'administration commettrait une grave irrégularité si, au lieu d'en faire recette au profit de l'asile, elle abandonnait à ses agents de petits profits constituant une augmentation occulte de leur solde. Les os, les chiffons, le verre cassé, le vieux cuir, la ferraille, sont vendus par les soins de l'économe, qui en perçoit le montant au moment même de la livraison, et le remet ensuite au receveur avec un bordereau de vente visé par le directeur.

180. Vente des produits excédant les besoins de l'asile. — Quoique en règle générale les produits intérieurs de l'établissement doivent surtout tourner au profit exclusif de la consommation des administrés, il en est quelques-uns qui dépassent les besoins de cette consommation, ou qui, en raison de leur nature, ne trouvent pas leur emploi dans l'établissement. Un vin de luxe, des primeurs exceptionnelles, de la braise de four, les issues provenant d'un abattoir, de vieux matériaux provenant de démolitions, les veaux provenant de l'étable, des petits porcs excédant le nombre fixé : tels sont les éléments de recette compris dans l'article 13, dont la quotité dépend de bien des circonstances. Un économe intelligent peut, sous ce rapport, rendre des services réels. C'est, comme nous l'avons vu plus haut, un élément d'atténuation du prix de revient. Nous ne saurions admettre toutefois qu'on donnât à ces ventes une extension préjudiciable aux malades, et qu'on multipliât, par exemple, les distributions de légumes secs pour pouvoir consacrer à une culture industrielle plus lucrative un terrain destiné à fournir avant tout de meilleures denrées pour la consommation intérieure.

181. Recettes accidentelles. — Nous comprenons sous ce titre la levée du tronc de la chapelle, quand il y en a un, le casuel du culte, les redevances des familles pour frais de sépulture, le retour à l'asile du pécule des décédés, et autres recettes imprévues qui ne rentrent dans aucun des articles précédents.

182. Remboursement de dépenses faites en dehors du prix de la pension.

— Quoique le règlement du service intérieur fixe les conditions du régime afférent à chaque classe, les familles doivent être libres d'accorder à leurs malades des suppléments qui améliorent leur position sans atteindre pour cela le chiffre de la classe supérieure.

L'administration ne peut qu'encourager ces témoignages de la sollicitude des familles, qui, lorsqu'une classe supérieure est au-dessus de leurs moyens, peuvent, dans la limite de leurs ressources, procurer quelques douceurs non comprises dans le prix de la pension qu'elles ont pu choisir. Des personnes charitables peuvent même, en faveur d'indigents, verser un supplément journalier qui lui assure le bénéfice d'une amélioration dans leur régime. Il s'agit ordinairement d'une ration supplémentaire de café ou de vin, dont le prix figure dans cet article.

Il arrive encore que les familles des malades placés à la première classe réclament en leur faveur des conditions exceptionnelles d'habitation, de service ou de traitement moral. Le prix de ces conditions est stipulé dans un traité qui est soumis à l'approbation du préfet. C'est encore à cet article qu'en figure la perception.

C'est encore ici que viennent naturellement se placer les abonnements contractés pour entretien du trousseau, le remboursement de la dépense pour chauffage ou éclairage particulier, ainsi que pour le remplacement d'objets détruits ou détériorés. Nous n'indiquons ici que des données générales, attendu que les détails doivent varier suivant les conditions du tarif, les usages du pays et l'organisation intime du service.

Enfin, cet article est complété par un élément nouveau qui est venu y prendre place dans ces derniers temps : c'est le remboursement des frais de nourriture par les employés concourant à la caisse des retraites, dont le traitement comprend ces frais, qui, autrefois, figuraient comme allocations en nature. Une décision du 5 janvier 1861 a légalisé cette disposition, qui permet d'accorder, sauf remboursement du prix, la nourriture à quelques personnes, notamment aux médecins adjoints, auxquels certains asiles ne peuvent accorder les moyens de constituer un ménage. C'est pourquoi nous avons prévu cette dépense parmi les évaluations des crédits affectés à la nourriture.

183. Produits en nature. — Nous n'avons que peu de chose à ajouter à ce que nous avons déjà dit plus haut à ce sujet. J'ai vu quelquefois qu'une grande négligence était apportée dans la constatation de ces produits. C'est un abus contre lequel on ne saurait trop protester. Il importe, au contraire, d'y mettre la plus scrupuleuse exactitude. Les évaluations doivent être toujours contrôlées par les quantités; les livraisons doivent être conformes aux prescriptions; et, tout en distinguant dans les écritures les quantités récoltées des denrées achetées, les unes et les autres doivent être traitées avec la même attention. La consommation de ces produits se rattachant à différents crédits : frais de culture, comestibles, fourrage et litière, il y a lieu de les soumettre à cette classification, pour pouvoir apprécier la part qu'ils prennent dans la dépense.

184. Produit du travail. — Nous en dirons autant à l'égard du travail qui vient en aide à certains services, qui, dans d'autres, atténue la dépense, et qui toujours se traduit par un produit utile dont la valeur intrinsèque doit être appréciée en elle-même, et non par les efforts faits pour l'obtenir. Il est donc important de constater la part qu'on a employée au profit de chaque crédit ouvert au budget des dépenses.

185. Recettes extraordinaires. — Nous n'aurions rien à dire sur les recettes extraordinaires, assez rares dans les budgets des asiles, si nous n'avions quelques observations à faire sur une circonstance qui s'est déjà présentée quelquefois.

Quoique les dispositions légales analysées au début de ce travail définissent le séjour dans l'asile comme essentiellement transitoire et subordonné à diverses causes qui doivent y mettre un terme, il est cependant des cas d'incurabilité absolue, où, pour améliorer le sort d'un malade, la famille peut proposer, et l'administration accepter, la cession d'un capital donnant au pensionnaire le droit d'admission viagère à une classe dont il ne pourrait atteindre le prix avec ses seuls revenus. C'est sous forme de traité, et non sous celle de donation, qu'il convient de constater cette cession, soumise, comme tous les actes de ce genre, à l'approbation du préfet. La somme versée en vertu de ce traité est employée immédiatement en achat de rentes sur l'Etat au nom de l'établissement, qui se couvre ainsi de ses dépenses.

—oo:ọ:oo—

CONCLUSION.

186. Consacrée par 25 années d'expérience, après avoir été préparée par les travaux de maîtres illustres, la législation des aliénés est de celles dont l'administration française peut à bon droit s'honorer, et les pays étrangers y ont fait de nombreux emprunts. Vivifiée chaque jour par la sagesse et la vigilance de l'administration supérieure, elle constitue maintenant une véritable science dont nous avons essayé de résumer toutes les données dans un cadre restreint, qui permit d'en mieux faire ressortir l'application pratique, de grouper autour de l'idée fondamentale des principes incontestables, et d'harmoniser les indications de la psychiatrie avec les règles sévères de la science administrative.

Le service des aliénés repose aujourd'hui sur une idée qui, défendue d'abord par Pinel, Fodéré, Esquirol, a fini par devenir une idée gouvernementale, non-seulement en France, mais encore dans presque toutes les nations civilisées. C'est cette idée qui, protégeant l'aliéné contre d'anciens préjugés, a démontré que c'est un malade qui doit être traité comme tel. C'est sous l'empire de cette idée, qu'après avoir défini le mal, on en a scruté les causes, étudié les fluctuations et mesuré l'intensité. C'est elle, enfin, qui réclame aux progrès de la civilisation les moyens de réparer les maux qui en ont été la suite.

Sans parler des perturbations profondes qu'a subies notre

pays, quel changement s'est opéré dans les mœurs et les habitudes! que de modifications dans le mouvement social plus actif et plus entraînant! Les impressions sont plus vives, les difficultés de l'existence se multiplient, la course devient de plus en plus rapide, et on doit voir nécessairement s'accroître le nombre de ceux qui succombent avant d'arriver au but, ou qui, après l'avoir atteint, tombent dans un profond épuisement. Si donc chaque jour est marqué par une nouvelle conquête, pourquoi, après avoir constaté les résultats de la victoire, marchanderait-on aux vaincus et aux blessés le bénéfice de l'ambulance ou la retraite des invalides. L'aliéné est presque toujours un blessé de la civilisation, et l'asile est son ambulance.

L'emploi judicieux de l'impôt augmente la prospérité publique et imprime même plus d'activité au mouvement civilisateur. Si donc on n'y regarde pas quand il concourt à ce progrès incessamment réclamé, pourquoi se plaindrait-on quand on en détache une petite part pour soulager la misère des victimes de ce mouvement progressif? Voilà pourquoi la loi a créé pour l'aliéné un droit à l'assistance, et a repoussé d'une manière formelle toute distinction de catégories que la science ne justifie pas, et que l'humanité réprouve.

L'isolement organisé par la législation actuelle diffère essentiellement de la séquestration d'autrefois. C'est surtout le traitement du malade que la loi a eu pour but, et les minutieuses précautions qu'elle a prises sont l'expression formelle de la pensée du législateur à cet égard. L'admission, la sortie, les phases diverses du séjour, donnent lieu à des actes médico-légaux venant corroborer ou motiver les mesures prises à l'égard de ces malades, dont les intérêts matériels ne sont pas moins sauvegardés que ceux de leur santé. Si, dans des cas déterminés, la loi de 1838 pourvoit à la sécurité publique, toutes ses dispositions ont été dictées par un esprit d'humanité qui triomphe enfin des erreurs et des préjugés des temps antérieurs.

La création d'institutions spéciales, les garanties que présenté l'organisation de ces institutions, ont été les corollaires obligés de ces dispositions légales, dont le but et l'efficacité ne sauraient être méconnus, dans le cas même où on observerait dans l'application quelques imperfections transitoires. La loi contient le germe du bien, et on ne saurait lui imputer des déviations accidentelles dont il est toujours facile de discerner les causes, et auxquelles il est toujours possible d'opposer un remède efficace.

C'est pour mettre cette vérité en évidence, que nous avons minutieusement étudié toutes les indications, que nous en avons déduit la formule du devoir, que nous n'avons jamais séparée de celle des attributions. Expression de la virtualité d'un asile, l'organisation du service y caractérise les conditions fondamentales de son existence, le but que l'on doit y poursuivre, et les moyens d'action nécessaires pour atteindre ce but.

L'asile ne doit donc plus être une simple renfermerie : il doit être, selon l'expression d'Esquirol, un instrument de traitement et de guérison. Il constitue donc un milieu spécialement approprié à toutes les indications du régime physique et moral. Classification méthodique, harmonisation des services, système de surveillance, alimentation régulière, soins hygiéniques bien entendus, discipline active, etc. : l'asile doit résumer ces conditions essentielles dont nous avons cherché à donner une définition pratique.

L'étude des éléments d'activité d'une institution de ce genre ne saurait jamais être séparée de celle des conditions financières de son existence. C'est pourquoi je me suis attaché à bien déterminer le caractère de la gestion économique, ayant pour double but l'emploi judicieux des ressources existantes et la recherche des moyens propres à multiplier ces ressources.

Plus un asile satisfait à toutes les indications du traitement, plus il devient producteur, et plus le bien-être de l'aliéné contribue à la prospérité de l'institution. C'est de cette prospérité, ménagée par des mesures prudentes, que peut résulter par la suite une notable atténuation des charges de l'assistance. C'est ce que nous avons cherché à mettre en lumière, en démontrant que l'asile a tous les caractères d'une fondation hospitalière, et en indiquant comment il apporte sa part de concours aux charges que la loi a imposées à l'assistance.

C'est en envisageant la question des aliénés sous ces différents points de vue, c'est en considérant de haut l'ensemble des dispositions légales qui régissent ce service, c'est en analysant dans leurs moindres détails les indications médicales et administratives, qu'on arrive à bien comprendre tout l'intérêt qui s'attache à ces institutions qui, quoique de fondation récente, ont déjà traversé des périodes difficiles, et montré toute la force qu'elles puisent dans leur mode d'administration.

OEuvre essentiellement hospitalière, l'asile est en outre un monument dont peut, à bon droit, s'enorgueillir le patriotisme du pays qui l'a fondé. Ses progrès sont donc non-seulement une question d'humanité, mais encore une question d'honneur. L'étranger qui visite notre pays ne s'arrête pas uniquement à la splendeur de nos musées, à l'importance des monuments qui ornent nos rues, ou aux progrès de notre industrie. Il interroge également les divers éléments de l'assistance publique, et peu lui importe de reconnaître notre supériorité sur d'autres points, s'il peut nous trouver en défaut dans l'organisation des institutions hospitalières. On juge de la civilisation d'un pays aux sympathies qu'y rencontrent les aliénés, et on est heureux de constater qu'en France une noble émulation va être, dans peu d'années, la cause de créations importantes. L'opinion publique les accueille avec faveur, parce qu'elle les considère plus que jamais comme une nécessité sociale.

Quoique ce travail s'occupe du service des aliénés en général, il renferme implicitement le programme des principes qui président à l'administration de l'asile de Dijon, où des améliorations déjà obtenues ne tarderont pas à être corroborées par des améliorations plus importantes encore. Mais, en constatant le bien réalisé, je dois aussi reconnaître que mes études ont été surtout fructueuses parce que j'ai rencontré dans la commission de surveillance l'appui moral qui soutient, les sages conseils qui éclairent, et les encouragements sympathiques qui facilitent la tâche. Le bien, d'ailleurs, était d'autant plus facile à faire, qu'en le proposant, nous ne faisions que nous conformer aux vues de M. le préfet de ce département, dont tout le monde connaît le bienveillant intérêt pour tout ce qui touche à la prospérité de l'asile des aliénés de la Côte-d'Or.

Ce travail serait incomplet, si l'étude des indications administratives était isolée de considérations spéciales sur la physionomie propre de l'aliénation mentale dans ce pays. C'est la tâche dont a bien voulu se charger M. le docteur Rousseau, dont la collaboration m'a toujours été précieuse.

RAPPORT

SUR LE

SERVICE MÉDICAL DE L'ASILE D'ALIÉNÉS

de **DIJON** (Côte d'Or)

POUR L'ANNÉE 1862

par M. le Docteur E. ROUSSEAU, Médecin-Adjoint.

Le rapport médical qui, conformément aux prescriptions réglementaires, doit être adressé chaque année à l'administration supérieure, n'a pas seulement pour but de dresser l'inventaire des faits les plus saillants de la pathologie mentale proprement dite, mais encore d'apprécier tous les détails du milieu ambiant dans lequel se meut une population considérable, étudier la réaction de la localité sur la santé des malades, constater les desiderata, et indiquer, en un mot, toutes les modifications susceptibles d'être introduites pour arriver à la complète observation des principes imposés par l'hygiène, par l'humanité, et par la législation qui régit ces sortes d'établissements.

Statistique. — Primitivement l'asile de Dijon avait été destiné à recevoir 320 malades, dont 270 au régime commun, et 50 au régime spécial; mais il s'est bientôt manifesté dans cet établissement, comme du reste dans presque tous ceux de la France, et même de l'Europe, un accroissement progressif dans le nombre des aliénés, qui, le 1ᵉʳ janvier 1862, atteignait le chiffre de 379 (162 hommes et 217 femmes).

Les mêmes faits se sont produits dans le département de l'Yonne, dont les limites se confondent dans une large étendue avec celles du département de la Côte-d'Or : la population de son asile avait été fixée officiellement à 350 malades, aujourd'hui elle dépasse 400.

De tous côtés les statistiques générales constatent les mêmes résultats. Cet état de choses ne constitue donc pas un fait isolé pour la zone dont nous étudions les dégénérescences intellectuelles, mais il tend au contraire à se confirmer et à s'universaliser. Quelque brutale que soit cette vérité, il faut bien l'admettre et en supporter toutes les conséquences.

Il est inutile d'insister sur les motifs de la recrudescence de l'aliénation mentale. Ces causes sont générales et permanentes, et, suivant les spécialistes les plus éminents, elles dérivent directement du mouvement social de l'ère contemporaine. On a objecté que cet accroissement insolite de la population des asiles pourrait bien résider dans la facilité avec laquelle on admet les malades non dangereux. C'est là une erreur malheureusement trop répandue, et qui se trouve en flagrante contradiction avec le caractère élevé d'une institution essentiellement charitable.

Cette distinction entre les aliénés dangereux et non dangereux s'est établie à l'époque où les réformes les plus importantes ont été opérées dans la réorganisation des asiles, et où l'on a commencé à construire des établissements nouveaux. Elle a été surtout accréditée par certains médecins qui, dans la louable intention de ne pas effrayer les conseils généraux par des demandes qui auraient pu paraître exagérées, se sont contentés d'appuyer leurs propositions sur des statistiques qui comprenaient seulement la récapitulation des aliénés absolument nuisibles. C'est pour cette raison que plusieurs établissements, du reste fort bien construits, sont devenus insuffisants, et qu'il est nécessaire, pour combler cette lacune, ou d'encombrer les salles, ce qui est désastreux pour la santé des malades, ou de solliciter de nouvelles constructions, ce qui n'est pas toujours favorablement accueilli. Nous verrons plus loin les effets de l'encombrement dans les bâtiments de l'asile de la Côte-d'Or.

Les chiffres déjà cités nous démontrent encore la permanence de la proportion plus considérable du nombre des femmes sur celui des hommes (217 femmes pour 162 hommes). Cette situation n'est pas constante, et les statistiques révèlent que les sexes prédominent alternativement l'un sur l'autre, et qu'il peut exister des périodes de transition, pendant lesquelles l'équilibre est presque parfait. Le mouvement assez considérable qui s'est manifesté dans la population pendant l'année 1862, n'a apporté aucune modification dans la proportion signalée.

Faisant abstraction des causes générales qui président à l'évolution de la folie, et qui, dans nos relevés, n'ont rien fourni de spécial à ajouter aux bases fondamentales sur lesquelles s'est édifiée la science psychiatrique, il nous semble plus utile et plus intéressant d'aborder immédiatement l'étude des causes locales, c'est-à-dire d'envisager l'aliénation mentale dans ses rapports avec la topographie et la constitution géologique du département de la Côte-d'Or.

La première question ayant été complétement élucidée par M. le docteur Renaudin, nous nous bornerons purement et simplement à reproduire le résultat de ses observations, qui s'appuient sur un chiffre de 404 malades.

Eu égard à la population du département, la proportion est d'un aliéné sur 975 habitants. Cette proportion est au-dessus de la moyenne générale. L'explication de ce fait se trouve dans les détails de la répartition.

L'arrondissement de Dijon a donné 187 aliénés, soit 1 aliéné sur 790 habitants;

L'arrondissement de Beaune, 124 aliénés, ou 1 aliéné sur 970 habitants;

L'arrondissement de Châtillon-sur-Seine fournit 31 aliénés, soit 1 aliéné sur 1630 habitants.

On compte enfin dans celui de Semur 62 aliénés, soit 1 aliéné sur 1035 habitants.

Cette inégale répartition de l'aliénation mentale nous démontre déjà que des causes générales président à l'évolution de cette affection. Le degré d'agglomération de la population est certainement l'une de ces causes.

En effet, c'est dans l'arrondissement de Dijon que se manifeste surtout la plus grande intensité du mal. Nous y trouvons, en effet, deux villes importantes, Dijon et Auxonne, formant ensemble un total de 44,177 habitants, et fournissant 100 aliénés, ou une proportion de 1 sur 441 habitants; tandis que dans l'arrondissement, moins ces deux villes, la proportion n'est que de 1 aliéné sur 1207 habitants.

Dans l'arrondissement de Beaune, les deux villes de Beaune et de Nuits, renfermant 14,065 habitants, ont été représentées par 29 aliénés, ou par la proportion de 1 aliéné sur 485 habitants; le reste de l'arrondissement n'a fourni qu'une proportion de 1 aliéné sur 1115 habitants.

La ville de Châtillon-sur-Seine, qui renferme 4,836 habitants, a compté 7 aliénés, ou 1 sur 690 habitants; pendant que dans le reste de l'arrondissement le rapport est de 1 sur 1,895 habitants. Enfin, Montbard, Saulieu et Semur, formant ensemble une population de 10,200 habitants, donnent 19 aliénés, soit une proportion de 1 aliéné sur 537 habitants; tandis que pour le reste de l'arrondissement la proportion est de 1 aliéné sur 1,254 habitants.

En envisageant l'ensemble du département, nous voyons 155 aliénés provenant de 8 villes présentant une population totale de 73,278 habitants, ce qui constitue la proportion de 1 aliéné sur 475 habitants.

Enfin, si nous ne prenons que la ville de Dijon avec ses 86 aliénés, nous y rencontrons la proportion de 1 aliéné sur 430 habitants : c'est presque ce qui se remarque dans la capitale de l'empire.

Nature des terrains. — Dans les différentes stations géologiques, nous avons constaté que les aliénés s'y distribuaient de la sorte :

1° ALIÉNÉS PRÉSENTS LE 1er JANVIER 1862.

Terrain tertiaire moyen... 62 aliénés 27 hommes 35 femmes
Étage oolithique moyen... 39 id. 18 id. 21 id.
Terrain tertiaire supérieur. 51 id. 24 id. 27 id.
Terrain tertiaire, alluvions. 41 id. 11 id. 30 id.
Étage oolithique supérieur. 7 id. 2 id. 5 id.
Id. inférieur. 72 id. 32 id. 40 id.
Lias et infra-lias......... 25 id. 10 id. 15 id.
Terrain de transition..... 3 id. » id. 3 id.
Terrain keupérien........ 3 id. 1 id. 2 id.
Granit.................... 3 id. 1 id. 2 id.
Gneiss et Micaschistes... 2 id. » id. 2 id.

2° ALIÉNÉS ADMIS PENDANT L'ANNÉE 1862.

Terrain tertiaire moyen..... 10 aliénés 4 hommes 6 femmes
Id. supérieur... 10 id. 6 id. 4 id.
Terrain crétacé............. 1 id. 1 id. » id.
Terrain tertiaire, alluvions... 12 id. 4 id. 8 id.
Étage oolithique moyen...... 6 id. 4 id. 2 id.
Id. supérieur... 3 id. 1 id. 2 id.
Id. inférieur... 16 id. 4 id. 12 id.
Lias et infra-lias........... 3 id. 1 id. 2 id.

Nous présentons ces résultats sans aucun commentaire, parce que le chiffre des malades observés est encore trop peu considérable pour permettre d'en généraliser la signification scientifique. Nous relatons simplement des faits qui offrent par eux-mêmes un certain degré d'intérêt, mais dont l'insuffisance des tables géologiques nous prive en partie du profit qu'on pourrait en tirer.

Clinique médicale. — Pendant l'année 1862, les observations cliniques se sont effectuées sur un total de 478 aliénés, sur lesquels 379 étaient présents le 1er janvier ; les admissions dans l'année se sont donc élevées au chiffre de 99.

Mais avant tout, abandonnant l'allure fastidieuse de la statistique, au lieu d'examiner à part chacune des individualités délirantes dans leur rapport numérique, nous préférons grouper les faits et étudier les différents points de doctrine que les investigations scientifiques opérées dans le service médical sont venues compléter ou même confirmer. Nous signalerons, en premier lieu, les expériences entreprises sur la manie intermittente, dans le double but d'élucider sa pathogénie et de prévenir ses accès. Rapprochée des états morbides intermittents proprement dits, par certains auteurs qui ont eu le tort de confondre le type de la maladie avec sa nature, elle s'est constamment montrée réfractaire à toute médication spécifique, et les composés quiniques administrés soit isolément, soit associés à d'autres substances sédatives du système nerveux, sont toujours restés sans aucune efficacité. On est d'accord aujourd'hui que cette intermittence n'est pas soumise aux lois communes de la périodicité, et qu'il faut chercher la raison de ce phénomène en dehors de la nature même de l'affection. Déjà depuis longtemps Fodéré avait admis que les actions causales du retour des accès se rencontrent :

1° Dans le *monde extérieur*, où les phénomènes de la plus haute importance, et qui stimulent directement chacun de nos appareils, se reproduisent successivement et avec une uniformité plus ou moins parfaite ;

2° Dans l'*organisme*, où l'on constate des fonctions, des impulsions, des besoins, des maladies, dont les manifestations revêtent un caractère remarquable de régularité. Il signale en troisième lieu l'influence de l'*habitude*, « qui nou-seulement » donne aux organes une facilité toujours croissante à s'aban- » donner aux mouvements vicieux qui leur ont été imprimés » plusieurs fois, et cela, sous l'action des causes en apparence » les moins propres à troubler l'harmonie de leurs fonctions, » mais qui reproduisent encore spontanément, et dans l'ab-

» sence de ces causes, ces mêmes mouvements vicieux. »

Laissant de côté les influences météorologiques, que l'hygiène seule est appelée à combattre, et faisant abstraction de la forme de la folie, nous nous bornerons à rechercher quelles sont les influences locales dont le retentissement amène les désordres nerveux auxquels nous faisons allusion, ce qui nous conduira à démontrer qu'un accès venant de se terminer, le suivant n'éclatera pas sous l'empire seulement de la constitution maladive, mais que la virtualité délirante, qui sommeille pendant la période de calme, ne reparaîtra qu'après que l'organisme, stimulé par des excitations spéciales, aura éprouvé lui-même quelques troubles fonctionnels précurseurs. Ce sont ces incitations qui, quelquefois régulières comme les puissances primitives dont elles émanent, impriment à l'affection mentale une marche intermittente; et leur action est d'autant plus puissante sur l'économie, que la folie remonte à une époque plus éloignée.

Dans la période d'organisation de la virtualité délirante, si les actions causales ne sont pas trop énergiques, il est possible de constater une série de phénomènes prémonitoires qui constituent la période d'incubation proprement dite, et dont l'expression symptomatique se résume dans des troubles purement fonctionnels des différents systèmes généraux. Ils apparaissent comme manifestation primordiale, indiquent la partie la plus impressionnable de l'économie, et révèlent le point d'application de la cause morbifique. Ces modifications se produisent dans les appareils de la circulation, de la respiration, de la digestion, de l'innervation, des sécrétions, etc. Elles ont été reconnues par tous les observateurs; mais leur intervention comme puissances pathogéniques n'a pas été suffisamment étudiée. Ces accidents, phénomènes intermédiaires, légers au début, et presque toujours insidieux, sont susceptibles d'être combattus avec succès; mais, abandonnés à eux-mêmes, ils revêtent avec le temps un caractère remarquable de continuité et de ténacité; ils impriment à l'économie des secousses dangereuses, préparent des lésions organiques, et troublent profondément l'équilibre général. Ils déterminent consécutivement un *état anxieux* qui se rencontre presque invariablement dans les formes actives de la folie, et qui, par sa réaction sur les forces psychiques, amène ces changements radicaux dans le caractère, les goûts, les habitudes et les passions.

Enfin, après une série plus ou moins longue d'intermittence et d'oscillations, les causes efficientes conservant leur énergie et leur direction, le délire éclate et revêt la *forme dépressive* si l'élément douloureux s'est fixé au centre, ou bien la *forme expansive* s'il s'est disséminé à la périphérie. Il nous semble donc, toute chose marchant régulièrement, qu'on peut admettre, dans la période d'incubation de l'aliénation mentale, trois phases bien distinctes :

1° Des phénomènes prémonitoires consistant dans une lésion vitale des fonctions de la vie organique ;

2° L'aggravation de ces accidents, un état anxieux spécial ;

3° Des troubles superficiels dans les actes de la vie animale et de relation ; enfin le délire ou état pathologique complet.

Ces considérations admises, nous résumons dans les formules suivantes l'influence de ces phénomènes sur les cas particuliers que nous allons étudier :

1° Toutes les fois que l'aliénation mentale se manifeste par accès intermittents, les troubles fonctionnels qui se sont développés lors de son organisation, se reproduisent à chaque accès, dont ils constituent les causes efficientes du retour.

2° Ils sont, pour la plupart, susceptibles d'être combattus avantageusement par une médication appropriée, lorsqu'on a été assez heureux pour les constater à une époque rapprochée de leur apparition.

3° Si les agents thérapeutiques peuvent en triompher, l'accès qu'ils allaient déterminer avorte complétement.

4° Dans le cas contraire, lorsque l'accès a éclaté, ils persistent avec une extrême ténacité, et résistent à tout traitement rationnel.

Troubles de la circulation. — Ils sont le résultat d'une perturbation profonde du système nerveux. On peut assister à leur développement, qui se produit avec quelque lenteur, et constater qu'ils suivent une marche assez régulièrement progressive. Toutefois, pour apprécier ces particularités, il faut, de toute nécessité, mettre en usage tous les moyens d'investigation ; car, si l'on se bornait à la simple inspection du pouls, on pourrait méconnaître ces lésions importantes. Le désaccord le plus complet se manifeste dans les fonctions du cœur et des artères, où naguère tout était harmonie et régularité. Les mouvements de l'organe central de la circulation deviennent plus fréquents, plus tumultueux, comme dans les palpitations ordinaires ; puis leur rhythme s'altère, la contraction ventriculaire augmente d'énergie, et pendant la systole, la pointe du cœur, en heurtant la paroi thoracique, soulève visiblement une grande partie de la région précordiale. La palpation donne la mesure de ces battements exagérés. Elle indique aussi le degré de spasme de la masse ventriculaire, dont le sommet bat constamment dans la direction de la verticale abaissée du mamelon : signe précieux pour le diagnostic, car il indique qu'il n'existe aucun changement dans la forme et dans la position de l'organe. L'auscultation révèle une intensité plus grande des bruits du cœur. Ils résonnent quelquefois dans presque toute l'étendue de la poitrine, mais ne présentent pas de modifications anormales proprement dites. Le bruit systolique est sonore et éclatant ; le bruit diastolique, sourd et étouffé. Le pouls offre des caractères complétement opposés : il est petit, nerveux, intermittent, facilement dépressible, quelquefois isochrone avec la systole ventriculaire, quelquefois légèrement retardé. Ces différents symptômes pourraient au premier abord en imposer pour une hypertrophie avec rétrécissement d'un orifice artériel. Mais on arrivera à un diagnostic certain, en s'appuyant sur les commémoratifs, et en examinant attentivement la marche de la maladie. Son intermittence, l'absence de bruits anormaux du côté du cœur, la détermination exacte des limites de cet organe, enlèveront toute idée d'hypertrophie, et surtout d'hypertrophie compliquée.

La constance des caractères que nous venons de signaler est telle, que nous n'hésitons pas à considérer ces troubles fonctionnels comme spéciaux à l'aliénation mentale. Il est bon toutefois de signaler une particularité qui peut se rencontrer chez les jeunes gens parvenus à l'époque de la puberté, et qui consiste dans la production d'une véritable *hypertrophie temporaire*. Le mouvement fluxionnaire qui préside à l'évolution organique, au lieu de se généraliser sur toute l'économie, fixe plus particulièrement son action sur le tissu du cœur, qui atteint d'emblée ses plus fortes dimensions naturelles. Cette anomalie, *par précocité d'un organe*, est quelquefois la source d'accidents sérieux; mais plus tard, lorsque le corps est arrivé à son complet développement, le volume du cœur, qui n'a plus progressé, se trouve en état de rapport harmonique avec la constitution anatomique générale, et tout rentre dans l'ordre. Chez les aliénés, malgré cette complication, les choses se passent comme il a été dit plus haut.

Observations. — Pierre Dev... est atteint de manie intermittente entée sur une prédisposition héréditaire et développée progressivement par suite de quelques contrariétés et d'excès de travail pendant l'évolution pubère. Les accès se reproduisaient habituellement deux fois par an, et se prolongeaient pendant 2 ou 3 mois. On constatait alors une excitation incoercible, avec délire des actes, une mobilité extrême, des tendances agressives et destructives. Sa turbulence était telle, qu'on se trouvait obligé de le séquestrer et de le camisoler, non-seulement dans le but d'assurer la sécurité des personnes, mais encore dans celui de le placer lui-même à l'abri de ses propres fureurs. Depuis qu'il a été démontré que les accès sont précédés de troubles circulatoires, on est parvenu à les faire complétement avorter. Le traitement a consisté uniquement dans l'administration de la teinture alcoolique de digitale à doses croissantes.

Ce jeune homme, qui, dans les périodes de calme, fait preuve d'excellentes qualités, a conscience de sa situation : il prévoit ses accès, et aussitôt qu'il éprouve quelque chose d'insolite du côté de la circulation, il vient réclamer lui même l'intervention médicale. Son existence est actuellement très-supportable, et tout fait espérer pour lui une amélioration progressive.

Nous avons observé les mêmes phénomèmes chez Joseph R... , dont l'affection mentale reconnaît pour cause préparante un état congestionnaire habituel, et pour cause déterminante un outrage sanglant et public de la part d'un de ses amis. Comme dans la plupart des émotions vives, le cœur fut immédiatement agité de violentes palpitations; mais, au lieu de se calmer avec le temps et dans la même mesure que l'irritation consécutive à l'injure, elles persistèrent, et devinrent le point de départ d'un violent accès de manie. Chez ce malade, le délire était général, et se manifestait dans les idées comme dans les actes. Pendant la série des accès qu'il nous a été donné d'observer, les troubles de la circulation constituèrent invariablement les premiers symptômes objectifs. Le traitement fut héroïque. R.... recouvrait le calme et la plénitude de ses facultés intellectuelles, lorsqu'il fut emporté par une dyssenterie qui avait déterminé une inflammation gangréneuse de la presque totalité du rectum. Cette observation est encore intéressante, en ce qu'elle démontre la différence d'action des causes prédisposantes et déterminantes. Les premières modifient à leur façon l'état général de la substance physique, en enrayant les fonctions, en détruisant la résistance vitale, et en brisant les synergies. Les secondes sont leur complément indispensable. Elles sont remarquables par leur action vive, profonde, et par l'immutabilité de leur direction, qui atteint toujours un des points du système nerveux central, quel que soit du reste l'appareil qu'elles auront dû impressionner primitivement : et c'est facile à concevoir, puisque, les foyers d'innervation étant multiples, chacune de ces causes devra suivre un trajet différent avant d'arriver au réceptacle définitif des sensations. Les troubles fonctionnels dont nous faisons actuellement l'histoire, constitueraient donc les premiers phénomènes de l'application de la cause occasionnelle sur l'un des foyers d'innervation.

Les crises épileptiques et l'excitation maniforme de l'épilepsie larvée sont souvent précédées de palpitations. On peut quelquefois prévenir les accès; mais après une période de calme on voit les convulsions par série remplacer les convulsions isolées.

Troubles de la digestion. — Les embarras gastriques jouent un rôle important par les sympathies et les réactions qu'ils déterminent. Ils sévissent avec une fréquence et une intensité variables suivant les idiosyncrasies, les saisons et la constitution médicale. Habituels et pour ainsi dire physiologiques chez certains individus, ils se développent chez d'autres dans les circonstances suivantes : lorsque la température se modifie, que les chaleurs deviennent considérables ; lorsque la qualité des substances alimentaires se transforme, ce qui survient dans les différentes périodes de l'année, qui apportent chacune un notable changement dans le mode de nourriture. C'est dans ces cas surtout que les accès peuvent revêtir un type d'une régularité presque parfaite. L'anesthésie prédispose aux embarras gastriques, en ce sens, que la muqueuse gastro-intestinale, constituant l'organe complémentaire de l'enveloppe cutanée, se surexcite aussitôt que cette dernière cesse de fonctionner. De là ces appétits voraces, ces perversions du goût, et comme dernière conséquence, l'état saburral des voies digestives, certaines dyspepsies, les vomissements et les diarrhées incoercibles.

Parfois l'embarras gastrique se répand à la manière d'une épidémie : c'est quand la constitution médicale affecte la forme bilieuse, ainsi qu'on a pu l'observer pendant les années 1860 et 1861.

Quoi qu'il en soit, lorsque ces troubles digestifs ont été le point de départ des accidents nerveux, et que par leur reproduction ils réveillent la virtualité délirante, il est nécessaire de leur opposer une médication énergique. Les antimoniaux sont les agents qui conviennent le mieux. Il faut toutefois remarquer que dans les cas graves, administrés à petite dose, ils peuvent hâter l'explosion de l'accès. La méthode qui procure les résultats les plus avantageux, consiste à prescrire ces médicaments à dose rasorienne.

Observations. — Jeanne M... est atteinte de manie intermittente dont les causes sont peu connues, mais dont le point de départ semble surtout résider dans les défauts du caractère primitif.

Les accès sont fréquents ; ils se reproduisent tous les deux mois, et sont en général précédés d'un embarras gastrique des plus intenses.

Quand le délire éclate, il se manifeste exclusivement dans les actes ; l'excitation est extrême, et s'accompagne de mauvais instincts et d'impulsions dangereuses.

L'émétique employé au début fait rapidement avorter l'accès ; mais, pour obtenir un succès certain, on doit agir vigoureusement, et élever la dose de cette substance jusqu'à 0,50 centigr. par jour.

L'observation suivante est une des plus remarquables qu'il nous ait été donné d'étudier. Il s'agit de la malade Jeanne B..., dont l'affection présente les symptômes de la folie à double forme, mais qui en diffère essentiellement par sa marche. Cette affection consiste dans des alternatives d'excitation maniaque et de lypémanie stupide, qui se manifestent soit isolément, de sorte que l'accès est exclusivement caractérisé par un seul de ces états ; soit successivement, et dans ce cas, ou bien l'excitation apparaît la première et se termine par une période de stupidité, ou bien, au contraire, c'est la stupidité qui débute et qui est suivie de la phase maniaque.

Les prodromes de ces accès sont constants, et se spécialisent dans l'état saburral des voies digestives, quand la stupidité va survenir, ou dans les troubles fonctionnels de la circulation, lorsque l'excitation doit éclater. La période de calme se prolonge pendant plusieurs mois, pendant lesquels la malade jouit d'une lucidité parfaite.

Le traitement préventif de l'accès se résume dans l'administration de la digitale ou de l'émétique, suivant les indications, et les résultats ont toujours été des plus satisfaisants.

Insomnie. — On la rencontre assez souvent comme symptôme précurseur de l'aliénation mentale; et ce qui doit surtout fixer l'attention, c'est que l'impossibilité de se livrer au sommeil se reproduit quelquefois avant chacun des accès subséquents.

C'est ce que nous avons constaté chez Mme Th... atteinte de lypémanie à la suite de revers de fortune et de la perte d'une fille unique. Chez cette malade, les choses se passaient de la manière suivante : Après une période de calme d'une durée variable, insomnie accablante se prolongeant au moins une semaine, puis dépression, délire lypémaniaque intense accompagné des plus sinistres préoccupations. — L'opium administré à doses croissantes le soir avant le coucher, les dérivatifs sur le canal intestinal, les grands bains, l'exercice en plein air, ont progressivement calmé le système nerveux, ramené le sommeil, supprimé les accès, et déterminé une guérison qui ne s'est pas encore démentie.

Les **Troubles menstruels** : aménorrhée, dysménorrhée, ménoxénie, ont une influence remarquable dans les manifestations *périodiques* des accès de délire. Ces désordres sont presque toujours consécutifs. Ils dérivent soit d'une mauvaise constitution, soit d'un état pléthorique qui occasionne une congestion trop considérable de l'utérus, soit d'une perturbation profonde du système nerveux. Dans les deux premiers cas, l'élément douleur réagit sur l'impressionnabilité maladive, et rappelle l'excitation; tandis que dans la ménoxénie, la fluxion, ne s'opérant pas sur les organes génitaux, se reporte sur l'encéphale, et produit les mêmes accidents.

Les observations sur les faits de ce genre sont tellement nombreuses, que nous croyons inutile d'en citer aucune. Les antispasmodiques et les narcotiques, tels que le castoréum, l'assa-fœtida, l'opium, la belladone, par leur action rapide et profonde, sont susceptibles, en calmant l'éréthisme douloureux, de prévenir quelques accès. Toutefois les succès sont plus rares dans les troubles menstruels, parce qu'ils exigent habituellement un traitement général, et partant prolongé.

On a rencontré dans certaines circonstances la ménorrhagie, se comportant aussi comme symptôme précurseur. Dans un cas de ce genre, l'ergot de seigle, administré avant l'époque, suspendait invariablement l'explosion du délire, aussitôt qu'il avait ramené l'écoulement sanguin à son abondance normale : résultat plein d'intérêt, non-seulement comme fait pathologique, mais encore comme preuve thérapeutique, en ce qu'il démontre d'une manière péremptoire l'action spéciale de l'ergot de seigle sur le tissu utérin *non imprégné*.

Les dimensions de notre cadre ne nous permettent pas de signaler tous les désordres qui peuvent se manifester dans chacune des fonctions physiologiques, et d'autant plus qu'il nous reste à compléter cette étude par l'histoire des différents états pathologiques qui peuvent non-seulement déterminer l'aliénation mentale, mais encore apparaître comme phénomènes occasionnels des retours d'accès. Nous résumons les faits observés dans les formules aphoristiques suivantes :

1º Les affections à type continu (fièvre typhoïde, bronchite, pleurésie, pneumonie.....) sont susceptibles, dans certains cas, par la disparition subite de leurs symptômes, de produire l'aliénation mentale. A un moment donné, l'affection primitive reparaît avec ses caractères spéciaux, agit à la manière d'une crise favorable, et dissipe les accidents nerveux ; puis les choses se reproduiront dans le même sens et sous forme d'accès, si l'art n'intervient pas, ou bien la guérison générale surviendra d'emblée si cette dernière vient à céder.

2º Lorsqu'une affection à type intermittent ou périodique (fièvre intermittente, rhumatisme, goutte, névralgie) détermine l'aliénation mentale, soit en se larvant, soit en sévissant avec une intensité extrême, si cette dernière maladie revêt le type intermittent, la période d'incubation de ses accès consistera dans une manifestation nouvelle de l'affection primitive.

3° Si les agents thérapeutiques peuvent triompher de l'affection intermittente primitive, la guérison générale s'ensuivra.

4° Si les agents thérapeutiques suppriment seulement l'accès de l'affection intermittente primitive, en laissant toutefois intacte sa virtualité pathologique, l'accès d'aliénation mentale avortera, mais plus tard les mêmes alternatives se renouvelleront.

5° Lorsqu'une affection intermittente ou périodique se manifeste dans le cours de l'aliénation mentale, les circonstances suivantes peuvent se produire : ou les deux maladies marchent parallèlement, sans aucun retentissement de l'une sur l'autre; ou l'affection intermittente modifie le type de la folie en lui substituant le sien propre; ou bien encore le délire reste continu, mais subit des exacerbations coïncidant avec les accès de l'affection intercurrente qui le complique.

Affections continues. — Observation. — Le nommé Bonn... reste plusieurs heures sous l'influence d'un froid considérable, en aidant à éteindre un incendie. — Pleurésie gauche avec épanchement dans toute l'étendue de la cavité thoracique correspondante.

Le troisième jour, tous les accidents disparaissent, la fièvre tombe, et le liquide se résorbe. Immédiatement après, accès de manie qui dure trois mois. Il est jugé par une phlegmasie nouvelle et spontanée de la plèvre, mais cette fois sans épanchement consécutif. La guérison de la pleurésie obtenue, les symptômes de la folie n'ont plus reparu.

La bronchite et la pneumonie possèdent cela de remarquable, qu'elles se renouvellent quelquefois à plusieurs reprises, et communiquent à l'affection mentale dont elles constituent le substratum, un véritable type intermittent.

Toutefois cette apparence n'est que superficielle, puisqu'au fond elles ne doivent être envisagées que comme des mouvements critiques.

Fièvres intermittentes. — Elles dérivent en général de l'intoxication paludéenne, quelquefois d'affections locales ou constitutionnelles, comme la phthisie, ou les maladies de la rate ; ou bien encore elles sont consécutives à certaines opérations chirurgicales sur les organes génitaux, après le cathétérisme, la lithotritie ; enfin, dans certains cas, elles sont le résultat d'une émotion vive, ainsi que le professe M. le docteur Renaudin.

Malgré toutes ces différences pathogéniques, leur expression symptomatique est la même ; seulement leur gravité varie suivant la cause qui les a produites. L'état fébricitant peut déterminer l'aliénation mentale de plusieurs manières :

1° Par *sa durée*. Alors les forces radicales s'épuisent, il survient un appauvrissement physiologique général, et le système nerveux, ainsi que dans toutes les cachexies et les intoxications diathésales, contracte une aptitude funeste aux affections nerveuses.

2° Par *substitution*. Après une série d'accès, la fièvre intermittente se larve, et est remplacée par le délire de la folie, qui poursuit sa marche comme s'il s'était développé essentiellement ; puis la fièvre reparaît, juge l'accès d'aliénation mentale, persiste un espace de temps variable, se larve de nouveau et ramène le délire. Ce qui revient à dire qu'un accès de fièvre intermittente agit comme crise de l'accès de folie précédent, et comme cause occasionnelle de l'accès subséquent.

3° Par *combinaison*. Dans ce cas, le délire remplace un des stades de l'accès fébrile, sans toutefois qu'il y ait aucune ressemblance avec les fièvres dites pernicieuses délirantes. Le mélange des deux affections est un fait intéressant : le délire subit des rémissions pendant lesquelles on voit prédominer un ou deux des stades qui ont persisté.

Observations. — M. G. . ., ingénieur de l'administration des chemins de fer, contracta une fièvre intermittente dans une localité marécageuse et malsaine où il était chargé de présider à l'établissement d'une voie ferrée.

L'importance de ses occupations lui fit négliger sa santé, et après quelques mois de souffrances la fièvre se supprima brusquement et détermina l'explosion d'un délire maniaque des plus intenses. Transféré dans l'asile de Dijon, on observa une série d'accès dans lesquels l'excitation maniaque et les symptômes fébriles se succédaient d'une manière régulière. Le sulfate de quinine, peu efficace au début, calmait légèrement les accidents, et amenait des rémissions de courte durée; cependant il finit par triompher de la fièvre intermittente, et la guérison fut complète.

R..., employé des chemins de fer, fut atteint de manie consécutive à une vive frayeur éprouvée dans un accident dont son inexpérience avait été en grande partie la cause. Cet effroi détermina chez lui une perturbation profonde du système nerveux, et occasionna une véritable fièvre intermittente dont un des accès, s'étant larvé à un moment donné, fut remplacé par le délire de l'aliénation mentale. Après une marche continue, la manie éprouva tous les deux jours des intermittences pendant lesquelles apparaissait une période de chaleur suivie d'une période de sueur. Le quinquina administré à hautes doses supprima d'abord l'élément fébricitant, qui se traduisait par la manifestation des deux stades signalés; et dès lors le délire, dégagé du substratum qui l'entretenait et réduit à sa plus simple expression comme entité pathologique, perdit progressivement de son intensité, et finit par disparaître complétement.

Rhumatisme. — Une des influences les plus évidentes dans la période préparante des accès, est celle des affections rhumatismales. Nous faisons toutefois observer que nous n'entendons pas parler de ces inflammations articulaires aiguës ou chroniques, profondes, tenaces, caractérisées par une réaction vive, par des symptômes généraux, et par une tendance funeste à se répercuter sur les différents systèmes les plus importants de l'économie : nous voulons seulement faire allusion à ces rhumatismes superficiels, vagues, erratiques, et occasionnant plutôt les douleurs qu'on appelle rhumatoïdes. Nous en rapprochons aussi le rhumatisme musculaire, affection qui participe autant du rhumatisme que de la névralgie.

Observations. — Le nommé Ch...., étant monté sur un toit pour s'emparer d'une poule évadée de sa basse-cour, éprouve une terreur profonde après avoir perdu l'équilibre et manqué d'être précipité d'une hauteur considérable.

Quelques jours après, à la suite d'un refroidissement, il est pris de douleurs rhumatismales presque générales, puis le délire éclate et revêt la forme intermittente. Chacun des accès est précédé d'une manifestation rhumatismale déterminant de vives souffrances dans les articulations de l'épaule, du coude et du bassin, siégeant quelquefois dans la profondeur des muscles, et s'étendant même jusqu'aux viscères abdominaux. Il se produit encore invariablement chez ce sujet une autre affection douloureuse, la névralgie ilio-scrotale.

Ch.... devient alors triste, morose, soucieux ; il est agité par de tristes pressentiments, car il a conscience de l'orage qui se prépare. Rien n'égale l'intensité de ces accès, pendant lesquels prédomine une fureur aveugle et continue. On est parvenu à les faire avorter en attaquant directement l'affection rhumatismale prémonitoire, qui cède assez rapidement à l'administration de la poudre de Dower. Bien que la virtualité délirante existe toujours, ce malade n'a pas subi d'accès depuis un an. Il est calme, actif, intelligent, laborieux, et sait se rendre utile dans l'établissement. Il faut toutefois recourir encore à la médication prophylactique.

Les choses se passent d'une manière identique chez le nommé Rous....: seulement son affection diffère de la précédente au point de vue de la pathogénie.

A la suite d'un coup de feu qui lui fracassa le bras gauche, il fut atteint de manie aiguë à type continu. Séquestré pendant plusieurs années dans les cellules malsaines de l'asile de Dijon, il y contracta une affection rhumatismale qui, se reproduisant sous forme d'accès, imposa un type intermittent à la maladie mentale.

La poudre de Dower, comme ci-dessus, a toujours procuré les résultats les plus avantageux

Sans nous étendre davantage sur l'étude de ces différentes entités pathologiques, nous constatons que la méthode abortive est appelée à occuper le premier rang dans le traitement de l'aliénation mentale. Dans la maladie confirmée, elle conjure et éloigne les accès, diminue l'influence de l'habitude, affaiblit la virtualité délirante, rend l'existence supportable, et procure même des guérisons.

Mais dans la période préparante de la folie, son intervention est souvent toute-puissante, et nous possédons plusieurs observations dans lesquelles, cette affection étant sur le point d'éclater, on a pu la prévenir par une médication énergique dirigée spécialement contre les phénomènes prémonitoires dont il a été question au commencement de ce travail.

De l'État sanitaire en général. — Les maladies accidentelles ont sévi avec une grande intensité dans l'établissement, et leur apparition a toujours coïncidé avec l'époque des mauvaises saisons.

Les motifs de ces recrudescences pathologiques résident exclusivement dans l'existence de certaines dispositions locales défectueuses, et surtout dans l'insuffisance de l'*habitation de jour;* et ce qui le prouve d'une façon péremptoire, c'est que la santé générale s'améliore aussitôt que la bonne saison permet le travail à l'air libre.

En hiver, et pendant le jour, les malades sont confinés dans des appartements étroits, et privés de la quantité d'air suffisante pour l'entretien de la respiration.

La position de ceux qui habitent les *soubassements* est surtout déplorable. La pierre domine partout, sombre, humide, glissante, imprégnée d'odeurs fétides. Le plancher, carrelé chez les hommes, bituminé chez les femmes, se trouve à quelques pieds au-dessous du niveau du sol. La lumière pénètre difficilement par des ouvertures qui ressemblent plutôt à des soupiraux, et qui la plupart du temps ferment d'une manière si incomplète, qu'elles laissent pénétrer le froid et le brouillard.

Au contraire, dans certains endroits, comme par exemple

dans la salle commune des agitées, dans celle des paralytiques hommes et femmes, dans l'ouvroir attenant à la lingerie, la chaleur devient suffocante, et l'on est obligé, pour établir une ventilation salutaire, d'ouvrir les impostes des fenêtres opposées, ce qui produit tous les inconvénients d'un changement brusque de température. Cette cause a déterminé, au commencement de l'année, un nombre considérable de névralgies et de rhumatismes articulaires et musculaires.

En thèse générale, dans toutes les parties de l'établissement qui reçoivent les malades pendant la journée, la plus immédiatement importante des fonctions physiologiques s'exerce d'une manière incomplète, et l'atmosphère est presque constamment viciée par le dégagement de l'acide carbonique, par les produits de la respiration pulmonaire, et par ceux des sécrétions cutanées. Cette viciation de l'air est plus marquée à certaines périodes de la journée. L'on sait, d'ailleurs, d'après les expériences de Prout et d'Apjohn, que l'exhalation d'acide carbonique est sujette à des *maxima* et à des *minima*, qu'elle atteint son *summum* entre onze heures et midi, et que c'est pendant la nuit que l'économie perd le moins de ce gaz délétère. C'est donc un des motifs les plus puissants pour que l'habitation de jour soit spacieuse, et qu'elle ne serve à aucun autre usage qu'à celui que sa spécialité lui assigne.

MM. Andral et Gavarret ont aussi démontré que l'homme fournit généralement par le poumon presque deux fois autant d'acide carbonique que la femme : de là l'indication, non pas d'établir des quartiers plus spacieux pour les hommes, ce qui constituerait une dépense exagérée, mais de répandre les malades de ce sexe sur une étendue plus considérable.

A Dijon, la disposition contraire existe : les ateliers sont rudimentaires, et les bâtiments même de la division des hommes se trouvent coupés en travers par la chapelle, ce qui les rend beaucoup moins vastes que ceux de la division des femmes.

Les accidents qui se manifestent sous l'influence de l'encombrement sont prochains ou éloignés.

Parmi les premiers, nous avons déjà noté l'insuffisance de la respiration, qui, mettant obstacle à l'oxygénation du liquide nourricier, favorise la stase du sang veineux, détermine une véritable intoxication et une tendance funeste aux congestions et aux hémorrhagies cérébrales. Aussi les fluxions sanguines ont-elles sévi fréquemment parmi nos aliénés. Nous avons de plus observé une véritable épidémie de furoncles, et il ne serait pas trop déraisonnable de supposer que dans certains cas l'activité de la peau se surexcite pour suppléer aux fonctions du poumon dont elle est naturellement l'organe complémentaire, et donne lieu à ces affections de l'enveloppe extérieure du corps.

Parmi les accidents éloignés, il faut citer l'affaiblissement général, l'étiolement, la chlorose, et toute la série des cachexies, une aptitude marquée à contracter les différentes épidémies, la marche plus rapide de la folie aiguë vers la chronicité ou la démence, enfin la terminaison plus prompte de la paralysie générale, qui se complique de symptômes d'adynamie et de putridité, d'escharres plus étendues et plus profondes, de gangrènes, d'inflammations diffuses phlegmoneuses ou erysipélateuses.

S'il nous est permis, pour confirmer toutes ces assertions, d'anticiper sur l'année 1863, nous signalerons une épidémie de grippe qui a déterminé 7 décès sur 15 malades atteints de cette affection. Cette gravité exceptionnelle s'est développée chez des sujets déjà affaiblis. Il y eut, dans ce cas, production de bronchites générales et de pneumonies lobulaires mortelles en quelques heures.

Un des éléments qui intéressent directement la *santé spéciale*, c'est-à-dire celle de l'individu considéré au seul point de vue de l'aliénation mentale, consiste dans la *classification* des malades dans les différents quartiers d'un asile. Elle est d'une telle importance, que la *législation française* la prescrit d'une manière formelle, non-seulement au point de vue des convenances humanitaires, mais encore à celui de la tranquillité et de la prospérité des établissements.

Toute classification est encore impossible dans celui de Dijon, où les bâtiments ont été subdivisés à l'intérieur par des intersections purement arbitraires. Les résultats de cet état de choses sont déplorables. Les tranquilles, asservis aux caprices tyranniques des agités, et souvent en butte à leurs violences, perdent le goût du travail et participent bientôt de leur excitation.

Les lypémaniaques, qui sont en proie à des idées de persécution, pour qui tout constitue un sujet de frayeur, qui ont besoin d'une existence paisible et d'une protection constante, se confirment davantage dans leurs conceptions délirantes, et acquièrent de nouveaux motifs de terreur. Dans certains cas, ils deviennent susceptibles de surmonter leur inertie, et alors la réaction qu'ils opposent aux mauvais traitements de la part de quelques aliénés turbulents peut causer de graves accidents.

Les épileptiques, par leurs cris, leurs chutes imprévues, par l'appareil symptomatique effrayant qu'ils déploient dans leurs hideuses convulsions, sont de nature à déterminer les mêmes accidents chez les malades impressionnables qui habitent avec eux un quartier commun. Les malpropres, les gâteux, les paralytiques, les infirmes, tout ce qui est tombé dans la *misère physiologique*, et qui constitue le *caput mortuum* d'un asile, inspirent d'abord le plus profond dégoût aux aliénés qui possèdent encore des restes de sensibilité; puis beaucoup de ces derniers, à force de contempler de semblables spectacles, finissent par s'y habituer et par s'anéantir peu à peu dans la plus complète dégradation.

Dans un quartier composé d'éléments hétérogènes, il est impossible d'établir aucune discipline; le travail même ne peut être permanent et productif. L'excitation se perpétue, et atteint à la longue un degré de violence extrême. La chronicité des affections est la règle générale, tout traitement régulier devient impraticable, et les sorties par guérison forment une rare exception.

Les deux lacunes importantes que nous venons de signaler dans l'asile de Dijon, c'est-à-dire l'insuffisance de l'habitation de jour, et le défaut de classification des individualités délirantes, exigent une série de réformes promptes et radicales. Elles auront pour résultat, non-seulement d'améliorer le sort de malades si dignes d'intérêt, mais encore d'élever cet établissement au degré d'importance qu'il mérite sous tant d'autres rapports.

Guérisons. — Le chiffre des guérisons pendant l'année 1862 s'est élevé à 24, et sur ce total, 11 appartiennent à la population présente le 1er janvier, tandis que les 13 autres ont été obtenues sur les malades admis pendant l'année : ce qui permet d'établir les proportions suivantes.

Rapports des guérisons à la population présente au 1er janvier 1862 : ci .... 1 sur 34,4
— aux admissions .... 1 sur   7,61
— à la population totale................... 1 sur   19,9

Ces résultats sont en tout point conformes à ceux que fournissent les statistiques générales : il est donc inutile d'insister d'une manière spéciale sur ce sujet. Nous ne produirons pas non plus de nouvelles observations médicales, puisque les plus intéressantes ont déjà été citées dans le cours de ce travail.

Décès. — Sur les 36 décès qui ont eu lieu pendant la même année, les admissions en ont fourni 15, et la population primitive 21, ce qui donne les rapports suivants :

Rapports des décès à la population présente le 1er janvier .... 1 sur 17, 5
— aux admissions...................... 1 sur 6, 6
— à la population totale .... 1 sur 13, 2

Si maintenant l'on recherche quelles sont les affections qui ont joué le rôle le plus actif à l'égard de la mortalité, on en rencontre quatre seulement qui ont surtout prédominé. C'est d'abord le marasme cérébral, qui a occasionné 12 décès;

la paralysie générale............ 8 id.;
la pneumonie.................... 3 id.;
la congestion cérébrale .... 3 id.

Enfin, pour chacun des 8 qui restent, il s'est présenté autant d'affections différentes.

Nécropsies. — Les altérations anatomo-pathologiques révélées par l'autopsie sont nombreuses et fréquentes; mais, suivant nous, elles n'indiquent en général que la durée, les complications ou les résultats de l'affection primitive, et ne nous éclairent en rien sur sa forme, pas plus que sur sa nature.

Dans le cas de délire très-ancien, et surtout de démence, voici les lésions qui nous ont paru le plus caractéristiques. Les os du crâne sont presque constamment éburnés, et l'on ne rencontre plus qu'en de rares endroits les vestiges des tissus spongieux.

Cette tendance à l'*éburnation* ou à la *plasticité osseuse* contraste d'une manière remarquable avec la disposition à l'*atrophie* du cerveau et de ses membranes. Ces dernières sont la plupart du temps amincies, soit en totalité, soit sur quelques points seulement, tandis qu'elles sont épaissies dans d'autres endroits. Nous avons vu assez souvent l'amincissement se manifester à la base et à la convexité, et l'épaississement sur les bords latéraux des hémisphères. Leur adhérence avec la couche corticale est un fait très-commun : si alors on les enlève, elles entraînent après elles des portions de la substance grise, et laissent à la place une surface d'apparence ulcéreuse.

Quelquefois la pie-mère qui tapisse les anfractuosités a été résorbée, et les circonvolutions opposées ont pu se souder. Notons encore leur opacité, leur congestion plus ou moins vive, la présence de fausses membranes, des productions ostéo-cartilagineuses, ostéo-calcaires, enfin de petits kystes-séreux dans la toile choroïdienne.

Du côté du cerveau nous avons observé : l'atrophie des circonvolutions, la profondeur moindre des anfractuosités, l'amincissement de la couche corticale, la confusion de ses plans, son ramollissement dans quelques points, ses changements de coloration. La substance blanche est parfois piquetée. Tantôt elle offre une légère diminution de consistance, tantôt au contraire une fermeté plus considérable. Dans certains cas elle présente une coloration jaunâtre, ce qui indique une altération dans sa composition chimique.

Dans les états congestionnaires chroniques, nous avons rencontré les suffusions séreuses ; dans la paralysie générale, le ramollissement de la substance corticale, et cette lésion occupait quelquefois non-seulement une partie de la substance blanche, mais encore la totalité du cerveau, enfin des collections séreuses opérant par leur pression excentrique l'aplatissement des couches de cet organe contre les parois inextensibles du crâne ; dans l'épilepsie, l'ossification prématurée des sutures de la boîte osseuse, des tumeurs de toute espèce, et surtout des exostoses ou des bullosités des bosses orbitaires, et presque toujours la prédominance en poids et en volume d'un des hémisphères cérébraux, mais jamais cependant à un degré aussi élevé que le signale M. le docteur Follet dans son mémoire sur *l'oblitération et l'aberration de l'esprit.*

Dans la folie aiguë se sont fait remarquer les injections des différentes membranes et celles du tissu cérébral, des exhalations sanguines entre l'arachnoïde et la pie-mère, enfin tous les signes d'une vive irritation du côté des organes intra-crâniens.

Conclusion. — Les observations contenues dans ce rapport ont principalement dans les circonstances actuelles une utilité pratique sur laquelle nous ne saurions trop insister. Elles nous font connaître la distribution topographique de l'aliénation mentale dans ce département et nous mettent sur la voie des conditions générales de sa propagation. En rapprochant des affections incidentes les plus habituelles, l'évolution et les phases de la folie, elles font ressortir l'intime corrélation qui existe entre les défectuosités du milieu et la marche de la maladie. Elles démontrent enfin l'urgente nécessité de réaliser promptement dans cet asile d'importantes améliorations réclamées depuis longtemps et ajournées d'année en année au grand préjudice du traitement.

FIN.

TABLE DES MATIÈRES.

FIN.

Page 285, ligne 20, au lieu de 55 kil., lisez : 35 kil.

DIJON. — IMP. DE BERNAUDAT.

Dijon. — Imprimerie de BERNAUDAT, rue des Godrans, 41.